プレゼントモーメント

—精神療法と日常生活における現在の瞬間—

ダニエル・N・スターン 著

奥寺 崇 監訳

津島 豊美 訳

岩崎学術出版社

The Present Moment in Psychotherapy and Everyday Life
by Daniel N. Stern

Published by W. W. Norton & Company, Inc.
Japanese translation rights arranged with
The Miller Agency
through Japan UNI Agency, Inc.

ジェリーに捧ぐ

ひとつぶの砂にも世界を
いちりんの花にも天国を見
きみのたなごころに無限を
そしてひとときのうちに永遠をとらえる
ウィリアム・ブレイク

（訳は『ブレイク詩集』寿岳文章訳（彌生書房）より引用）

訳者まえがき

本書の著者、ダニエル・N・スターンは、乳幼児精神医学の世界的権威として、すでに本邦においても広く知られています。前著「The Interpersonal World of the Infant（『乳児の対人世界』小此木啓吾・丸田俊彦監訳／神庭重信・神庭靖子訳、岩崎学術出版社）」はロングセラーであり、乳幼児臨床にかかわる専門家や精神分析の臨床家ならば一度は手にしたことのある方が多いのではないでしょうか。また、「Diary of a Baby（『もし、赤ちゃんが日記を書いたら』亀井よし子訳、草思社）」は、『乳児の対人世界』の内容を、子育て中のお母さんが理解できるように平易な表現で書き下ろした育児書であり、これも世界的ロングセラーになっています。

前著において、スターンは、乳児を「被観察乳児」と「臨床乳児」に分け、それらを統合する作業を通じて独自の発達論を展開しています。そして、一生を通じて発達する「自己感」について論じる中、新生児は既に新生自己感を有し、外界と活発にかかわり合っているということを主張しました。そしてそれにより、マーガレット・S・マーラーの「分離―個体化」過程における「正常な自閉期」の概念は書き換えられ、歴史上のものとなりました。つまり、従来の精神分析理論における常識は覆され、私たち精神療法家にとっては大きなパラダイム転換となったと言っても言い過ぎではないでしょう。

そのスターンが、本書では「今」について論じます。私たち精神療法家にとって、「今ここで（here & now）」のかかわりあいが治療的効果を生むということは自明のことなのにもかかわらず、「今って何?」と問われてみると、それについてほとんど何も知らないということに気づかされます。――前著と同じく、スターンは「今（now）」および「現在（present）」について、現象学、神経科学、発達心理学、音楽心理学など幅広い視野から論じていきます。

「自分は何もわかっていない」という前提から始まり、一つ一つの事象を真っ直ぐな目で見つめ、徹底的に探究していくというスターンの自然科学者としての姿勢を、いつものことながら、私は尊敬せずにはいられません。

なお本書は、「今」という皆に馴染みの深いテーマを論じているため、少なくとも第八章までは、発達心理学や精神分析学の専門家のみならず一般の方にも十分理解できるように書かれています。前著とは異なり、冗談も交えて書かれていて、スターンのちょっとおちゃめな人間性を垣間見ることもできます。第九章以降は、専門家向けです。

それから、少々差し出がましいようですが、精神療法を学んでいる最中の若い臨床家の方々には、本書をお読みになると同時に（あるいはその前に）、従来の精神分析理論――自我心理学・対象関係論・自己心理学に関する専門書もお読みいただければ幸いです。臨床実践への活用を考えた場合、それらの理論は、言わば骨の部分に当たります。本書は、肉の部分を中心に論じられているため、肉だけでは臨床実践は不安定なものとなってしまうということを、訳者としては危惧しています。ぜひ、骨も肉も両方学んでいただきたいと思います。

最後に、私事ですが、私は精神科の開業医で児童の診療もしているため、言語よりも声のトーン・行動・表情・雰囲気などから感じとることの多い臨床を行っています。したがって、前著『乳児の対人世界』を手にした時から、スターンの「新生自己感」、「中核自己感」、「主観的自己感」、「言語自己感」という四つの自己感や、生気情動、情動調律といった概念は、臨床に直接生かせるものとして大変有難く応用させて頂いています。それらはおそらく私が最も日常的に多用している概念でしょう。なので、スターンの著作についてはいつもチェックしていて、本書の原書が二〇〇四年に出版されるとほぼ同時に入手し、一気に読みました。そしてその素晴らしい内容を日本でも広めたいと思い、当時から内心では翻訳を希望していましたが、海外在住経験のない私に、このような大著を訳す資格などあるはずがないと思い、半ばあきらめていました。しかし幸運にも奥寺崇先生と出会い、二つ返事で監訳をお引き受けいただいたお蔭様で、こうして訳本を出版することができました。超多忙な中、お時間を割いて監訳の労をお取りくださいました奥寺崇先生に、この場を借りて深謝いたします。また、一般読者向けに縦書きの本にしたいなどというわがままを御快諾下さり、さまざまな面で励まして下さった岩崎学術出版社の長谷川純様にも、心より感謝いたします。
最後に、翻訳作業中、日々増え続ける家事分担比率に悲鳴を上げながらも、長い海外在住経験を生かし、辞書に載っていない英語の訳を手伝ってくれた私の夫、津島暁生（建築家・アーバンデザイナー）に感謝いたします。

津島　豊美

二〇〇七年七月　窓の外の電線に並ぶ椋鳥を見ながら

序文

本書における多くの発想は、数十年もの長い間、私を追いかけ続けてきた。そのうちあるものは私がこの仕事を始めた頃から、またあるものは私が物心ついた頃からである。

おそらく本書の奔流をなす発想は、私たちの体験世界を構成している些細な瞬間的出来事に焦点を当てている。最も私の関心を引いたのは、私たちはいつこれらの瞬間《モーメント》に気づき、いつそれらが二人の人物の間で共有されるのかということである。このような生《なま》の体験は、精神療法における変化のカギとなる瞬間、あるいは日々の親密な関係における結節点（nodal point）を構成している。これらが本書のタイトル――**現在《プレゼント》の瞬間《モーメント》**である。

なお本書は、過去からみた現在という、通常の臨床感覚における現在の意味について書かれたものではなく、またそれに関し可能な限りのさまざまな連想を並べたものでもないことに注目してほしい。ここに書かれているのは、生《なま》の体験そのものである。これは本質的なことなので、心に留めておいてほしい。

私が現在の瞬間に関心を持ち始めたのは、一九六〇年代から一九七〇年代のことである。ちょうどその頃、母―乳幼児相互作用の研究に、八ミリフィルムやビデオが用いられるようになった。これらの機器は、そこで繰り広げられている相互作用を顕微鏡的にみる機会を私に与えてくれた。――魅惑的な世界が広がった。私はある瞬間――わずか数秒で終わる――において、いかに多くのことが生じているかを目の当たりにし、実感した。私は、これらの一瞬一瞬が、体験を建築する基礎ブロックなのだと考えるようになった。私はこれらの技術（たとえば、画像の静止、スローモーション、分節毎《ごと》のリピート機能など）を得るとすぐに、ほんの短時間だけであるが、それを用いてリアルタイムで無作為に精神療法の患者を見てみた。すると、彼らはそれまでとは随分異なって見えた。まさにこれが、私の治療者としての始まりであった。

治療場面の一瞬一瞬に、私が以前、見るように訓練されたのとは異なる治療プロセスの局面が見えてきた。一九六九年に、私が実際に行った患者との面接記録には、以下のように描かれている。

「彼女は私のオフィスに入室し、椅子に腰掛ける。彼女は高い位置から落ちるように椅子に沈み込む。椅子のクッションは、たちまち空気が抜けて収縮し、平衡をとり戻すのに五秒を要した。彼女は明らかにクッションの収縮がおさまるのを待っているが、クッションが最後の溜め息をつき終わる直前に、彼女は脚を組み、重心を動かす。クッションは再び空気を吐き出し、また平衡をとり戻す。私たちはそれがおさまるのを待っている。と言うよりも、むしろ彼女はその音を聞き、感触を味わっている。私は彼女が入室してからというもの、ずっとスタンバイの状態にあったが、私も今、こうして待っている。クッションがいつ溜め息を吐き終わるか、知る由もない。しかしすべてがそれを待っている。彼女のほうは、それを待っているのだろうか？　それとも時を占有しているのだろうか？　彼女が話し始めるのをすべてが待っている。私のほうは、その時が来るまで動いてはいけないような感じがしている。そしてついにセッションを『始め』られるその時が来るまで、まるで私はこのセッションを先へとすすめるためには息を止めて待つべきであり、そうするのが賢明と思っているかのようだ。ついに彼女の身体とクッションがセッションを始める準備を整え、音が止まり落ち着いたと思われたその時を見越して、私はイスの上で身体をずらし、自由に息をする。しかし彼女は未だ消えゆく音を聞いており、十分に準備が整ったというわけではなさそうである。彼女が未だ待っていることに気づき、私は身体をずらすのを途中で止める。私はまるで『彫像』ゲームにはまりこんでしまったように感じる。馬鹿馬鹿しい。また、あまりに自分のリズムを乱されコントロールされているために、私の中に苛立ちが沸き起こってくるのが感じとれる。先に進めるべきか？　それともそのことをとり上げるべきか？……私たちがすでにそのセッションのメインテーマを演じきってしまったこと、またそれが彼女の人生においても重要なテーマだなんて、彼女は夢にも思わなかっただろう。」

暗黙のうちに起きている微小瞬間の世界を私が体験する以前には、これらの出来事が前景に躍り出て来ることは、決してなかったであろう。私はそれらをやり過ごし、彼女が話し始めるのをただ待っていたに違いない。

そのような体験に導かれ、私はついに**微小分析面接**（microanalytic interview）なるものを構築するに至った。それは、生《なま》の主観的体験に微小瞬間レベルで接近する方法である。——と言っても、実際には、人は誰も生《なま》の主観的体験を正確に把握することはできないし、そのことについて話している間、そこに留まっていることすらできはしないだろう。しかし、仮にそうだとしても、私はそのことを考え、できる限り近づこうとすることを止めないつもりである。

本書は、主観的体験——特に変化へと導く体験について書かれた本である。それらの体験は、どのようなものなのであろうか？　それらの体験は、何で出来ているのか？　それらはいつ起きるのであろうか？——私は、ただの小さな四分円——すなわち精神療法において、あるいは日常生活における個人的な関係性において、変化をもたらすさまざまな体験——に関心を抱いているに過ぎない。にもかかわらず、体験の本質について探究することそれ自体が、大変広大なトピックである。

基底的想定として、変化は生《なま》の体験を基礎にして起きる——と、私は考えている。言語的に理解すること、説明すること、あるいは何かを物語ることは、それだけでは変化をもたらすのに十分ではない。実際に体験することが必要であり、またそれは主観的に生《なま》の出来事でなければならない。出来事は**生**《なま》のものでなければならない——リアルタイムで、現実の世界で、現実の人々との間で、現在の瞬間において起きた、感情と行動を伴うものでなければならない。そのような生《なま》の体験のシンプルな例を二つ挙げてみるとすれば、

あなたを見ている誰かが目に入ったので、その人を見る。
その人は、誰かと話しながら深いため息をついている。

これらは二例とも、感情を伴った行動である。

現在性（presentness）という発想がカギである。私の言う現在の瞬間とは、今起きている主観的体験の瞬間であり、後になって言葉で表現し直したものとは異なる。現在の瞬間が最も興味深いのは、それが体験を構成しているプロセス単位であるという点である。ある体験を理解するための最初の一歩は、現在の瞬間を探究し、理解することである。本書では、その探究についても詳述する。今回の旅の目的は、精神療法面接において何が起きているのかということについてのあなたのヴィジョンを変えること、そしてそのことにより、あなたの精神療法的アプローチに変化を起こすことである。

本書の仮タイトルの変遷の軌跡は、あなたがこの探究へと進む準備の助けになるかもしれない。その時どきにおける仮タイトルは、仕事の発展段階に応じて焦点づけられた発想の中核をとらえ、表現しているものである。ここで、仮タイトルの数々をみてみよう。それらが、その時どきの背景にある発想を、とてもよく表現していることが伺えると思う。本書は、部分的には、私が以前から研究してきた発想に新たな発想を加え、要約したものであるが、全体としては、新たな統合以上のものに仕上がっている。この統合のレベルが進化するにつれ、仮タイトルは次から次へと置き換えられていった。

現在の瞬間の微小世界について考察する中で、最初に私が思いついた仮タイトルは、ウィリアム・ブレイクの、**一粒の砂の中の世界**であった。その仮タイトルは、詩的である上、微小分析により探究される小さな世界がどんなに大きいかをよくとらえている。また同時に、ある人の些細な振舞いや心理行動により構成されている微小世界の中に、その人の過去と現在の生活の広大な全景がしばしばみられるという事実がどんなに注目に値するか——ということも、このタイトルはよく描写している。加えて決定的に重要なのは、このスケールで現実世界を見ることにより、見えるものが変わってくるということである。そしてそれに従い、私たちの持つ基本概念も変化することであろう。体験された微小世界は、必ず気づきまで到達するが、それが意識（言語化可能な気づき）にまでのぼって来るのは、ほんの時々である。またそのほとんどが、明白で言語化された知識というよりもむしろ、暗黙の了解という性質のものである。そのように、暗黙の世界の重要性が私の中で明らかになるにつれ、私は遊び半分で**月の影側**という仮タイトルをつけてみたりもした。

現在の瞬間の持つつかのまの性質（まるで一粒の砂の中の世界のように）についてもふれなければならなかった。現在の瞬間――このつかの間の構造は、私たちに何を語りかけようとしているのであろうか？　そして現在性という現象的体験について、どう議論することができるのか？　結局のところ、生《なま》の体験における現在性が、中核概念であろう。この疑問は、拡がりゆく学問の旅路に就いている私を現象学的哲学の領域へと送り込んだ。当初、そこは私にとっては初めて行く見慣れない土地であった。そこでは、私たちは心理的にも意識的にもただ今にのみ生きている――という、隠れた、しかし明白な事実が、当然のごとく語られていた。最も私の目を引いたのは、「なぜ臨床心理学はそのスタート地点として現在の生《なま》の体験を直接とり上げないのか？」という疑問であった。（近ごろの治療者は、割合それをするようになっているが。）このことはもちろん、過去とその影響を中心的に強調してきた大多数の心理学の歴史から、急進的に離反することにつながる。また、無意識よりもむしろ意識こそが神秘のカギであると考えることも、また別の急進的な離反であると言える（無意識に関する研究がすでに山のようにたくさんあるからこそ、それらのおかげでこのような離反が可能になったのであるが）。

右記に照らし、次に来る仮タイトルは、**精神療法的体験の現象学的側面**――となった。しかし考えてみれば、現象学は、必要かつ便利な見方のひとつに過ぎず、それは本書のテーマではなかった。

現在の瞬間の、私の興味をひいたもうひとつの特徴は、それが心理学的に作用するためにあるという点であった。

私たちは、それをチャンク化(訳注二)することによりその瞬間が進行している最中に——後になってからではなく——その意味を理解すべきである。また、それは前のめりに次の行動へと続いているはずである。この意味で、次の仮タイトルは、**カイロス**——ギリシャ語で、「幸先の良い瞬間」あるいは「何かが起きる瞬間」を意味する——になった。**カイロス**とは、主観的で心理学的な時間単位である。現在の瞬間は、①過去から今にかけて何が起きているのか、②たった今何が起きているのか、そしてそれに従い③この先どう行動するのか——ということに意味がある。その意味で、それは明らかに**カイロス**の様相を示していると言える。私たちは、そこで展開する出来事を包括的に把握しなければならない。このことに気づいた私は、現在の瞬間のつかの間の構造について詳細に調べる必要があることを認識した。また同時に、それが短い情緒的な「生《なま》の物語」を紡ぎ出しているということをつくづく実感した。なお、カイロスという言葉はまた、それぞれ関係のない独立した要素がある瞬間に同時に一点で出会うことを示しているという意味でも、魅力的なタイトルであった。これは、ボストン変化プロセス研究グループ（Boston Change Process Study Group [BCPSG]）において私たちが治療的変化をもたらす瞬間をとらえようとして探していた際に、臨床プロセスにおいて発見したことと、まさに一致していた。**カイロス**をタイトルにする場合、問題は、その言葉が通常ワンパーソンサイコロジーの枠組みに属するということであった。私はボストングループに属しており、臨床素材を広く共有していたのであるが、そのグループはツーパーソンサイコロジーの流れに属していたのである。

　このことから、次の仮タイトル、**出会いの瞬間**——が導き出された。私たちの共同の臨床作業において、間主観性（すなわち、他者の考え、感情、意図を理解しようという心性）という概念は、ますます重要になってきていた。間主観的な動機は、面接中の両者が生み出す微細な動きや瞬間の流れをとても良く説明していた。加えて、**出会いの瞬間**というタイトルは、共同創造性というものの性質をよく描写し、さらに治療的変化をもたらす主な文脈としての間主観的領域の拡がりゆく様子《さま》についてもよく表現していた。間主観性の概念は、治療のみならず、親密でよくコーディネートされたグループ体験においても浸透しつつあった。そしてその重要性を追求するにつれ、間主観性は、間心理的プロセスとして有用であるのみならず、それ自体が――愛着行動やセックスに似て――人類が生きのびるための主要な動機づけシステムを構成しているということも明らかになってきた。しかし、それほどの地位にまで到達している間主観性の意味するものを表現し尽くそうとするのならば、私はもう一冊別の本を書かなければならないと思った。また、ツーパーソン・サイコロジーの母体《マトリクス》としての間主観性における反省(訳注二)は、意識には新たな形がありうるということを導き出した。すなわち、「間主観的意識」である。それは反省性の一形式で、私たちが同時に互いの心を参照し合うことにより、互いの心の内を意識できるようになると、自ずとそこに生じてくるものである。

出会いの瞬間は、他にもタイトルとして非常に優れている点があった。それは、現在の瞬間、**カイロス**という概念、間主観性、治療プロセスにおける共同創造性――そのすべての意味を含んでいたからである。さらに、それ自体が現在という範疇で展開されている出来事であるため、そのような瞬間において、何か情動的なことが起き、共有されると、間主観的領域において暗々裏に感じられることにも必然的に変化が生じるということが明らかになった。出会いの瞬間において共有されるのは、情緒的な生《なま》の物語である。それは、言葉を通してのみならず、身体的にも、情緒的にも、暗々裏にも共有されるのである。「生気情動」、「共有された感情の航海」という概念については本書の後半で述べるが、それらは共有された生《なま》の物語という発想に実体を与えるために必要な概念であった。さらに、治療的に利用可能なある種の意識に到達するためにも、私はそのような瞬間の存在を必要としていた。ここで、ある共有された感情の航海と同行する間主観的意識――という概念が浮かんできた。

しかし、最後の最後になり、出会いの瞬間という概念は、現在の瞬間のある特殊な一局面に過ぎないことに気づい

(訳注一) 小さな単位の情報をグループにまとめ、より大きな単位の情報にすること。
(訳注二) reflection。フッサールの言うところの、現象学的反省。「イデーン」期の現象学的方法には、現象学的エポケー、現象学的還元、現象学的反省の三つの方法がある。現象学的反省とは、現象学的還元により獲得された純粋意識体験の無限の多様さを明晰に認識していく方法を指す。
(参考文献―新田義弘「現象学とは何か」講談社)

た。そこで私は、**精神療法と日常生活における現在の瞬間**——というタイトルに辿り着いた。これは、それまでの暫定的なタイトルが次々に舞い降りて来ていた時にも、繰り返し思い浮かんでいたタイトルであった。それは最も包括的なタイトルであり、他のすべてのタイトルを網羅し、これら多数の発想が統合された地点と、時間と現在性の演じる役割とに対し、最も正確に焦点を当て続けていたものでもある。それはまた、本書において取り上げられた視点が現象学的であると同時に微小分析的でもあるという点を正確に反映してもいた。この、小さな砂のような視点は、おそらく本書の記述のうちで最も独創的な特徴であろう。現在の瞬間というタイトルの現象的現実性は、それらを非常によくとらえている。

　このように、発想の進化におけるすべてのステップが、本書のプランを実現したと言えよう。一章一章進む毎《ごと》に、変化を導くであろう体験のプロセス単位としての現在の瞬間が、次に来るべき本質的な局面が出て来やすいようにと場所を作ろうとしているのが見て取れるであろう。

　以下にプランを示そう。

　本書の第一部は、現在の瞬間についての説明である。第一章では、「今」という問題に取り組む。結局のところ、それは現在の瞬間が起きる時のことである。第二章では、現在の瞬間の性質について述べる。第三章では、現在の瞬間の時間的構造について調べる。第四章では、その組織について議論する。

　第二部では、現在の瞬間のうち、治療プロセスにおいて位置づけられるべき幾つかの主要な概念について記述する。主要な概念とは、①間主観性、②暗黙の了解、③意識の三つである。

　二つ（あるいはそれ以上）の心が相互に浸透し合い、体験を大まかに分かち合うことができる——間主観性の有用性とはそういうことである（特に治療者—患者間において）。二つの心が出会う時に生じる現在の瞬間は、最も興味深いものであろう。第五章では、治療あるいは社会生活が営まれているところで浸透しつつある間主観性について記述する。第六章では、精神療法のみならず、人類が適応的な進化を遂げるためにも、間主観性が重要であるということを示唆する。

現在の瞬間において把握されたことの多くは、暗黙の知識の領域に入り込んでいく。それゆえ、そのような形での知識についても精密に見ることが要求される。これが第七章のテーマである。

最後に、「今」生じている体験がどのように記憶され、熟考され、言語化され、物語《ナラティヴ》りにされうるのか――を考えるならば、意識の次元において、現在の瞬間をどう位置づけるのかという点にふれないわけにはいかない。このことについては第八章で議論する。

第三部は、現在の瞬間の臨床状況における作用――というテーマで構成されている。第九章は、臨床的設定における現在の瞬間の取り扱いについての導入である。第十章では、面接において、その瞬間毎《ごと》に何が起きているのかを明らかにする。治療プロセスにおける予測不能性と、「いいかげんさ」について議論する。また、二つの最も重要な、結果として新たな領地を生み出す瞬間――すなわち、**まさに今という瞬間**《ナウモーメント》と**出会いの瞬間**――についても議論する。ここではまた、現在の瞬間の局所的・微小レベルにおいて何が起きているのかについても正確に記述してみる。これは、言わばセッションの流れにおける要点の識別である。第十一章では、暗示と明示を織り交ぜることに取り組む。精神療法において起きていることの多くは、解釈を含め、言葉で明示されることである。ここでは暗示と明示との間の相互的な影響について明らかにしてみる。第十二章では、過去と現在の瞬間について検討する。いかに現在の瞬間が過去の影響を受けているか――ということについて、詳しく調べてみる。また、精神力動的な考え方に依拠しなくても、現在同様、過去を把握することは必然的に可能であるという点についても議論する。これが達成できる道筋についても調べてみる。最後に、第十三章では、精神療法的変化において現在の瞬間の果たす役割を要約し、臨床的含蓄を提案する。

それでは、**今**という問題から始めてみよう――現在の瞬間について探究する最初の一歩として。そして変化とはどのように起きるのかを観察するための私たちの顕微鏡――現在の瞬間を覗いてみよう。

謝　辞

私の脳裏に、**現在の瞬間**《プレゼントモーメント》のさきがけとなる前奏曲が流れ始めたのは、母―乳幼児相互作用が自然に起きる様子を微小瞬間《モーメント》の世界でとらえ、観察する手法を学び始めた頃のことであった。それは数十年前のことである。私は八ミリフィルムやテレビ技術を用いてこの小さな世界を探求している数少ない研究者や臨床家と知り合った。ロウ・サンダー、コルヴィン・トレヴァルサン、ベリー・ブラゼルトン、エド・トロニック、ビートリス・ビーブらである。この、世界中に散在している研究者たちは、小集団を形成し、連絡を保ち、共通の目的に向かう熱意を分かち合ってきた。そうしていなければ、それはもう大変に孤独な作業であったに違いない。ここまで互いに励まし合い、微小世界を探求する者同士の批評集団として互いに助け合ってきた彼らに対し、心からの感謝の意を表したい。

また、ほぼ同時期に、私はニューヨークで活動する振りつけ師の集団にも出会った。その頃、彼らは舞踊において、私たちと同じ手法で実験を行っていた。つまり、録画したものを章毎《ごと》に小分けして繰り返し見直す、画像の静止、巻き戻し――などである。彼らはコロンビアの山の手にある私の研究所、N.I.S.精神医学インスティテュートまで来て、私の母―乳児フィルム分析を見たいと言うので、それならば私も下町まで行って、彼らのダンサーとの作業を見たいと言った。一見したところでは、私にとっては彼らが共に学び刺激しあう仲間になることは有りえないと思った。しかしすぐに、それは私の思い違いだと気づいた。その成り行きで、幸運にも私は振りつけ師のジェローム・ロビンスと、劇場芸術家のロバート・ウィルソンと永続的な友情関係を結ぶことになった。彼らとの友情のおかげで、私は彼らの舞踊や演劇を、イメージ作りからリハーサル、そして舞台の初日に至るまでを通しで見る機会を得た。彼らとの意見交換は、数十年にわたって続いた。それは私にとって、非言語領域について学ぶために信じられないほど貴重な機会となった。私は、私に教示を与えてくれた彼ら全員に対し、謝意を表したい。

それから、九年前、私たちの一群は、大変リッチなメンバーで共同研究を始めた。精神療法、精神分析、発達心理学、小児科学の専門家が一同に集まった。私たちはそれをボストン変化プロセス研究グループと呼んでいる。その会の原型をつくり、本を書いていた頃の参加メンバーは、ナディア・ブルシュワイラー＝スターン、アレクサンドラ・ハリソン、カーレン・リヨンス＝ルース、アレクサンダー・モーガン、ジェレミー・ナウム、ルイス・サンダー、エドワード・トロニックである。本書の重要な発想の多くは、私たちの共同研究からイメージされたものである。

私たちが集団として作業していた時、集中的に作業すると、共同創造のプロセスが非常に強い力で働き、その勢いに引っぱられて進むようになることがわかってきた。私たちのうちの一人が言い出した発想は、集団的な取り組みにより、異なるものになったり、より精巧なものへと変容したりした。時には、ある人が言い出した発想が他の人のそれと組み合わさり、全体として新たな概念を生み出したりもした。そのうちに、私たちの研究は、互いに切っても切れない関係になってしまった。最初の二冊に続き、さらに共同で出版しようと私たちが決めたのは、そのような理由からである。もとより私たちは精神療法における共同創造のプロセスについて調査していたので、共に作業する中で私たち自身も同様のプロセスを踏襲することになっても、さほど驚きはしなかった。なぜならば、それは当たり前のことであって、そうならないことのほうが珍しいと思っていたからである。

臨床素材は、私たちの共同作業により直接引き出されたもののうちで最も多くを占めているものである。特に、本書の第十章、第十一章に記された臨床素材は、私たちの共同の著作から借りてきたものである。しかしながら、私はこれらの臨床素材をそれらの著作とは異なる観点から提示した。また、概念や強調点の多くは、この集団が発展させてきたものと必ずしも調和しているわけではない。なお、個々人のレベルになれば、私のもののとらえ方に賛成していないメンバーもいるであろう。私は本書を出版する際、この集団と個々のメンバーの貢献に敬意を表す意味で、この集団と個々のメンバーの手中にあるテーマについては、できうる限り細心の注意を払いながら参照するよう心がけた。私はこの仲間たちに対し、深い感謝と、彼らと共に作業できて本当に嬉しいという気持ちとをここに表明したい。なお、本書は、ボストン変化プロセス研究グループの外に、別個に存在することになるであろうことも付け加えておく。

本書の準備段階において、大変聡明なお二人の方に査読をお願いした。ローザンヌのエリザベス・フィヴァッ＝デポイルズィンゲと、ロサンゼルスのダニエル・スィーガルである。彼らの励まし、批判、示唆は、かけがえのないものであった。

編集者であるデボラー・マルムドにも、格別の感謝を述べたい。彼女は私の最初の草稿を読んだ後、ぎゅうぎゅうに行を詰めて書いた七ページにもなる手紙を送ってくれた。その手紙には、示唆、質問、明確化の要望、大きな文節の区切り直しの提案――などがぎっしりと書かれていた。その上、彼女は、私を励まして何とかそのように書かせようとしていたのである。正直なところ、最初、私はあっけにとられ、意気消沈した。何度も読み返すうちに、私はその手紙に敬意を払うようにはなったが、それでも心から好きにはなれなかった。しかし、私は気をとり直し、彼女の意に沿うように書き始めた。すると、私は彼女の助言をだんだん信頼するようになった。彼女からの手紙が好きになっただけではなく、編集者という仕事がどんなに素晴らしい仕事かということまで深く考えるようになったのである。本書は、ささやかではあるが、純粋に、彼女に対する感謝そのものである。

最後に、私は私の家族がここまで励ましてくれたことに感謝したい。特に、私の妻、ナディアは、非常に高い感受性を働かせながら本書を章毎《ごと》に読んでくれた。彼女は内容を理解する能力もさることながら、トーンを聞き分ける耳が、すば抜けて優れている。

目次

第一部　現在の瞬間《プレゼントモーメント》について探究する

第一章　「今」という問題

現在の瞬間《プレゼントモーメント》という発想から一歩話を進めて、「今」という問題を取り上げてみよう。まず注目すべきは、私たちはたった今体験していることについていかに何も知らないか――という点である。私たちが今に関してかなり無知であるということは、以下の事柄について考えてみると、ことに奇妙に思えてくる。

第一に、私たちは主観的にはただ**今**にのみ生き、**今**だけを意識している。**今**とは、私たちが直接生活している時である。他のものはすべて、一度や二度は動かされるであろうが、生《なま》の主観的現実性としての、また現象的体験としての時《とき》だけは、まさに動かされることのない現在の瞬間なのである。

第二に、「今ここで」の治療的作業に変化をもたらす最大の力があるということは、大多数の精神療法において賛同を得られている周知の事実である。それは、治療者の心と患者の心とが互いに触れ合っていると感じられる時であり、場所である。また日常の対人関係においても、人生選択に影響を及ぼすような結節点となる出来事は、通常そのことが起きた後のみならず、起きている瞬間《モーメント》にもそのカギとなる体験が生じている。にもかかわらず、私たちは未だ疑問を抱いている……**今**って何なんだろう？

第三に、治療的変化の精神力動理論は、過去が現在を決定する上で大きな役割を演じているという概念を基礎として成り立っている。その意味では、過去は舞台の中心を占めている。それゆえ、過去の出来事が現在にどう影響しているかということについて、私たちは大変多くのことを知っている。しかし、今まさに起きていて過去から影響を受けている側である現在の体験とは、どういう性質のものなのか。そのことについて、私たちは過去と同程度の関心を払ったことがあっただろうか。現在の瞬間を舞台の中心に乗せてみるとしたら、精神療法と治療的変化とは、どのようにみえるのであろうか？

本書においては、現在の瞬間を舞台の中心に乗せ、そこに留め置いてみようと思う。そうすれば、精神療法のプロセスは異なってみえるようになるであろうし、治療的変化がどのように起きるのか――ということについての私たちの概念を変更することにもつながるのではないだろうか。何が起きているのかをみる視点が変われば、私たちの精神療法のすすめ方もおそらく変わるであろう。また、日常の体験に関するヴィジョンまでもが豊かになったことにも気づかされるかもしれない。以上が本書の向かう旅の目的地である。

そのような広大な目的地へと一足飛びに向かう前に、まず現在という体験の性質について探究し、その後、臨床状況にそれを当てはめてみることにしよう。現在の瞬間、あるいは**今性**ということについての幾つかの重要な疑問から探究を始めてみよう。……今とはいつのことか？　今とは何か？　今とは存在するのか？　存在するとしたら、どれくらいの長さなのか？　今とはどのような構造を持つのか？　それは何をするのか？　それは意識や過去とどのようにつながっているのか？　それはどのように意味へと導かれるのか？　なぜそれは精神療法においてそれほど特別な位置を占めているのか？　またこれらの疑問に関連し、今は、誰かと共同で創造し共有されるとしたらどのように体験されるのであろうか？　最後に、変化において、今はどういう役割を演じるのか？　要するに、私たちは現在の瞬間をどういうものとしてとらえればよいのであろうか？

主観的な意味での今――という、もう一つの様相は、驚くべきものであると同時に明白なものでもある。現在の瞬間は、ピューと口笛を鳴らすようなスピードで通り過ぎてしまい、終わった後でしか観察できない――という性質のものではない。むしろ、もっとゆっくりと心の舞台を横切り、数秒かけて展開するものである。また現在の瞬間は、舞台を横切っている間に生《なま》の情緒的なドラマを終わりまで演じ切ってしまう。そしてそのドラマが展開している時、それは進みゆく音楽のフレーズのように、つかの間の形を描き出す。これは、時を体験の中へと戻すための大変重要な性質であると言えよう。

「時を体験の中へと戻す」とは、奇妙なフレーズである。その背景にあるのは、以下のようなことである。すなわち、直線的な時刻（**クロノス**）を自分自身に関する物語の中で刻むことは簡単である——それ以前、それ以後、その最中という具合に。しかし、主観的な時間（それがどのように証明されるにせよ）を、まさに今起きている体験において刻むということは、それほど簡単ではない。にもかかわらず、主観的時間という概念がなければ、現在の瞬間に生じる多くの出来事を連結し、ひとまとまりの体験として把握することはできないであろう。人生は、現在というほんの短い時間単位においてさえも、とぎれとぎれの混沌としたものになってしまうに違いない。

実は、この今をめぐる議論には、かなり長い歴史がある。上記の事実は、時をめぐる、より広大な歴史のごく一片に過ぎない。このテーマは広大過ぎて、主観的な今という問題にのみ焦点を定めるのでなければ、私にはとても論じ切れない。第一に、私たちは、時というものを、人間の感受性から生じるものとして理解している。ある意味、それは心の幕開けである。また、**事柄**としての時について、私たちは想像することはできるにしても、それについて何も知らない。自然科学において、あるいは日々の予定を管理する時、私たちは古《いにしえ》のギリシャの視点である**クロノス**を用いている。**クロノス**とは、時の客観的なとらえ方であり、それは自然科学においてのみならず大多数の心理学においても用いられている。**クロノス**の世界では、現在の一瞬とは動いている点（・）であり、それは必ず未来に向かって進む。その道筋がまっすぐな線でも円でも螺旋でもかまわないが、現在の一瞬は、常に動いている。それは動く毎《ごと》に、未来を食べ、過去から離れていく——という航路を辿る。しかし、現在の一瞬そのものは非常に短い。それは、ほんのわずかの場所もとらないほどの、非常に薄い、時のスライスのようであり、またそれが直接過去に成るというわけでもない。実際上は、現在というものは存在しないと言っていい。

人間の時間構造は、他にもある。物語り[訳注一]としての時間においては、たとえそれがクロノス時間として把握された出来事であるとしても、物語の話し手が、出来事をいったん引き受け、整理する。[一]フロイトの言う複雑な精神的時間においては、直線的な連続性は無視される。それは時の過ぎゆく速さを変えたり、後戻りしたり、前向きに折り重ねたりする。グリーン（二）は、それを「分解された時間」と名づけた。このように、幾つもの時間系列が、それぞれに異なる時間概念を備えつつ、並行して存在しているのである。瞑想状態においては、時間は止まっており、人は人間存在を離脱し、均質で途切れることのない「今」へと入っていく。

　しかし、精神療法や日常生活について考える場合、これらの視点には問題がある。すなわち、**クロノス**の視点における今は、何かが起きるのに十分な長さを持たない。――とすれば、そこでは直接的な体験は起こりえない――ということになってしまうのである。これは、直観的に受け入れ難い。それに、私たちは、生《なま》の生活を容赦なく連続的に流れていくものとして体験しているわけではない。それはむしろ、不連続の、時間的には離れている数々の事件や出来事により構成されていて、それでいてどこかでつながっているように感じられるものである。

　物語り的な視点で時間をとらえることも、少なくとも私たちの目的においては、問題を孕んでいる。物語りは、人生のさまざまな出来事を選び出し、時間で印をつける――以前、以後、再び――などというように。そしてこれらの出来事は、歴史的順序にかかわらず、その人が感じたことをもとにして、最もまとまりのある物語として語れるように再構成される。物語りは、人生をもっともらしくするために作られるのであって、歴史的真実のために作られるわけではないのだ。そうすることにより、物語りは、私たちの人生に連続性の感覚をとり戻させてくれる。物語りは**クロノス**を飼い慣らし、時の経過を親しみやすく、耐えうるものに仕上げ、私たちがこの無限に続く時をひとまとまりのものとして感じられるようにしてくれる（一、三、四）。しかしながら、そんな性質を持っている物語りでさえも、現在の瞬間を飼い慣らすことはできない。どんなに素晴らしく物語りを作り上げたとしても、何かを参照する時以外には、物語りの中に今が入り込む余地はない。物語りにおいては、話にのぼっている今は、すでに起きたことである。それは、過去と未来に属する今を関連づけているだけのことであり、直接的な体験ではない。ただ「語っている」ということだけが、今起きている唯一の事実である。

フロイトの言う「分解された精神的時間」というものもまた、物語りの時間と同じく、今の持つつかの間の構造に対し、ほとんど注意を払っていない。それはつかの間の力動を表しているとは思えない――すなわち、それは、今が展開している小さな変化のつかの間の輪郭を辿っているようには見えない。精神的時間における主な関心は、今と他の時間の断片との関連性にあり、今そのものの性質についてはあまり関心を持たれていない。

それでは、人生が実際に体験されている間――現在が未だ展開している最中の**今**を、どう理解しようか？　ギリシャの主観的な時間概念である**カイロス**なら使えるかもしれない。**カイロス**とは過ぎゆく瞬間であり、そこでは時間の展開に伴い何かが起きている。それは物事が新たな状態になることを指し、またそれは気づきの瞬間に起きる。それはそれ自体の境界を持ち、直線的な時間の経過を脱出しているか、あるいは超越している。その上、それは過去をも含む。それはクロノスから区切られた主観的な挿入句である。また、**カイロス**とは好機の瞬間であり、出来事が行動を要求しているか、あるいは行動するのに幸先がよいかのどちらかである。出来事はこの瞬間にこぞって起きるし、出会いはその人の運命を変えるために、今行動すべきだ――とでも言うように、気づきの舞台に登場する。――次の一分のためか、それとも一生のためか――とでも言うように。もしも何も行動をとらないとしても、いずれにしてもその人の運命は変わるであろう。しかし行動しなかったために結果は異なるものになるであろう。それは生成と好機の小さな窓である。ところで、その言葉の起源の一つとして、星を観ている時に羊飼いがこう言ったと言われている。夜が更けると、空に星が観えるが、星は昇っていき、やがては地平線へと沈む。星が遠地点に達し、上昇から下降へと方向を変えたと思われるその瞬間が、そのカイロスである（キャサリン・アンドリュースとの私的対話にて。二〇〇〇年十一月二三日）。

日常生活においても臨床状況においても、現在の瞬間は、微小**カイロス**と呼べるであろう――日常におけるさして

（訳注一）narrative を物語り、story を物語と訳し分けた。

重要でもない決断や、短期的な人生選択でさえも、それらは舞台に乗っている状況にあるのだから。本書は、なぜ現在の瞬間は、その重要度にかかわらずすべてが**カイロス**の瞬間であると言えるのか――を示すことを試みる。

物語りは、私たちの生活をクロノスの現実性に適合させるための心理学的な方法を提供してくれる。ならば、私たちは本書において、**カイロス**の体験を理解するための心理学的なアプローチの一つとしての現在の瞬間を探究してみよう。

出発点

体験における主観的な「今性」の独特で根本的な位置が定まったので、次は、日常の主観的生活での探究と同じように、臨床理論や臨床実践についても、現象的な「今」を舞台の中心に据えて、探究してみよう。ここを私たちの出発点としよう。実存主義やある種のゲシュタルト理論も確かにこのことについて取り組んでいるが、それらはかなり荒削りなものである。ならば、私たちは、過ぎゆく現在の瞬間を微小レベルで探究してみよう。と言っても、精神療法や日常の体験を拡大鏡で見るような方法で現在の瞬間を調査するのはちょっと考えてみただけでも大変難しいし、成功しそうもないことだと思われるかもしれない。とは言え、現在の瞬間は私たちの主観的現実の根本なのだから、やはりそこから始めるしかないであろう。それとも他により良い道があるだろうか？　でも、そこには臨床心理学のみならず神経科学にとっても興味深い含蓄があるかもしれない。やはり、そこから始めるとしよう。

現在の瞬間とは、現象学的視点に依拠するところの非常に大きい概念である。現象学とは、ある事象がどのように意識されるか、また心の中ではどう見えるかということに関する学問である。これには、知覚、感覚、感情、記憶、夢、幻想、期待、発想など、心の舞台に乗っているものはすべて含まれる。しかし、現象学は、これらの事象が心によってどのように形成されるか、あるいはどのようにして心にぴょんと入り込むのかということについては、一切論じていない。また、外的現実は心の中では何に相当するのかということについても、一切探究を試みていない。現象学とは、私たちの体験において、ある事象がどのように見えるのか——その見え方にのみ関わる学問である。それは私たちの見ている心象風景に関する学問であり、いつ何時《なんどき》でも見えるものを対象としている。すなわち、その研究対象は現象的現実である。[五] ならば、本書においては、今を構成している数秒の間に展開する、小さな、しかし意味深い情動的出来事について探究してみよう。

しかしながら、大きな疑問が存在する。すなわち、現在の瞬間が今まさに生じている時、言語というものはその事実が起きた後でしか（再？）構築できないのだから、言語でそれをとらえることはできないのではないか——ということである。その生《なま》のオリジナルのものと、言語で解釈したものとはどれほど異なっているであろうか。この点においては、神経科学でさえもかなり限られた示唆しか生み出せていない。にもかかわらず、私は本書において、その到達しえない現在の瞬間について主に書いている。そのような生《なま》の体験は、必ずや存在するに違いない。言語は体験に依拠して成り立っているのだから。それは私たちが未だ把握できていない現実の出来事なのであろう。したがって、私たちがベストを尽くせば、より良い考えや治療的アプローチを考案できるかもしれないので、やはり私たちはこのことについて探究すべきだと思う。

さて、以下に示す面接は、まさにそのようなアプローチの一つである。

約十五年前に、私は特別な方法による面接を始めた。それは、現在の瞬間と、その間に起きる情動的出来事とを同定するのに大変役立つ。それを微小分析面接と呼ぶことにする。手始めに、「朝食に関する面接」を参照してみよう。（微小分析面接の施行方法についての詳しい説明は、付録を参照されたい。）どのように面接がすすむのかを示そう。

私は、「今朝の朝食時、どのようなことを体験なさいましたか？」と、個々人に問いかける。（朝食後、数時間経ったところでそう質問する。）通常、彼らは「えーと、特にありません」と答える。私は彼らが何かを思い出すまで追求し続ける。始まりと終わりがはっきりしていること（境界が明確）ならば何でもよいから——と。すると、たとえばこんなふうに思い出す。「えーと、ティーポットを手にとり、お茶を注いだことを思い出しました。実際に手にとったかどうかは思い出せないけれど、そうしたと思います。とにかく、私はお茶を注いでいる間に、ふと昨夜の出来事を思い出していました。すると、ちょうどその時、電話が鳴り、ああ、私は今お茶を注いでいたのだった――と、我に返りました。とりあえずお茶をカップ一杯になるまで注ぐべきか、ポットを置いて電話をとるべきか、どうしよう――と思いました。私はポットを置いて、立ち上がり、電話に出ました。」（以上、約五秒間の出来事。）

次に私は、五秒間で何を体験したのか――ということへと話をすすめる。面接には約一時間半かかる。私は、何をし、考え、感じ、何を見て、聞いたのか、またどのような体勢をとっていたのか、いつ動いたのか、その時彼ら自身は俳優として演じていたのか、それとも観察者の立場にいたのか、あるいはその中間か――などと、彼らに尋ねる。私は彼ら自身の体験を、まるで心の舞台で起きたことのモンタージュ映画を作れそうなほど詳細に聞き起こすのである。彼らが映画監督で、私がカメラマンである。彼らは私にどうカメラを動かせばよいのかを指示しなければならない。このショットはアップで撮るのか、遠距離からとるのか？　どこでそのシーンをカットし、次へすすめばよいのか？　カメラをどこに置き、どの角度からそのアクションを撮ったらよいのか？　言い換えれば、私は彼らの主観的体験を最も詳細かつ十分にとらえるために役立つと思えることなら何でも尋ねた。

面接は、特別な方法で展開する。主人公と私は、彼の体験を時間軸に沿って描いたり、図表にしたりする。図表では、水平軸に時間をとり、その出来事の強度・努力・遂行された十分さの度合・感情・感覚・考え・情動・行動――を垂直軸にとることにより、それぞれの輪郭を描こうと試みる。この結果は、数本の曲線により描き出される。つまり、上記各々の要素が体験された時間と強度の分布を、つかの間の輪郭として等高線のごとく描く（図1．1を見よ）。私は、体験の中を通っている多くの道筋から主人公を描き出していく。たとえば、その体験をしている間のことで思い出したことがあれば何でも教えてほしいと彼らに尋ねる。もし何かあれば、彼らはそれを図表に描き加える。さらに、どんな情動的な体験をしたのかを尋ねる。それが起きている時間にそれらの情動の強度がどう変遷したのか――

についても、彼ら自身が等高線として描き加えていく。次に、情動そのものを表す等高線を、また別個に図表に描き加えていく。どの曲線も、完全な線画に仕上げるために、必要に応じて修正を加えてもかまわない。通常、そうする必要がある。数多くの線を描いたら、私たちは記録を終える。それは記録というよりも、多くの楽器が同時に奏でる交響曲の楽譜と呼んだほうが、よほどふさわしい。

　連続と中断について注意深く記録すると、私たちはそれに続く作業へとそのままなだれ込んでいく。**意識のエピソード**とは、意識が連続していた時間を指し、それは意識の流れにおける間隙（**非意識間隙**）と切り離される。これらの出来事は、一つあるいはそれ以上の**現在の瞬間**から成り立っている。そして、それぞれのシーン（場所、時、性格、行動）において起きる変化、あるいは物語りのスタンスにおける変化——をもとに、現在の瞬間を一つ一つ識別していく。一つ一つの現在の瞬間とその境界は、主人公により選び出され、同定される。

　ここで、図表における現在の瞬間は**オリジナル**のそれではないということを特記しておかなければならない。それらは、その朝早くに実際にあった現在の瞬間の記憶を語ったものに過ぎない。当然のことであるが、私たちはその体験が起きている最中に、それを妨げることなしに、それについて言葉で語ることはできない。したがって、現在の瞬間に類似したものを描き出すことを以て、旅の終点とせざるをえない。

　さらにもう一つ。言い直すと、現在の瞬間は実際には二つあったということになる。すなわち、朝食中の、オリジナルの語られる前の生《なま》の現在の瞬間と、後になって語られた現在の瞬間——の二つである。この点では、私たちはオリジナルの生《なま》の現在の瞬間についてのみ興味を持っていると言える。でも、後になり語られた現在の瞬間についても、いずれは取り上げてみよう。

　面接が続いている間、私は主人公に、その朝実際に体験したとはっきりと思い出し意識できることと、思い出せないがおそらくあったに違いないと思われることとを区別するようにと強く主張した。そして前者のみを図表に記録した。そして、主人公が実際に体験した時のことを思い起こせるほど十分に、真実らしい記録を図表に表せた——と実感できたところで、面接は終わる。

このプロセスは退屈に聞こえるかもしれないが、一見陳腐な出来事ばかりであったとしても、実際には主人公にとっても私にとっても、大変興味深く発見の多いものとなった。現在の瞬間はごくありきたりのものであったとしても、新奇さや予想外の（あるいは潜在性の）問題やトラブルが、好奇心の引き金を引いてしまうのだ。それらはありきたりで日常的なドラマの題材でしかないが、私たちはある種共犯者のような興奮が湧いてくる感覚を抱きながら、数々の発見を追い求めていった。そして、そんなごく普通の生活の瞬間からなるひとコマの中に思い出されてくる出来事が、みるみる驚きに満ちたものに思えてきた。そしてその中で、微小なドラマがどのように解決されていくのかを見ていくにつれ、私たちの驚きの感情もますます膨らんでいった。

それでは、実例をみてみよう。以下に示す四つの事例は、実際には種々の理由から、後になってから明らかにされた現在の瞬間の現象を控えめに提示したものに過ぎない。にもかかわらず、それらはいくつかのカギとなる問題を明確にしていると思われる。初めの二例は、私の行った微小分析面接から得られたものである。三例目は臨床例からとったものであり、四例目は日常生活から得たものである。

例1（原注一）

現在の瞬間1

（主人公は台所に入って来て、ラジオのスイッチを入れ、冷蔵庫のほうへと歩いていった。彼女は冷蔵庫の扉を開け、パンに塗るバターを探した。彼女はこれらの動作を自動的に行っており、特に意識していなかった。そして、彼女の最初の意識的な瞬間が始まった。）**私はドイツのコール首相のインタヴューがラジオから聞こえてくることに気づき、しばし聞き入っていました。しかし、彼の声は次第に私の意識から遠のいていきました。冷蔵庫を見ると、バ**

ターがなかったのです。私は「バターがないわ」と頭の中で呟きました。バターがないと気づいた時、私は軽い欲求不満と何か嫌な感情——失望とイライラの中間のどれか——が心に湧いてくるのを感じました。これらの感情は、徐々に強くなりました。（ここまでで三秒ほど。続いて、意識はそのまま途切れずに、次の瞬間へと移っていく。）

現在の瞬間2

次に私は、「ああ、でもいいわ。ダイエットになるし」と思いました。そう思った時、欲求不満とイライラは消退し、ほんの少しだけ安堵感が湧いてくるのを体験しました。（ここまでで三秒ほど。それから彼女はしばらくの間、意識せずに行動した。少し経って、第三の意識的な瞬間が始まった。）

現在の瞬間3

私は、「蜂蜜を食べるのもいいかもね」と、頭の中で呟きました。（蜂蜜はバターの代わりになる。しかし通常、彼女は家族の伝統として、蜂蜜は日曜日だけと決めていた。蜂蜜は特別であって、週末以外には食べないものだと。そして今日は火曜日だった。）**私は、「蜂蜜を食べようかな？　どうしよう」と自分に問いかけました。初めにそう考えたとき、私はこの予想外の考えに、胸が驚きでいっぱいになりました。でもその後、バターがないという問題を解決するにはそれも必要だという心地よい感情が芽生え、次第に大きくなってきました。これはハプニングなのだから——と思い、私は蜂蜜の瓶がいつもの場所——私の背中の後ろにある飾り戸棚——にあるのを心に思い描きました**（しかし実際には見ていない）。**私は心の眼で蜂蜜の瓶がいつもの棚の上にあるのを確認しました。**（でも未だ振り返って見てはいない。）**そして私は行動に移す決心をし、蜂蜜を手にとりました。**（彼女は振り返り、飾り戸棚の扉を開

（原注一）主人公が意識していた体験について報告した部分を太字で表した。また、あったに違いないけれども、あまりに決まりきっていて自動的に行ったために主人公が意識していなかった事柄に関しては、括弧に入れて記した。詳しくは、図1．1を参照されたい

き、蜂蜜の瓶を手にとった。しかしこれらの一連の動作を意識せずに行った。）そうして蜂蜜を手にした私は、罪の意識が湧いてくるのを感じ、火曜日なのに実際に蜂蜜を食べようとしている自分の貪欲さを責め始めました。（この瞬間は概ね五秒。それから少しの間、彼女は体験を意識していなかった。そして再び、意識し始めた。）

現在の瞬間4

私はパンを一枚手にとりましたが、未だ蜂蜜を塗ってはいませんでした。見てみると、そのパンは、いつも私が買うパンとは種類が異なっていました。私は奇異に感じ、驚きました。「どうしよう、このパン？」と思いました。弱い陰性感情が湧いてくるのを感じました。（この瞬間は概ね三秒。その後、彼女は自らの行動を意識せずに蜂蜜をパンに塗った。それに続いてすぐに新しい瞬間が始まった。）

現在の瞬間5

それから私は、蜂蜜のついたパンにかじりついたのを覚えています。私はそのパンの肌理《きめ》を気に入り、「結構いけるわ」と思いました。そして少しましな感情が湧いてくるのを感じました。そうして、私の耳には再び、さっきのラジオのインタヴューが聞こえてきました。（この瞬間は、概ね三〜四秒。）

この短い例は、陳腐に思えるが、私たちが関心を持つべき幾つかの問題を、体験を通してよく説明している。たとえ、これがその出来事を後で（再）構成した記録であり、想起された体験を特殊な方法により物語りとしてまとめ上げたものであるとしても――である。また、これは自然に語られた物語りではない。かと言って、あらかじめリハーサルを行ってから話してもらったわけでもない。それは、連続して過ぎた出来事の一片一片を切り離し、再構成したものである。一度バラバラにしてから順々に並べ直し、再構成し、層を成すように描かれた物語りである。以上のような問題があるにしても、それは以下の点において、生《なま》の現在の瞬間が展開する様子《さま》を表現していると言えよう。それらはただ単純に思い出し、物語りにしただけのものとは質的に全く異なっている。

・現在の瞬間とは信じられないほど豊かなものである。それはほんの短い時間しか続かなくとも、相当多くの事象が起きている。

・現在の瞬間は主観的な今を占有している。現在の瞬間にあるものはすべて、今とみなされる。心に思い描いている対象が、たとえ仮想であっても、現実と同様、今とみなされる。（彼女が思い描いた、背後にある蜂蜜の位置の光景などは、仮想体験である。）

・その瞬間とはひとまとまりの出来事であり、形態《ゲシュタルト》である。心理的なテーマとは、そのひとまとまりを指す（それらを構成している、より小さな単位ではない）。

・彼女がこれらの出来事を体験していた時、彼女が同定でき、かつ境界線でくくることのできる現在の瞬間は、今において生じていた。

・現在の瞬間は短い。この例では、五つの現在の瞬間は、主人公によると、各々三〜五秒の間に終わっている。

・意識とは、現在の瞬間を含む出来事を同定するための主たる判断基準である。この例では、平々凡々とした日常に、それらが突然割り込んで来て、意識の引き金を引いたと考えられる。それらは新奇なことであり、何らかの問題を孕んでいた。

・体験された感情（例、欲求不満、喜び）は、上昇し下降するアナログの時の形（つかの間のプロフィール）を描いた。言い換えれば、それらのつかの間の体験の輪郭を描いているのは、生気情動（力動的な時の形）による営みであると言える。

・一つ一つの現在の瞬間の中で、生《なま》の物語が展開される。小さな体験が数多く寄り集まり、主観的な現在を構成

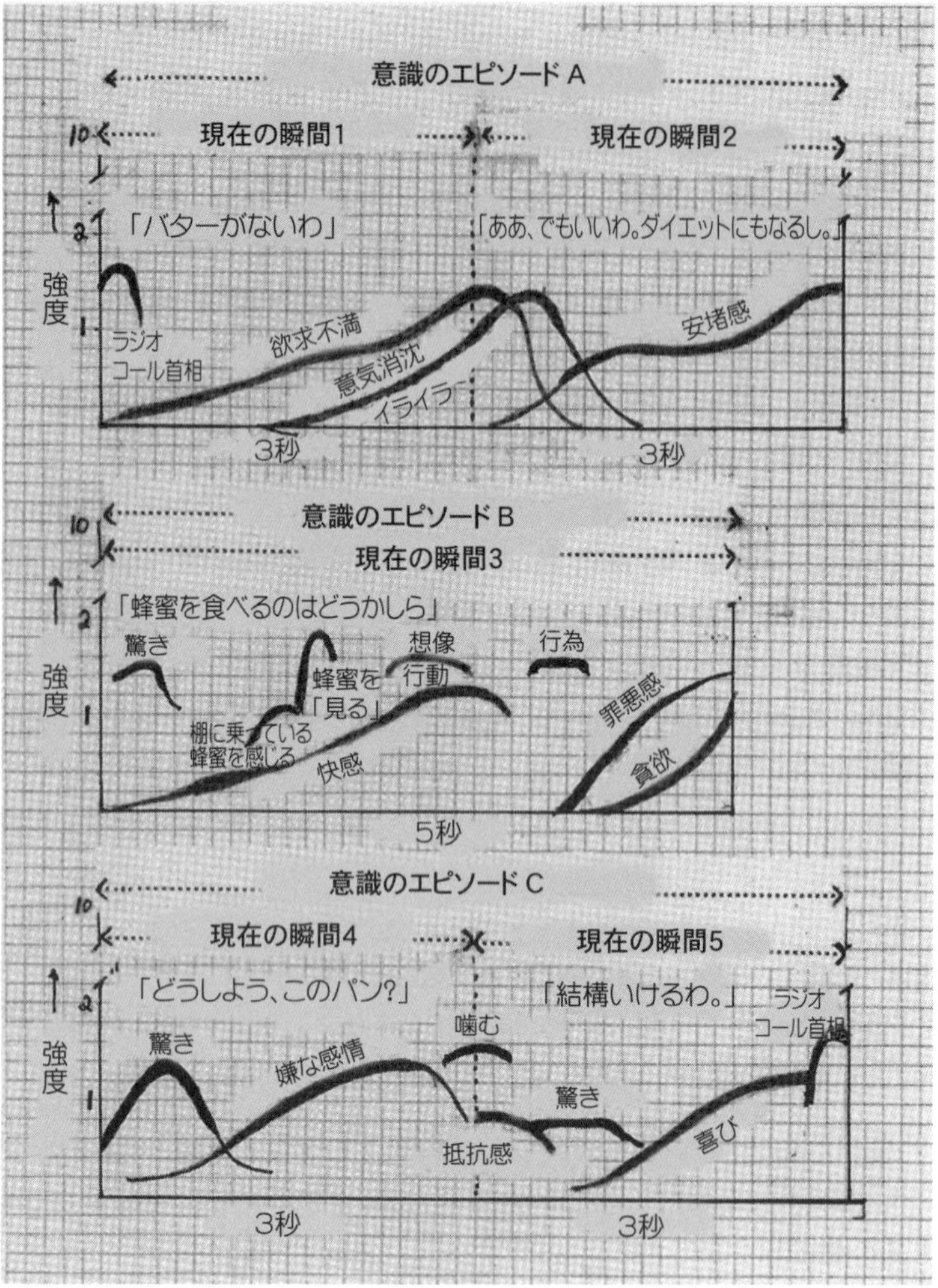

図 1.1.　微小分析面接を用いて想起し、共同構築した意識のエピソードと現在の瞬間を、図に示した。縦軸には、体験の主観的強度を 1〜10 で示した。横軸には、主人公により想起された、その時の所要時間（概算）を示した。意識のエピソードと現在の瞬間の開始と終了は、主人公により決定された。曲線が太くなっているところは、主人公が、その出来事に関し、ほぼ確実に意識していたところである。主人公はしばしば、「私は、その前（後）に、これこれのことを感じていたけれど、ここら辺でそれを意識し（太い線）、ここら辺で意識しなく（細い線）なりました」という言い方をするため、このような表現方法を用いた。

している。物語の筋道は、たとえ最小のものであっても、輪郭を描いている情動から成るつかの間の感情の形に乗っている。展開されつつある微小な物語が、その新奇さや問題を解決していく。

・そのような瞬間は、残りの生活全体から切り離されて存在しているわけではない。それは孤立してもいないし、不連続でもない。むしろ、主人公のスタイル、性格、関心事、あるいは葛藤などの全般的なセンスをよく象徴している。言い換えれば、それらは主人公の過去の体験をよく反映していると言える。そのような一つ一つの瞬間は、力動的に深い意味がある。

最後の点については、より深く議論する価値があると思われる。「バターがない」というテーマを例に挙げてみよう。主人公は、情動と道徳を対にして、同時に体験する癖があるようだ。たとえば、

・バターがない。参ったなぁ。／でも、いいや。ダイエットになるわ。それもいいかもね。

・蜂蜜を使うのはどうかしら。美味しいだろうなぁ。／ああ、でも罪の意識に苛まれるわ。

・何なの、この奇妙なパンは？／ああ、結構いけるわ。

彼女は常に、良いと悪い、道徳と不道徳、快と不快など、バランスをとっている。この種のバランスシートを保持するのは、彼女の特徴的な方法なのではないだろうか？　私たちはそれを知らないが、彼女はこの実験の外でもそうなのではないか――という印象を受けた。（現在の体験の外にあるデータは、現在の瞬間を構築するためには必要とされない。しかしながら、現在の瞬間と、過去や恒常的な心理的出来事とを関連づけることは、必要なことであろう。）

例2

この例は、現在の瞬間がどういうふうに過去や未来のパターンを表しているのかを比較的良く表現していると思われる。ある包括的な精神力動的視点において、現在の瞬間が一定の役割を演じているかどうか――というのは重要なことである。「朝食に関する面接」を行っていた時、G．S．という若い大学院生が、その朝のことで、とりわけ目立った二つの現在の瞬間について語り始めた。これはその記録の一部である。

G．S．　えーと、僕は冷蔵庫の扉を開けました、こんなふうに。（彼はどのように扉を開けたのかを身振りで示した。）

D．S．（スターン）（彼が扉を開ける動作をしてみせたのを見て、私は何かあるぞと思った。普通ならば冷蔵庫の扉は、そんなふうに開ける必要はないのだ。）どうしてあなたは、どのようにドアを開けたか、動作で示したんですか？　何か特別な意味があるのですか？

G．S．　はい、実際そうなんです。その扉は多少壊れているようです。私の引く力が弱過ぎると、それは自動的に閉まってしまいます。逆に強く引き過ぎると、それはスイングして止まらなくなってしまい、その横に置かれている飾り棚にぶつかってしまいます。だから私はちょうどよい力でそれを引かなければなりません。弱すぎず、強すぎず。そうすれば扉はちゃんと開いたままになり、平衡を保ってくれます。それは注意深さを要求されるゲームみたいで、神経を使います。［沈黙］それから私は、オレンジジュースの容器を取り出したと思うんですけど、自動的にそうしたので、はっきりとは思い出せません。でも、私はそれを持ったまま、グラスを取りに、テーブルのところまで歩いて行ったと思います。

D．S．　ほう。

G．S．次に覚えているのは、グラスにオレンジジュースを注いだことです。
D．S．ふうん。で、それはどんなでしたか？
G．S．私は通常、グラスに入るだけオレンジジュースを注ぐのですが、あまりいっぱいになるまで注がないようにしています。十分いっぱいになるまで注ぎますが、口へ運ぶときにこぼしてしまうほどいっぱいにはならないようにしています。だから、神経を使います。
D．S．ほう。
G．S．ある種、ゲームのようです。

これら二つの瞬間の興味深いところは、それらが同じテーマを具現化しているところである。言ってみれば、十分だけれども行き過ぎない、ちょうど良いバランスをみつける――ということがテーマである。興味深いことに、G．S．は、自然にこのことを話し始めた上、この朝食の前の晩のことにも言及した。彼はその晩、博士論文の考察を書き終えようとしていた。それを困難にしていたのは、彼の所見と結論をどこまで思い切ってそこに織り込むか――その決心がつかないということであった。それが一晩中、気にかかっていたと言うのである。彼は、「まるで冷蔵庫の扉や、オレンジジュースのことみたいですよね」と語った。

この若者について私が知っていることを付け加える必要がある。この主人公は、学生であり、患者ではない。彼は精神的に強く、健康的なので、ほとんどのことに関しては、どこまでならしてもよいかという限界を設定できる人である。それは彼の長所であるが、問題を生む可能性を孕んでもいるようだ。

したがって、①二つの意識的な瞬間（冷蔵庫の扉とジュース）、②彼が前の晩から没頭していたこと、③彼固有の気質（それと、おそらく葛藤）――この三つが、同じ事象を物語っていたと言える。すなわち、「僕は多すぎと少なすぎの間の境界線を試したり遊んだりしています。限界を決めるということ――それは、僕にとって何か興味を惹く、重要なことを含んでいるようです。」これこそ、まさに一粒の砂に反映された世界と言えないだろうか？

私は、より広範な行動あるいは心理学的パターンを具現化するものとしての現在における行動についても検討してみようと思った。それは精神力動仮説のエッセンスである。それにしても、現在の瞬間のようなほんの小さなユニットにさえも、より広範な精神力動パターンが反映されていることを目の当たりにし、私は驚きを禁じえなかった。この認識は、現在の瞬間を、夢と類似の機能を持つものとして考察することへと道を開いてくれた。それは治療プロセスをより深く探求するために大変貴重な現象であると言えよう。この視点は、臨床的追跡に役立つ道筋をもう一本増やしてくれる。この点については臨床的応用の章で再度取り上げるつもりである。

本書は、日常生活と同様に精神療法においてもその方向性に変化をもたらしうる、ある種の瞬間について、広くとり上げている。そのような瞬間についてきめ細かく見ることにより、私たちは精神療法のプロセスを異なる視点から見ることができるようになると思う。この異なるヴィジョンは、その理論的・臨床的含蓄に関する探究にもつながっていくであろう。

例3

私の知り合いの治療者は、患者が相談室に入室する時、いつも決まって握手をすることにしていた。それは彼が治療を開始する前の「こんにちは」に代わる行為であった。そして各セッションを終え、患者が出て行こうとする時にも「さよなら」の代わりに握手をした。ある日、患者は強く心を動かす一連の出来事について詳しく述べた。そのことが患者自身の心と治療者のそれとに深い影響を与えた。患者は悲しみに打ちひしがれていた。セッションの最後に「さよなら」の握手をする時、治療者は左手を患者の右手に添え、両手で患者の手を包み込むように握手をした。彼らは互いに見つめ合ったが、何も言わなかった。一連の動作は数秒で終わった。二人は次のセッションでそのことについて何もふれなかった。けれども二人の関係性の軸はシフトしていた。そのセッションでは、何を話しても、何か活き活きとしたものが行き交っていた――あまりに活き活きとしていて、そのセッション全体が変化したように感じられた。その瞬間は意識に刻み込まれ、忘れ難いものとなった。事実、その時の握手は、その治療全体を通して飛び抜けて思い出深い場面のひとつであったと言っていいかもしれない。治療が成功裏に終わってから五～十年を経た後、「あなたの治療で変化を起こした最も重要な、あるいは結節点となる瞬間は、どれだったと思う？」と問われることがしばしばある。おそらく、彼らならば、「ある日の帰りがけにした、あの握手だな」と答えるであろう。

朝食に関する面接から得た描写に加え、右記の逸話から得られた重要な点についても幾つか羅列してみたい。

・この瞬間において起きたすべてのことについて、この両者は暗々裏にわかっていて、なおかつその効果について口に出して話し合ってはいない。彼らの関係性において、暗黙の了解が生まれたと言える。

・彼らは互いに相手の体験についても感じとっており、相互に相手の体験にも参加しているように感じていた。この意味で、両者の間に心のつながり――間主観性の新たな段階――が生まれたと考えられる。

・その瞬間は、それに先行する数分、そしておそらくは数週、数カ月という期間を経て多くの出来事によって準備されていたとしても、まさにそれが出現する瞬間というのは、計画的に起きるのでもなければ、予測可能なものでもなかった。それは自然発生的に起きた。人生の変化は一瞬にして、ひとっ飛びに起きる。

・その瞬間を通して、ある物語が展開したが、それは非常に短く、小さな空間にぎっしり詰まっていた。その物語は直接体験されたものであり、書いたり語ったりされたものではない。その瞬間は、生《なま》の瞬間から生まれ出《い》でる「一粒の砂の世界」を創造した。それは後になってから現れうるものでは決してなかった。

・その瞬間は、彼らの心に刻み込まれた。言葉になどしなくても、それは記憶に浸み込み、思い出したり意識したりできるものとなった。

例4

この例は、前の例ほど感動的なものではない。事実、極めて平凡な例である。それは、人混みが去った後に起きた出来事である。私は才能ある大道芸人と通行人の間で起きた大変面白いやりとりを目撃した。私は美術館の石段に腰掛けて、歩道を見下ろしていた。その芸人は、歩道を歩いている別の通行人の十～二十ヤード後方（数秒後ろ）から、その人の歩き方や姿勢や雰囲気を真似しながら歩いていた。彼は、通行人の特徴を素早く「捕まえ」た。通行人は通常、自分が真似され笑われていることに気づいていなかった。彼らはただ歩いていただけであった。それから芸人は立ち止まり、振り返って、次の通行人が反対側からやって来ると、また真似をしながら後をつけていった。彼は行ったり来たり、それを繰り返していた。美術館の石段から見物していた人々は、それを大変面白がっていた。次に、芸人は、ある女性の後をつけ始めた。しかし彼女は即座に何が起きているのかを理解した。彼女は立ち止まって振り返り、芸人に向かって彼を非難し始めた。すると芸人は、叱っている彼女の真似をし始めた。すると彼女は、彼女の真似をしている芸人の真似をし始めた。芸人が次の一歩を踏み出すと、とうとう二人とも笑い始めた。二人は握手し、そして別れた。皆、彼らに拍手を贈った。（この話は、例になりうるが、例ではない。その瞬間は、大道芸人とその女性とその他の人々との間で共有されたものだからである。それは序章に過ぎない。）その時、私は立ち上がり、歩き始めた。私のすぐ左隣に座っていたカップルも同じように立ち上がった。私は彼らのことを知らなかった。しかし私たちは互いに見つめ合い、微笑み合った。そして眉をつり上げ、変なふうに頭を傾け、ある種言い表せない表情をつくり、両手を開き、手のひらを空に向けた。私たち全員が、まるで「何ておかしく、面白いんだろう」と言っているかのようであった。そして、彼らも私も、それぞれの道を歩いて行った。

私がこのカップルと共有した現在の瞬間において重要な点は、特定の人と触れ合ったということである。その触れ合いは、私の人間性が、心理的にも情動的にも身体的にもその社会の一員として受け入れられていることを再確認させてくれるものであった。私はひとりぼっちではないんだ。私はある種の心理的で間主観的な人間的母体《マトリクス》の一部なんだ――と、その時、私は感じた。その効果の持続は短かったが、つかの間のものにしては深く心に刻み込まれた。

本書は、そのような瞬間――特に、精神療法においてそれらがどのように変化を引き起こす働きをするかということについて書かれている。

ここで取り上げた私たちのアプローチには幾つかの特徴があり、それらはどれもかなり独創的である。第一に、本書は無意識の海底山脈（精神力動や神経回路のように）――時々表面に突き出しては島を造る――よりも、むしろ主観的体験を構成している意識の群島や現在の瞬間について探究する。それらの島々は、心理的に最も目立つ位置にあり、体験の本質を示していると言える。重力の中心は現在と意識であり、過去や無意識ではないのである。

第二に、本書における治療プロセスの探究方法は、現在の瞬間のサイズに適合する微小分析的なものである。この探究は、秒単位で起きる小さな出来事から小さな出来事へと進む。それが現在の瞬間の現れる場所であり、私たちが物事を異なる視点で見るようになるであろう場所である。

最後に、私が最も興味を抱いている現在の瞬間は、それが二人かそれ以上の人々がかかわり合っている文脈から生じている場合である。そして結局のところ、私たちの最大の興味は、二人の人による精神療法プロセスにある。朝食に関する面接の例では、それは誰か一人に関するものである。しかし一人でいる場合にも、人は意識的な心の活動性を、他の誰かに向けている。それは幻想上の聞き手か、あるいは誰か特定の人か、その時考えている文脈における自分自身かであろう。

変化の瞬間に関する中心思想は、以下の通りである。すなわち、これらの瞬間における「リアルな体験」のイメージは、どこか予想外のものという感じがする。この体験は、二人（あるいはそれ以上）の間で起きる。それは彼らの関係性に関することである。**今**として体験されるものは、非常に短い時間において生じる。その意味での**今**とは、彼らが関係性を繰り広げる微小なドラマや情緒的物語が生じる一連の現在の瞬間を指す。この共同の生《なま》の体験は、個々人が他の人の体験と直観的に共に在《あ》るという感覚を通して、心理的に共有される。この相互的な体験の間主観的共有は、言葉にされることなく理解され、彼らの関係性における暗黙の了解の一部となる。そのような共有は、ある新しい間主観的領域を創造し、そこに参加している人々の関係性を変化させ、彼らがそれまでとは異なる方向へと一緒に進むことを可能にする。そしてその瞬間は、意識の特別な形へと浸み込み、記憶に刻まれる。また重要なことに、それは過去を書き換えるのである。精神療法（あるいはあらゆる対人関係）における変化は、他者と共にあることにより、そのような一直線でないひとっ飛びの距離を経由して生じる。

以上の発想は、精神療法のプロセスにおいて通常みられるものとは幾分異なる生《なま》の体験を描いたものである。私は、現在の瞬間という眼鏡を通してこの新たな側面を見ることで、それが治療における私たちの考え方やかかわり方のさまざまな面に変化を与えるであろうと予期している。

第二章　現在の瞬間《プレゼントモーメント》の持つ性質

主観的生活の現在性とは、言わば自明のことである。「当然じゃないか」と思うだろう。ところがそうでもないのだ。実はこの概念は、厄介な問題を孕んでいる。実際、「主観的には現在においてのみ生きている」という事実に対し、私たちは直感的に違和感を抱かずにはいられない。たとえば、過去の出来事を想起する時、その「想起する」という体験自体は、確かに今起きていることである。しかし、そう気づいた時、私たちはいささか驚くのではないだろうか。何かを回想しているとしても、回想すること自体は、今しているのである。――その時に戻っているわけではないということは、誰もが直観的にわかるであろう。「今、起きたばかりのことについて話している」ということも、まさに今起きていることである。過去に生じた現在の瞬間《プレゼントモーメント》について話しているとしても、「話している」ということ自体は、今体験していることである。未来を予想している時も、「予想している」ということと自体は、今体験していることなのだ。「幻想すること」、「夢見ること」、「事実を後で修正すること」についても同じことが言える。この「体験は現在の中にしっかり閉じ込められている」という動かし難い事実は、現象学的アプローチにおいては基本的見地である。

現在性という感覚は、ある意味で、神経科学におけるさまざまな挑戦の足を引っ張っている。私たちは、ある事象が過去のいつに属するということを、どのようにして知るのであろうか？　また、私たちは、今現在ということをどのようにして認識するのであろうか？　未来はどうなのであろうか？　タイムマーカーは記憶痕跡の中に、どのようにして入り込むのであろうか？　それは脳のどこで起きているのか？――これらは、古くからさまざまに形を変え、時代を超えて多くの学者たちがとり組んできた問題である[一〜四]。

近年、ダラ・バーバ[五]らは、意識とは単一次元のものではなく、意識対象とかかわるための幾つかの異なる様式を集めたセットであるという見方を提案した。ダラ・バーバは、二つの様式を示唆した。すなわち、①了解意識と、②時間的意識である。了解意識は、対象を知るためにその対象とかかわる。時間的意識は、対象を時間的に位置づけるためにその対象とかかわる（つまり、過去、現在、未来に関して）。他にも同様のことを示唆している学者が存在する[六、七]。病的記憶障害とは、おそらくこれら二つの様式の解離に起因するものなのであろう。

いかにも展望が開けたかのように書いてきたが、難しいのはこれからである。おそらくタイムマーカーの仕事のうちで最も困難なものは、私たちが現在に居《い》るということを知ることである。現在性の現象学に関しては、多くの疑問が存在する。神経科学も、いずれはこの問題に興味を示すであろう。

現在性とはある種の実存的な情動である。神経科学はそれと真剣に向き合う必要がある。なぜならば、それは臨床的に大変重要なことだからである。たとえば、病的解離状態は現在性の感覚に影響を与えうる。外傷性記憶のエナクトメントはその好例である。それらに陥っている時、患者は現在あるいは過去に居《い》るという確かな実存的感覚を失っているように見受けられる。

また、現在性を感じるためには自己感を必要とすると思われる。それは神経生理学的にはどういうことなのであろうか？（この疑問については後述する。）

私たちは、部分的にしか現在の瞬間に居《い》ると感じないことが、しばしばある。そのような時、あなたは他のどこにいるのだろうか？　たとえば、あなたは今ここで何かに精を出しているとする。しかし同時に、昨日起きたことや、今、隣の部屋で起きていることにも心を奪われているということがありうる。そんな時、あなたはほんのわずかにしか自分が現在の瞬間に居《い》ると感じていない。そして部分的にはまるでどこか他のつかの間の空間に居《い》るかのように感じているだろう。しかし実際にはそのような主観的な時空間はどこにも存在しない。あなたはただ現在の瞬間に居《い》て、

（少なくとも）二つのことをデュエットのように並行して体験しているだけなのである。ある体験が、より前景に出ている別の体験に突き当たり、それを背景に追いやってしまうことがある。しかしそのような時にも、あなたは現在を脱出してはいないのだ。現象学的には脱出ということは存在しないのである。むしろ、現在における体験とは多声楽的あるいは多時的なものなのである。

現在の瞬間とは主観的で心理学的なプロセス単位であり、私たちはその存在に気づいている。──と言っても、始まりから終わりまでの道筋を明確にするのは、時には困難かもしれない。メルロ＝ポンティ（四）は、私たちよりも先に、現在の瞬間の到来について、「新鮮な現在が波のように盛り上がる様子《さま》」と記述した──それは、「記憶や新たな考えや知覚がにわかにやってくるもの」である──と、彼は主張している。私たちが気づかないうちに、どこからかそれはやってくる。なぜならば、私たちは無意識的・直観的にそれを構成するからである。また、この波のような盛り上がりは、大波が私たちの頭上から降ってきてクラッシュするように感じられることもあれば、小波のようにほとんど気づかれないうちにすり抜けていくこともありうる。

今とは、どれくらいの持続時間を持つのか？

今において何かが起きるためには、今がどれくらいの間、持続すればよいのであろうか？　あるいは、リアルタイムでアナログ的な生《なま》の出来事が起きている現在の瞬間があるとして、そこに時間を注ぎ戻すとすれば、どれくらいの量になるのだろう？　結局のところ、今の持続時間は、私たちがどれくらいの時間経過を把握していられるか──ということに左右される。ここで、私たちは**クロノス**と**カイロス**の違いに立ち戻らなければならない。心理学も精神分析も、そのほとんどが**クロノス**により記述された現在の概念の上に成り立っていると言える。しかしながら、日常の体験──毎秒毎秒の局所的レベルにおける生《なま》の主観的感覚──を考えると、現在にある程度の持続時間がないと、どうもしっくりこない。また、局所的レベルの生活と同様に、音楽を聴くにしても、舞踊を観るにしても、誰かとかかわり合うにしても、何かを体験するためには（目に見えるだけの）持続時間を持つ現在が必要である。

つまり、心理学的な現在の瞬間とは、①何かが起きるに足る持続時間を持ち、同時に②単一の主観的な今において起きる——という、二つの条件を満たすものでなければならない。音楽を例にとれば、この相反する二つの条件について、わかりやすく説明できるであろう。音楽の短いフレーズは、音楽を聴くという体験を構成する基礎プロセス単位である。音楽における一《ワン》フレーズが、すなわち日常生活における現在の瞬間に相当する。それは感覚的な持続時間を持っている（通常二〜八秒の間）。また最も興味深いことに、音楽のフレーズを聴いてみると、それはあっという間でもなければ、楽譜に書かれているように小節に分けられるものでもない、ひとまとまりの瞬間《モーメント》において生じているように感じられるということである。むしろそれは、①今生じている、②持続的でアナログの、③流れている総体である。私たちは通常、ある今を時が過ぎていくことに気づいてはいない。しかしそれでもなお、意識していないところで、ともかくも時は脈々と刻まれている。

音楽のフレーズは、全体的な実在として存在している。もしもあえてそれを分割しようものならば、それは形態《ゲシュタルト》を失ってしまう。音楽のフレーズを聴いている時にそれを写真にとったとしても、それは同じものではない。その音楽フレーズを構成している音譜が、その要約であると考えるのも誤りである。その音楽フレーズが展開している時、私たちの心はそれに形を賦与する。事実、そのフレーズが終わる前に、未だ曲が流れている途中にもかかわらず、私たちはそのフレーズがどういうエンディングになるかを直観的に知っている。言わば、未来は現在の瞬間において生じたフレーズの旅路の一瞬一瞬の中に含まれているのである。

このフレーズ様のグルーピングは、日常生活や精神療法における言語的・非言語的振舞いにおいてもよく当てはまっている。

ところで、最初の問題に立ち戻ろう。進行中の現在において、現在の瞬間が展開するのに十分な持続時間とは、どれくらいなのであろうか。**カイロス**が起きるのに十分な持続時間を持つ現在を生み出すために、私たちは**クロノス**をどう料理すればよいのであろうか？

この疑問は、何世紀にもわたり、サン＝オーガスティン、(八)フッサール、(二)ハイデッガー、(九)メルロ＝ポンティ、(四)リクール、(十)ヴァレラ(十一)らといった一連の哲学者らの心を奪ってきた。(二、十二～十五)フッサールは、この問題にどうとり組めばよいのかということに関するカギ概念を提案した。すなわち、彼は現在の瞬間を、①持続時間を持ち、②三つの部分からなるものであると提唱した。三つの部分とは、①現在の瞬間の現在（**クロノス**における現在の一瞬とほぼ同じ意味。進行している時のとある通過点）、②現在の瞬間の過去、③現在の瞬間の未来――である。フッサールは、現在の瞬間の過去のことを「保持」と呼んだ。これはすぐ前にある過去で、現在の一瞬が未だ木霊《こだま》しているところのことである。フッサールは、それを「彗星の尾っぽ」と表現した。この保持された過去の特記すべき重要な点は、それは未だ現在として感じられるということである。それは未だ忘れられたり心から離れたりしておらず、現在の一瞬から切り離されてはいないのである。そう考えると、それは作動記憶とも異なる。作動記憶とは、短時間心から離れたとしても、いつでも想起できるものである。対照的に、現在の瞬間の過去は、想起する必要がない。なぜならば、それは未だ現在の瞬間に含まれているからである。一方、現在の瞬間の未来を、フッサールは「予持」と呼んだ。これはすぐ後にある未来で、過去と現在の現在の瞬間においてすでに生じていることに含まれているか、または予期することのできるものである。この現在の瞬間の未来は、現在の瞬間として感じられる体験の一部である。なぜならば、その前兆は漠然とではあるが現在の一瞬に方向性を与え、時には何が展開しようとしているのかを感覚的に示すという役割を果たしているからである。

おそらく、現在の瞬間におけるこの三つの部分の最も本質的な点は、主観的な今においてはそれらすべての部分が一緒に在《あ》るということ――つまり主観的には単一の、ひとまとまりの包括的な体験として生じているという点である。

（ヴァレラによる、この現在の三つの部分に関する最近の議論も参照せよ。）（十二）

現在の瞬間を過去や未来から守り、その居場所を見つけるには？

現在の瞬間は、過去からも未来からも侵食されうる存在である。過去は、強いインパクトで自らの影を投げ込むことにより、現在を食べてしまう。そのあまりのインパクトに現在は縮こまってしまい、現在はすでに知っていることを確認するのがせいぜいで、現在として独自につけ加えうるのはほんのわずかのことだけとなってしまう。つまり、現在は実質的に消されたも同然となる。精神力動的な意味での過去は、そういう危険な性質を持っている。逆に、過去がそういう性質を持っているがゆえに、精神分析は現在を軽視しやすいという言い方もできよう。精神分析においては、現在とはただ単に過去のパターンをさらにもう一つ具現化したものに過ぎないと考えられているのである。また他にも、過去が影響力を示す多くの形がある。すなわち、患者の過去の生育史を通してのみならず、治療者の目指す長期的治療目標や、患者の治療への期待という形で表されたりもするのである。

未来もまた、現在を滅ぼすことができる。すなわち、未来は速いスピードで大胆に現在を再組織化するのである。そのため現在は短命で、すぐに体験の外へと追いやられてしまう。何かある毎《ごと》に言葉や物語り《ナラティヴ》にすることを過度に勧める治療者がいるが、彼らはこのような危険に直面しているのだ。つまり、患者がある体験について語っている時、そのような治療者は、あたかも臨床的に重要な心理的現実だけをとり上げて話し合っているかのように見うけられるのである。

現在の瞬間が過去や未来と対話する際に、ある種の平衡を保っているところを想像するのは至難の業である。もし現在の瞬間が過去および未来とかかわり合っていないとしたら、それは埃と同じ、ただの無意味な点に過ぎない。逆に深くかかわり合い過ぎていても、それは小さくなってしまう。また、過去や未来が現在に対して影響を与えているのと同様に、おそらく現在の側からも未来や過去に影響を与えているに違いない。さて、これらの問題に着手するにあたり、音楽のフレーズを例にとるとわかりやすいと思うので、再びそこに立ち戻ってみよう。仮にあなたが過去に一度も音楽を聴いたことがないとして、初めて音楽のフレーズを聴いていると仮定しよう。言い換えれば、音楽に関して無垢《むく》の状態でそれを聴いたとしたら——ということである。もちろん、これはありえないことである。と言うのは、私たち人間は、そのフレーズの触りの部分を聴けば、（そのフレーズが未だ流れている最中に）最後はどういう終わり方をする可能性が高いかを考え、作り出すことができるように、あらかじめ生物学的にプログラムされているからである。ゲシュタルト心理学においてすでに確認されているように、知覚統合の原理には（おそらく万国共通のものだと思うが）、近接、よい連続、共通運命、類同といったものがある。これらの要素が存在することにより、私たちはどんな未来がありうるかを予測し、心の中で構成することができるのであろう。つまり、そのフレーズが流れる時、誰もがその終わりを認識することができるのだ。したがって、そのフレーズを聴く前から、私たちはそれが何らかの形を成していることを知っているのであろう。他の知覚的制約・性向についても、私たちは少しも無垢ではないのだ。[十六、十七]

　無垢の聴衆はいないとしても、この疑問に関連した興味深い実験がある。シェネレンバーグ[十八]は、人は全く新奇の音楽フレーズでも途中まで聴けば、その曲がどういう終わり方をするかを大体予測することができるということを示した。つまり私たちは未だその曲を聴いている最中から、そのフレーズの続きを作り出し、形を賦与しているのである。それも、考えなくても自動的にそれを行っているのだ。そのフレーズが過ぎ行く途中——しかし未だ終わってはいない——に、そのフレーズのすぐ後に来るであろう多彩な未来の連座（implication）を、心の中で構成しているのである。これらの概念は、ナーマーの連座実現モデル（implication-realization model）[十九]に基づいている。

　特に、もしも数人の人に別々に、あるフレーズの一部分だけを聴くようにと頼み、それからそのフレーズがどういう終わり方をすると思うかと尋ねるとしたら、彼らは皆、幾つかの可能性のあるエンディングに同意するであろう。

事実、中国の音楽は音階からして西洋の音楽とは異なるのであるが、中国の音楽に馴染みのない欧米人に伝統的中国音楽のフレーズを途中まで聴いてもらい、大体どのように終わるのかをイメージしてもらったところ、彼らのイメージしたエンディングは、中国人リスナーのそれと、ほぼ一致した（その欧米人たちはそのフレーズを一度も聴いたことがないのに、である）。逆に、欧米の音楽を中国人に聴いてもらった場合にも、中国人リスナーが予測したエンディングは欧米人のそれと、ほぼ一致した。その中国人たちも同じく、その西洋音楽のフレーズを初めて聴いたのに、である。（熟練されたミュージシャンならば、もっと上手くやるであろう。）

　この意味において、音楽のフレーズは直近の過去と直近の未来を含んでいると言える。――現在の一瞬の波頭は、未だ（現在の瞬間の）過去が波紋を残している水平線から、これから来ると予想される（現在の瞬間の）未来の水平線へと向かって、一瞬のうちに過ぎていく――その間に、その音楽のフレーズの形は聴衆の心に浮かび上がり、刻み込まれる。[二〇]なお、曲のエンディングに驚きが待ち受けていることは、音楽鑑賞の大きな魅力の一つである。作曲家は、そこに驚きの要素があると同時に、聴衆の暗黙の期待を過度に裏切らないようにと苦心していると思われる。逆に、一部の現代音楽は、まさに私たちの暗黙の期待を破り、推測力を麻痺させる危険をあえて冒すように構成されている。

　さて、そのフレーズが流れている最中にそれに形を与えてしまうという私たちの性質は、大変興味深いものである。なぜならば、それは今の本質に光を当てているからである。特に、現在に対する未来からの影響という問題――言い換えれば、ある出来事とその出来事の（再）構成との関係は、大変興味深い。音楽において、あるフレーズの形は次のフレーズが生まれるのを待たずして作られる。しかし、一部の思想家は、音楽のフレーズの形はそのフレーズが流れた後に、心の中で再度取り上げられることにより明確になるに過ぎないと示唆している。もしもそれが真実ならば、私たちは一生何も聴くことができないであろう。つまり、私たちはただ音楽を「考えて」いるだけということになってしまう。治療における対話に照らして考えてみても、それは一部の過激な精神分析の思想家の立場である。彼らは、「後になり象徴化されるまでは、ハプニング（**不意の一撃**）など起きない。あるのは（再）構成（**一撃の後**）だけである」という立場を堅持している。つまり、ある体験が初めて主観的な形となるのは、それが過去になってからであると彼らは主張する。

　少なくとも音楽においては、流れている最中のフレーズは、心の中で単一のまとまった形をとっている。そしてこのことは、他の多くの体験の様相においても真実と言えるであろう。また、音楽における（再）構成は、他の日常の体験におけるそれと同様に、浸みわたるように生じるということもまた真実である。

　続いて流れるフレーズがすぐ前のフレーズの文脈を再編したり、逆にすぐ前のフレーズが続いて流れるフレーズの文脈を再編したり――と、各々のフレーズが無限に影響し合うという事実には、音楽の豊かさが一杯詰まっている。その曲の持つ多様性と曲全体のテーマを表す構造とが、すべてのフレーズに文脈を与え、繰り返し、繰り返し再編していく。文脈の再編は、そのすべてが各々の現象に変化を与えるが、だからといって新たに創造しているというわけではない。このことは本質的なポイントである。私たちは、そのようなひとまとまりの体験を現在の瞬間の中で把握する。もちろん、その体験がその後どうなっていくのか――その運命はさまざまかもしれないが。

　さて、音楽と生活の両方において、現在の瞬間の形を決定する際に過去のとる行動というのは、一体どのようなものなのであろうか？　ここで再度、朝食に関する面接での大学院生の例に立ち戻ってみよう。オレンジジュースを注ぐというエピソードは、彼の前の晩からの最大の関心事と、彼の長い人生において構築された性格特徴とに強い影響を受けて決定されていた。過去はさまざまな形をとって現れる。たとえば、スキーマ（訳注一）、表象、モデル、先入見、期待、原初的幻想などである。過去に由来するこれらの構造物が、現在展開しつつある出来事と遭遇する。そして両者は動きながら力動的な対話を交わす。（現在とはいつも、どこか新奇なものである。それは独特の局所的状況を含んでいる。たとえ、その現在が以前起きたことの全くの繰り返しに過ぎないとしても、二度目に起きたものには必ず異なる

（訳注一）Schemas。外的あるいは内的刺激に対し、心がどのように反応するかを決定する無意識的な「こころの仕組み」。

要素が含まれている。そしてそれ自体が独特のものとなるのである。）過去の強いコントロール下において現在が生まれ来る。そして過去の側も、現在の影響を受けて自らを悟ったり、変更を加えたり、時には驚きを感じたりもする。同様に、現在の側も、過去のどの断片を復活させ、整理するかを選択しているのであろう。（十九、二一）ナーマーは、進行中の現在における音楽に関し、この見方に強く賛同している。

要するに、現在の瞬間は、過去に完全に食べ尽くされることもなければ、未来にすべてぬぐい消されることもない。それは先行するものや後から来るものの影響を受けている時でも、それ独自の形を保っている。またそれは、過去が現在の中へと運び込まれる際にその形を決めたり、未来を想像してその輪郭を描いてみたりもする。このように、芸術・日常生活・精神療法において、過去、現在、未来の三者は、瞬間から瞬間へと進む度《たび》に、常に話し合いを持ち続けているのである。

現在の瞬間の持つ特徴

現在の瞬間は、心理学においてはほぼ無視されてきたが、完全にというわけではなかった。それについての幾つかの最も重要な研究は、主に二十世紀に行われてきたが、それらは本書を書く上で欠くことのできない存在である。意識に関する最近の調査において、心理学は現象学的視点を再発見している。しかし、心理学的実在としての現在の瞬間は、他の呼び名ではあるが、以前からよく知られているものである。たとえば、「もっともらしい現在」（ジェームズ）（三）、「個人的な現在」（スターン・W.）（二二）、「実際の現在」（カフカ）（二三）、「知覚された現在」または「心理学的現在」（フライス）（二四）がそれに当たる。それは知覚の現象学においては決定的な実在であり（四）、意識に関する最近の見解においても同様である。それらは皆、この主観的体験について少しずつ異なる見地に立っている。これらのプロセス単位の幾つかは意味に重点を置いており、他の幾つかは知覚に重点を置いている。また、主に意識の本質に焦点を当てているものも幾つか存在する。しかし、私が現在の瞬間と呼んでいるプロセス単位を同定しようと試みているという点ではいずれも共通している。

主観的世界の現象学的特徴の幾つかは、ほぼ一世紀前、フッサールにより記述されたが、それはまさしく簡単なことであった。そのため、他の研究者たちはひどく面食らったし、私でさえもびっくり仰天した。と同時に、それらは当たり前過ぎるために、普段は気づかれずにやり過ごされていたのだと悟った。普段、それらはすっかり隠されているのである。

臨床的に意味のある現在の瞬間の特徴を最小限、列挙してみよう。

一．**気づき、あるいは意識は、現在の瞬間に必要な前提条件である。**現在の瞬間は、気づいている状態、あるいはある種の意識状態において展開される。しかしながら、現在の瞬間と意識とは同一ではない。現在の瞬間とは、意識されている短時間において起きたある事柄に関する、感じられている体験である。

二．**現在の瞬間は、体験を言葉で説明したものではない。**それは生《なま》のオリジナルの体験である。それは、後で言葉を用いて詳述することができるように、生《なま》の材料を提供する。

三．**現在の瞬間として感じられている体験とは、それが何であろうと、①その瞬間が生《なま》の状態にある間に、なおかつ②主体が今に気づいている時に起きるものである。**この点において、私たちは現象学的な視点に立ち戻らなければならない。現在の瞬間の中身は単純なものである。すなわち、今、何が心の舞台に乗っているのか――ということである。主観的体験は、受身的に待っていたのでは、完成形としての気づきに「到達する」ことはできない。あるいは、ぴょんと入り込もうとしても無理である。それは、心と身体が共に働くことにより積極的に構築されるものである。(二五～二九)しかし主観的には、現在の瞬間に包まれている当面の心の内容物は、今それが構成されているとは認識されずに、知らない間に気づきの中に滑り込んでいたり、ぴょんと飛び込んだりしていると思われているようだ。私たちはそれを全然気にせず、自然に受け入れている。

現在の瞬間とは、しばしば把握しづらいものである。なぜならば、私たちはすぐに現在進行中の体験から外へと飛び出し、客観的な第三者の視点に立ってしまう傾向が大変強いからである。私たちは、たった今体験したことを、そのすぐ後の瞬間において言葉やイメージに置き換えることにより、その体験を理解しようとするのだ。このような内省（直近の回想）の試みは、その体験を対象化するかのように見える。また、そのような、より距離のあるポジションからであれば、私たちは「それはこういうふうに説明できないかしら?」、あるいは「実際にはこういうことが起きたのよね……」と尋ねることができる。しかし、私たちが通常、上から見下ろしていると思っているのは、つまり、ある現在の瞬間から外へと飛び出し、単純に別の（次の）現在の瞬間の中へと飛び込んだということである。これは、つい今しがたの現在の体験に関して当惑している、新たな現在の体験——と言い表すことができよう。私たちは、あたかも二番目の体験により最初の体験を客観的視点からとらえ直しているかのように振舞う。しかし、つい今しがた起きたことに関し、どんなに第三者的なスタンスをとろうとしても、実はそれもまた一人称の体験に過ぎないのである。

以上はごく当たり前の問題であるが、フッサールはこう主張している。すなわち、現象的体験をとらえ、そのありのままを調べるためには、「言葉にして言い逃れてしまおう」という他のレベルから来る引力に屈することなく、それがそのままでいられるように守る必要がある、と。そのためフッサールは、それを括弧に入れる（フッサールの**エポケー**(訳注二)）という考え方を提案した。主観的体験を把握するということは、それぐらい困難なことなのである。それは私たちが呼吸している空気中の酸素のように、当たり前過ぎて意識されないものなのであろう。

四．**現在の瞬間の持続時間は短い。**現在の瞬間の持続時間は、概ね数秒である。（声を出して四秒数えてごらんなさい。その長さに驚くでしょう。）辞書の上では、「体験」は「生きのびる」あるいは「個人的経験」などと参照されて定義されている。——それらはどれも、持続していることを意味しているからであろう。

その一方で、私たちは一秒もかからずに終わるようなごく短い出来事についても、普段、数多く体験している。たとえば、親しい人の顔を瞬時に見分けることなどはそれに当たる。しかし通常、私たちはそれらを意識せずに体験している。それらに気づくのは、それらが何らかの事情のために数秒以上心の中に留まっている場合に限られる。したがって、それらは現在の瞬間と呼ぶにふさわしい性質を備えているとは言えない。この件に関しては、次章——現在の瞬間の時間的構造——においてさらに追究してみよう。

しかしながら、数秒の持続時間を有する現在の瞬間において今起きていることを、私たちは即時的現在性という時の細孔のようなところで起きているかのように感じとっている節がある。

五．現在の瞬間は心理学的機能を有する。

現在の瞬間は心理学的機能を有する。主観的体験が意識に入り込み、現在の瞬間に成るためには、それに十分相応しい新奇さあるいは疑わしさを備えていなければならない。現在の瞬間は、平凡な日常を破壊したり期待通り滑らかに進む作業を妨害したりする出来事の周りに形成される。したがって、それらは心理的（またおそらく身体的にも）活動を必要とする。そのような、意識に割り込んでくるものを処理する機能を有しているおかげで、これらの瞬間は成りゆきの感覚や世界との結びつきを維持できているのであろう。ここで再度、**カイロス**について考えてみよう。別の言い方をすれば、現在の瞬間は、新奇さを同化あるいは適応させたり、問題を解決したりするという暗黙の目的を携えている。現在の瞬間を通過する時、私たちはそれを、隠れたところで徐々に成熟する暗黙のゴールに向かって動いたり前のめりに傾いたりする感覚として体験することができる。これらの体験はすべて、ごく些細な新奇さあるいは問題を引き金として起こりうるものである。たとえば第一章の最初の朝食に関する面接においては、最初の現在の瞬間は、ある暗黙の問題から始まっている。それは厳密に言えば新奇なことではないが、予想外のことである。そう、「バターがないわ。」である。これを「期待を

（訳注二）epoche。判断中止の意。その実在性を自明のものと決めつけて探究を止めてしまわないように、括弧に入れて非実在化することにより判断を保留すること。（参考文献——新田義弘「現象学とは何か」講談社）

裏切った」と表現するのはあまりに大袈裟であるが、それでも十分予想外のことであった。
意図(訳注三)とは、心理学的な意味では、心の中にゴールを描いて（心理的あるいは身体的）活動に専心すること、またその目的を達成するための手段に適応することに限定して用いられている。しかし哲学的な意味での志向性とは、純粋に、ある心の内容（記憶やイメージなど）へと「到達する」あるいは「手をのばす」という心理的活動を指す。たとえば、誰かが「月について考えてみよう」と言った時に起きることがそれにあたる。あなたの心はあるイメージに「到達」しているであろう。それが入り組んだプロセスの終点である。現在の瞬間もまた、この志向性の形と類似のものである(三〇)。

　したがって、現在の瞬間は心理学的に働くためにあると言えよう。また、それは大変融通の利く働き方をする。それは、ほとんど絶えず変化している世界において起きている出来事を、常に処理したり、処理できるように準備したりしているのである。世界から投げ込まれる一連の小さな、秒単位の出来事を、より適応に役立つ包括的単位になるよう、まとめてしまうのである。

六．**現在の瞬間は全体論的《ホリスティック》な出来事である。**現在の瞬間とは形態《ゲシュタルト》である(訳注四)。それは、焦点化された意識の下を通り過ぎる(訳注五)（音や音素のような）より小さな知覚可能な単位を順序良く並べたり、グルーピングしたりして、（有意味なフレーズのような）より高度な単位へと組織する。あなたの嫌いな誰かに、「やあ！」と声をかけるという体験について考えてみよう。この体験は、言わばあなたがあなたの外側へと足を踏み出し、第三者の立場からあなた自身を観察することにより、ばらばらなものになってしまうであろう。その隔離されたポジションから見下ろすことにより、あなたはそれを別々の構成要素として区分けすることができる――すなわち、情動、認知、一連の行動、知覚、感覚に至るまで、ばらばらにすることができる。そしてそれぞれを分離して見ることができるのだ。しかし、一人称の体験をそのように区分けして見ることはできない。それは全体として感じられるものである。

七．**現在の瞬間とはつかの間の力動である。**心理学的現象に関する考え方の多くは、時間概念を持たないか、あるいは生《なま》の体験のつかの間の力動を無視してきたか、そのどちらかである。[二八] 対照的に、現在の瞬間は、音楽のフレーズがそうであるように、明白な時間力動を有する。先述したように、これらの力動的な時の形（time-shape）は**生気情動**と呼ばれている（第四章で詳しく検討する）[三一、三二]。

全く異なる二つの例について考えてみよう。

①花火が空に上がり、花開き、扇型に広がりゆく様子《さま》を鑑賞しているところ。

②二、三秒の沈黙の後、誰かがあなたに、「君は本当のことを言っていないだろう」と言っているところ。

これらの現在の瞬間が展開する時、私たちの感情の強度や質において、一瞬にして微小な変化が起きる。花火の例では、ロケットが上がる時には興奮と期待が湧き、それが爆発する時には突然、感情の大波が生じる。それから徐々に興奮はしぼんでいき、ついに光の芸術が左右に広がり、落ちていく時には驚きと楽しさが心の中に湧き起こる。それと同時に、私たちの動作にも変化のフィードバックが生じる（たとえば、筋肉の張度あるいは緊張、姿勢などにおける変化）。また興味や意図の力の変動なども生じる。このような絶えず続く変化は、音楽のフレーズに似た、つかの間のプロフィールを描く。生気情動は、ある瞬間が展開する時に出現する。これは**加速**、**減退**、**爆発**、**不安定**、**あやふや**、**力強い**などの言葉で把握できる。これらのつかの間の感情輪郭は、情動、動作、思考の流れ、感覚など、心理的あるいは身体的なすべての活動と連動しうる。幾つかの時の形が

（訳注三）intention は意図、intentionality は志向性と、訳し分けた。本文中に記されているように、両者の意味は微妙に異なっている。

（訳注四）ゲシュタルト＝経験の統一的全体。

（訳注五）音素＝最小の有意味な音の単位。

同時に進行することもありうるであろう。これらの異なる時の形は、互いに無関係に見えると言うよりも、むしろ多音的あるいは多リズム的に見える。生気情動は、時の形をもたらす上で強力な役割を演じているため、このような見え方は大変重要な特徴と言える。そしてその時の形は、現在の瞬間を構成するための本質的なチャンキングプロセス(訳注六)を手伝っている。それはチャンクを包み、それに印を付け、一つの単位にまとめるという方法で遂行される。

つかの間の力動という視点は、特に本書の後半の章で記述する多くの発想にとって決定的に重要なものである。それらは「まさに今という瞬間《ナウモーメント》」、「出会いの瞬間」、「つかの間の感情の形」、「共有された感情の航海」である。生気情動という概念は、このところ多様な形で広く用いられるようになった。しかし私の知る限りでは、それは臨床的にも行動学的にも神経科学においても、未だ真剣にとりあげられているとは言い難い。けれども、その概念は現象学的な体験を理解する際に非常に役立つものである。それは、ある体験が展開する時や記憶される時、またネットワークされる時にも非常に役立つ概念である。

ブレインイメージングや神経生理学的記録技術の進歩のおかげで、今や神経科学はこれらの問題にスポットライトを当てる位置に立っている。それには二種類のデータが必要である。第一に、脳活動と現象学的体験との相互関係の正確なタイミングに関するデータ。第二に、同じ現象学的体験をしている時の、神経発火の強度におけるアナログシフトのタイミングに関するデータである。それらが存在すれば、生気情動の主観的体験には科学的相関関係があることを、まさしく証明できるであろう。さらに重要なことは、多様な体験に関する神経活動の時の形を類型学的にイメージすることも可能になるということである。そのような類型学は、記憶の働き、ネットワークの連結、連想パターンの形成などについてさらに探究していく上で、神経科学的にも心理学的にも大変貴重なものとなりうるであろう。たとえば、「次第に強まる」、あるいは「次第に弱まる」というつかの間の力動的与件性質《クオリア》(訳注七)は、交差様式、交差時間、交差文脈的に連結しているのであろうか？　あるいは連結可能なのであろうか？　もしそうであるならば、記憶と連想の多くの問題は、臨床的レベルにおいて鋭敏に働くもう一つのハンドルを持つことになる。

つかの間の力動的与件性質に関する類型学には、もう一つの魅力がある。この類型学は、主に情動や感情の体験と関係がある。今に至るまで、情動や感情は、物質的対象（physical object ＝形、サイズ、色、肌理《きめ》などの連想を促す）としての特徴・目印を、全くと言っていいほど欠いていた。対照的に、つかの間の力動的与件性質は、情動にはるかに目立つ目印をつけた上でそれを供給するので、それは連想の活性化を促すのではないかと考えられている。そこにこそ、連想の基礎となる、より多くの特徴が必要とされているのだ。しかしいずれにせよ、つかの間の力動とは未だ十分に研究されていない現象である。

さらに、神経科学的な計時機能と生気情動の類型的分類機能とを利用すれば、間主観性の様相についても探究可能となるであろう。少なくとも神経活動のレベルで見られる生気情動のつかの間の形を計測してみるとすれば、二つの心はどの程度まで同一の体験を共有可能なのであろうか？　このことは、心理的感化、共鳴、同一化、共感、同情などの探究についても、道を開くことであろう。

関連する疑問として、①多音的体験や多リズム的体験のつかの間の様相は、神経レベルにおいてはどのように操作されるのであろうか？　②現象学的レベルにおいては、それらはどのように調和して機能するのであろうか？――という問題がある。ここで、私たちの主観的心理的活動の多くは多音的で多リズム的なものであるということと思い出してほしい。私たちは一人でいる時でさえも、心の中で誰かとかかわり合っている。たとえば、隠喩がそうである。また後述の、**多重的なつかの間の表象**――これは前景と後景がぱらぱらとページをめくるように多重的に表れるという意味であるが、これもそうである。それから、**関係性の進行**。これらは皆、

（訳注六）チャンキングプロセス。さまざまな情報を分類し、個々の項目としてひとまとめにして認識するプロセス。

（訳注七）与件性質 qualia。知識の加工を受けていない「感じ」としての性質。

二つ以上の同時的にプロセスされた入力が互いに参照しあう間、一直線に並んだ状態で保持されることにより可能となるものである。この点における現象学的・記述的レベルと神経科学的レベルとの間のさらなる対話は、今後重要となるであろう。

八．**現在の瞬間は、展開する際、部分的には予測不能である。**あなたは、現在の瞬間がどのように終わるのかを正確に知ることはできない。なぜならばあなたはその波頭に乗っており、その波乗りは未だ終わっていないからである。現在の瞬間の個々の小さな世界とは、独特のものである。それは①時、場所、過去の体験などの局所的な条件と、②それ自体が形作る条件を絶えず変化させるという特殊性とにより決定される。したがって、それをあらかじめ知ることはできないのである。

九．**現在の瞬間は、何らかの自己感を含んでいる。**生《なま》の現在の瞬間においては、あなたはあなた自身の主観的体験のただ一人の体験者である。あなたは、体験しているのはあなた自身であることを知っている。それは単にあなたに属しているということではなく、あなた**なのだ**。私たちの心理的主観的体験は、私たちの行動や動作において、また心理学的変化において、非常に深いレベルで具現化される。また、その心理学的変化は、体験を創造したり体験に随伴したりすることを可能にするため、私たちは自ら体験しているということを知っていても少しも不思議ではないのである。(二五、二七、二八、三三) これは自明のことであるが、未だ神経科学的な裏づけは得られていない。(後述の、ある種の間主観的体験については潜在的な例外であるが。) もう一つ、関連した問題がある。主観性それ自体は、体験から構成されると考えられている。しかし実在論者の立場は対照的である。すなわち、主観性とは人間的な与件であり、構成主義には未だ増築すべき部屋があるのではないかと彼らは主張している。(三四) 私はそのどちらの視点も真実であろうと考えている。

十．**体験する自己は、現在の瞬間に呼応するスタンスをとる。**「スタンス」とは、体験からの距離感あるいは親近感、それに巻き込まれている度合、参加の仕方、関心、情緒的な投資、何が起きているのかの評価——を意味する。繰り返しになるが、私たちが自ら行う活動に呼応する自分の位置をどう感じ、どういう印象を持つのかということは、至極曖昧なものである。にもかかわらず、私たちはそれを何の苦労もなく、考えもなしにやってのけている。このこともまた、神経科学的な裏づけによる明快な説明が待たれるところである。主観的自己と体験的自己の様相についても同様である。

十二・

異なる現在の瞬間は、異なる重要性を有する。現在の瞬間には広範なスペクトラムが存在する。つまり、人生を変えてしまう大きな一掃《ひとは》きのような、稀で重大なもの（頭文字に大文字のKを持つ**カイロス** Kairos）から、ほとんど取るに足らないものまでさまざまである。局所的な文脈と、問題になっている事象に左右されるところが大きいため、これらの多様な瞬間は多くの名前で通っている。すなわち、「ちょうどよい瞬間」、「調子はずれの瞬間」、「決定的瞬間」（写真を撮る時の。カルティエ＝ブレッソン[三五]）、「明示の瞬間」（事態の本質が明らかになる時の）、「真実の瞬間」（闘牛においての）、「奇妙な混乱した瞬間」（わけのわからない警察用語による一瞬の決断のバランスにぶら下がっている人生や関係性の。小説家スコット・トゥロー[三六]）、「まさに今という瞬間」（治療においての。スターンら[三七]）などがある。

また、極端に陳腐な現在の瞬間（微小**カイロス** kairos）もある。それは、瞬間毎《ごと》に人生の道筋を変える、小さくてもその道筋を辿ることのできる現在の瞬間である。（「バターがないわ」のように。）それらは私たちの進行中の体験の材料であり、断片である。また重要なことに、それらは精神療法において局所的レベルで変化を引き起こすものでもあるのだ。

第三章　現在の瞬間《プレゼントモーメント》の時間的構造

人と人とのかかわり合いをリアルタイムで理解するためには、持続性を有する幾つかのプロセス単位が必要である。誰かが何かを言ったりしたりするのを観ている時、何が起きているのかを解析するには時間がかかる。あなた自身の動作単位を組み立てるのにも時間がかかる。人が何かをした際、そのことを意識するのにも時間がかかる。現在の瞬間《プレゼントモーメント》とは、このようなプロセス単位である。そしてそのつかの間の特質を知ることは、決定的に重要なことである。

現在の瞬間の持続時間は一秒から十秒であり、その平均は三秒から四秒である。この長さであることには、主に三つの理由がある。すなわち、①人から発せられる知覚的刺激を有意味なものへとグルーピングするために必要な時間、②人がある動作を行う際、機能的単位を組み立てるために必要な時間、③意識にのぼることを可能にするために必要な時間——である。

知覚的刺激のグルーピング

人間は、たったの〇・〇二秒から〇・一五秒の出来事を各々分離して知覚することができる。これらが知覚の基礎単位である。しかし、その単位は一つだけでは生活上の意味を成さない。実際、そのような小さな単位が連続的に、ほとんど絶え間なく私たちに浴びせかけられている。つまり、そのような潜在的に重要な知覚単位や、注意と気づきを要する有意味な出来事が、私たちに向けてマシンガンで連続発砲されているような状況を思い浮かべるといい。したがって、私たちはこれらの連続体を、適応のために利用しやすい大きさになるようにチャンク化しなければならない。

　現在の瞬間は、その大部分が非言語的体験である。にもかかわらず、小さな知覚単位をより大きな有意味の塊へとチャンク化するプロセスに関しては、スピーチが最も深く研究された実例を提供してくれる。音素とは、スピーチの基礎となる知覚単位である。その長さは平均〇・〇四秒から〇・一五秒である。単語のような媒体となると、その長さは〇・一五秒から一・〇秒になる。（しかし単語はその外側にあるフレーズの文脈により意味を限定される。）単語が幾つか集まりチャンク化され、ひとつの心理学的な集合体になったものがフレーズであるが、それは大変高度な有意味のグルーピングであり、その長さは数秒間となる。そして、現在の瞬間の持続時間は、フレーズの持続時間そのものである。このような時間的階層化現象は、スピーチに限らず他の事象においても普遍的な現象である（一、二）。心の主要な役割は、連続的に流れている刺激の中から意味を読みとることである。言語の世界において最大限の意味が得られる最小単位のチャンクが、フレーズである。音楽、詩、舞踊、ジェスチャー、キネシクス（動作学）、講演などにおいても、同様の時間変数を見出すことができる。結局のところ、連続的に流れている事象にかかわる学問は皆、独自の言葉を用いてこの問題にかかわらざるをえない。

　なぜ、現在の瞬間は十秒を越えないのであろうか？　実際には、特別な状況下では十秒を超える場合もありうる。より長い現在の瞬間は、瞑想状態においてみられる。それは、ヴェーダーンタ哲学、仏教、道教、チベット仏教のような、伝統的に実践されてきた多種多様なテクニックを通して成し遂げられるものである（三〜六）。あるいは、人が「フロー」（七）と呼ばれる最適な体験に入り込んだ時にもそれはみられる。同様に、ヴァージニア・ウルフが（八）「在《あ》る瞬間《モーメント》」と呼んだ瞬間も、より長く続きうるものの一つである。

　しかしながら、そのような心理状態は、私たちが現在の瞬間と呼んでいるものとは異なる。瞑想あるいはフロー状態とは、自己感を放棄し意識をある一点に集中し続けることで他の刺激をあまり感じなくなるという思想である。反対に、私たちの考えている現在の瞬間においては、注意や意識はふらふらと移ろいやすく、ある単一の出来事に焦点を当てている時間は比較的短い。そこではむしろ、興味深そうな、あるいは気を散らすようなありとあらゆる刺激に対し、自由に注意を向け変えられるようにできている。ウィリアム・ジェームスは「鳥の生き方に似て、（意識の流れは）時には飛んでみたり、また時には止まり木に止まってみたりということを繰り返しているように見える」と表現した。[九] 現在の瞬間は、止まっている状態（静止状態）である。飛んでいる状態（飛行状態）とは、意識している瞬間の間を縫って存在している空間である。（意識している瞬間とは、現在の瞬間の一部分である。）この「飛行状態」には、私たちは近づくことも把握することもできない。意識とは、そのように、ある現在の瞬間から次の現在の瞬間へと自由に焦点を移せるようにできている。また体験者としての自己感は、個々の静止状態が互いに繋がり合っていないにもかかわらず、決して中断されたと感じることはない。――つまり、現在の瞬間とは一般的な心理状態における主観性の構成要素である。

十秒以内という現在の瞬間の時間制限は、幾つかの現在の瞬間がチャンク化され、より大きな時間単位を構成している場合には適用されない。このことは、音楽などの例においては明白なことである。またトレヴァルサン[一〇]は、自律神経系の覚醒サイクルに関連し、約三十秒という大きな単位が存在すると主張している。私としては、これらのより大きな単位は通常、少しずつ形を変えながら連続している幾つかの現在の瞬間により構成されているのではないかと考えている。そしてその場合、現在の瞬間は、体験を深めたり拡張したりしているのではないかと思う。（この発想に関しては、臨床への応用の章において「関係性の進行」について議論する際に再度ふれる予定である。）しかし、そうだとしてもやはり基礎単位は現在の瞬間である。

要するに、私たちは、連続的に流れている知覚的刺激を最も適応的で敏速かつ効果的に働くサイズの有意味な単位となるようにチャンク化しなければならない。そしてそのチャンキングを生業《なりわい》としているのが、現在の瞬間なのである。つまり現在の瞬間とは、心理学的に有意味な主観的体験が時間の中を広がりゆく際、それを構築している基礎ブロックであると言えよう。

人間行動の機能的単位

現在の瞬間が十秒以内であるということの第二の理由は、人間行動に関するものである。すなわち、人が（コミュニケーション、表現などの）有意味な行動を生み出し、実行し、まとめるというプロセスは、自然と一秒から十秒の間におさまるようにできているのである。以下にさまざまな領域における実例を示してみよう。

言語における現在の瞬間の持続時間

言語は、異なる持続時間を有する事象を階層化するという難問に挑み、それを実に見事にやってのけた。すなわち、音素、単語、フレーズ（節）、文、文節などの順である。スピーチを聞いていると、音素と単語が最も多く聞こえてくる（音素は〇・〇二秒から〇・一五秒、単語は〇・一五秒から一秒）が、言っていることの意味を解析できるのは、フレーズ単位からである。音素と単語が聞こえれば、それはすなわちフレーズとなる。フレーズとは、スピーチを聞く際の基礎的形態《ゲシュタルト》である。フレーズがあれば構文がわかり、機能的な意味が把握できる。もちろん、正確な音素と単語さえ聞きとれれば、私たちは、少し後になってからでもそれを忠実に思い出すことができるであろう。しかしながら、やはりフレーズの意味のほうが、ずっと長時間、心に残り続ける。

さて、言語について、その意味の成り立ちという観点からスポットライトを当ててきたが、今度は時間的特性という観点からそれをみてみよう。この角度からスポットライトを当てた調査で、大変興味深いものがある。それは、スピーチにおいて意味を解析する単位の持続時間と、対話形式での談話を調節する際のグルーピングの持続時間について、簡潔に示している（一、十）。その概略を以下に示そう。

・フレーズの大半は、三秒台で終わる。四秒から五秒以上続く長い文は、スピーチにおいては稀である(一)。
・標準的なスピーチの録音テープを聞く際、聞き手は概ね三秒毎《ごと》に今聞いているレポートの流れを中断する。言い換えれば、フレーズの境界毎《ごと》に中断していると言える。つまり、フレーズはチャンキングの単位として働いていると考えられる(十二)。
・詩の一行を朗唱すると、平均三秒、最大五秒かかる(十二)。
・二人で話している際の会話のターン(原注二)は、平均二、三秒である(十)。
・呼吸サイクル（一回吸って一回吐く）は、ほぼ三秒である（一分毎《ごと》に約十五回生じる）。

以上から、①音のグルーピングをする際の生理学的単位（呼吸サイクル）、②スピーチを解析する際の心的単位（フレーズ）、③会話を調節する際の談話単位（ターン）の三者の持続時間は、皆同じであると考えられる。つまり、①スピーチの構成、②意味の解析、③対話――のすべてを一緒に導き出す時間的単位があると考えてよさそうである。確かに、そうするのが最も実用的なのであろう。

音楽における現在の瞬間の持続時間

音楽においても同様に、グルーピングに関し、解決すべき問題がある。しかし、音楽においては時間的特性のほうが、より重要な位置を占めている。音楽において、音素や単語に当たるものは、音、拍子、小節である。それらがグルーピングされるとフレーズ（あるいはモチーフ）となり、それらはメロディーラインやリズムパターンの下位に置かれる。そしてやはり、一つ一つの歌詞や発声の長さは、三秒から四秒台が最も一般的である。わかりやすくするために実例を示そう。

・音楽における**知覚的現在**は、ひと続きの時間であると考えられている。その時間内であれば、現在の中身は作動中の状態にあり記憶の仲介を必要とせずに直接利用することができる（フッサールの現在の三つの部分）。（形態《ゲシュタルト》として知覚される）音楽のフレーズが、そのような知覚的現在を満たしているのであろう。いずれにしても、知覚的現在については後で作動記憶に関して議論する際に窺い知ることができる。[十三、十四]

・フライス[十五]は、音楽における知覚的現在は五秒を越えないことを示唆した。

・クラーク[十三]は、幾つかの著作をレヴューし、音楽における知覚的現在とは二秒から八秒ぐらいであると定めた。

・音楽における**前向進行**の主観的感覚は、三秒以内の間隔で生じる二つの音がある場合にのみ感じられる。全く音のない状態が三秒以上続くと、前向きの動きは止まったと感じられてしまうのだ。[十六] ある種の現代音楽は、あえて二つの音を三秒以上離し、この制限時間を破っている。そのような音楽は、前向進行よりもむしろ音調や感触を変化させることで効果を生んでいるのであろう。（同様に、スピーチにおいても、三秒間沈黙を守ると、ターンを発したり話題を変えたりするのが容易になるということも、また真実である。）

諸活動における現在の瞬間の持続時間

ムーヴメント、儀式、舞踊のような諸活動においても同様に、グルーピングの問題の解明が望まれる。モダンダンスにおいては特にそうである。それはいわゆるバレエに比べ、音楽の拍子にさほど縛られていない舞踊である。またムーヴメントにおいては、幾つかの異なる時間的単位が有意味の単位を構成すべく活動しているようだ。つまり、呼吸サイクル（三秒）、骨格筋の収縮―弛緩サイクル（モダンダンスにおいてはさまざまであるが、通常一秒から十秒）のほか、体格、機敏さ、伸展、外転／内転、体の部分の強度などからくる時間的制約が、その時間的単位である。

（原注一）片方の話し手が話していて、話すのを止め、もう一方の話し手が話し出すまでの間に発せられる声。「あの〜」など。

ジェスチャー、ステップ、表情など、多くのムーヴメントの所要時間は、〇・一五秒から一秒の間に最も多く分布する。たとえば、速歩きにおいては、一ステップは〇・三秒から〇・七秒である。よりスローペースで歩いた場合は、〇・七秒から一・五秒である。(一) 興味深いことに、私たちは幾つかの連続したステップをグルーピングする傾向がある。しばしばみられる例としては、人が意識的に歩くと、ステップは次第に呼吸サイクルと同期《シンクロ》してくる。私たちは一吸気毎《ごと》に二歩、一呼気毎《ごと》に二、三歩あるく習慣を持っている。その結果、一グループは四、五歩ということになる。そして各ステップが〇・七秒間隔で踏み出されるとすれば、各グループは二・八秒から三・五秒ということになるであろう。――またもや私たちは、現在の瞬間の平均的フレーズの持続時間に行き着いてしまった。（実際には歩く速さや努力により若干異なるが。）

もう一つ、グルーピングの実例として、軍隊においてはお馴染みのものがある。つまり、行進者が同期して歩けるように、誰かが大声を上げて拍子をとる。グルーピング毎《ごと》に、いち、に、さん、し！　と四つ数える。言い換えれば、一フレーズ毎《ごと》に四歩歩く。それも、アクセント音の時はいつも左足を出している（**いち**、に、**さん**、し……という具合に）。そうして二、三秒で一グループ（四歩）を歩く。（実際には、四数える時、必ず奇数にアクセントを置かなければならないというわけではない。なぜならば、二つの同じ音量の拍子を聴いた場合、人は最初の拍子にアクセントがあるように主観的に感じとるということが、ゲシュタルト心理学において示されているからである。）

舞踊や儀式の場合、音（音楽）、呼吸サイクル、骨格筋の収縮―弛緩サイクルというような自然なグルーピングの他にも、フレーズを構成する組み合わせならば何でも用いることができる。また別の例として、慣用句も同じく一秒から十秒の時間枠に準拠して作られている。たとえば、二人の人が親しくなろうとして正式な挨拶をする場合には、まず概ね同時に微笑み、眉を上げ、頭を上げ、声を出し、共通の手振りをするか、あるいは抱擁し合う。(十七) これらの身体心理的プロセスは、数秒かかる。そして次に、親密になりましょうという意味合いの慣用句を述べる。「どうしました？」、「楽しそうですね」などがそれに当たる。

このように、文化的習慣としての二者間のかかわり合いは、半ば儀式化されている。そしてその動作には階層性が存在し、身体の小さな部位から大きな部位へと進む（目から頭へ、そして胴体へ、最後に骨盤あるいは体重を支えている部分へという順番である）。また、粗大でゆるやかな動きはより微細な動きの火つけ役を担っている[十八〜二〇]。たとえば、着席して対話している際、二人のうちの一人が骨盤の位置を動かし、組んだ脚を解き、重心を反対側の臀部に移し、反対側の脚を組み、胴体と頭の位置を立て直すと、それはこれから二人のかかわり合いに重要な変化が起きるというサインである。これは姿勢全体を整え直す動作で、ある文節が閉じられ次の文節が始まる時に決まって起きるものである。新しい（または変化した）間主観的なトピック（あるいは態度）が、二人の間に降り立とうとしているのだ。新鮮な現在の瞬間が入ってきた。――このレベルの変化には、二秒から五秒かかる。

　模倣とは、コミュニケーションをとったり親密さを示したりする際に用いられる知覚―運動―固有受容的行動である[訳注一]。それには行動によるものと発声によるものとがある（両方とも行動であるが）。クギウムツァキス[二一、二二]は、生まれて数週から数カ月の赤ちゃんと大人との間で行われる模倣行動は、おおよそ二秒から七秒であるという事実を報告した。ナデルとペツェ[二三、二四]は、年長の子どもの一発芸的な模倣行動は皆、四秒前後で行われることを報告した。この角度でスポットライトを当てると、模倣は特に興味深い。なぜならば、模倣は、自らの動作を固有受容体でモニターしつつ、他者の知覚を解析・翻訳しながらそれらをもとに行動するという高度な技術を要求するからである。

　心は、私たちの周囲に存在しているただの塊や何のつながりもない点の集まりを、より大きな有意味の単位（すなわち凝集した全体的存在）へとグルーピングするための生得的・文化的手段を兼ね備えている。ザックスら[二五]の最近の研究は、その両方の手段を一緒に操作することが可能であるということを示した。彼らは被検者に、あるＴＶ録画した映像を見せながら同時に機能的磁気共鳴イメージング（ｆＭＲＩ[訳注二]）を用いて脳の特定の活動領域における神経活動

（訳注一）固有受容体 proprioceptor。筋、腱、迷路などにあり、自己刺激を感じる知覚神経末端装置。

を記録した。その時見せた映像とは、たとえばシャツにアイロンをかけるところなど、日常活動のなかでも比較的平凡な行動に関するものであった。被検者は、今見ている活動を個々の単位に区分するようにと依頼され、それに従った。すると、個々の機能的動作の境界線周辺において神経活動の増大が見られた。このことは、彼らが能動的視聴を行っている間、それらの日常活動に関する彼らの知識が解析機能を駆使していたということを示唆している。ところが、同じ被検者が特に何の指示も心的役割も与えられずにTVを見るように依頼された場合（すなわち受動的視聴の場合）にも、やはり同じ境界線周辺において神経活動が増大していた。このことは、多種多様なきっかけにより、生得的プロセスが作動を開始しうるということを示唆している。――たとえば、濃さの変化、方向転換、動作スピードの変化などが、そのきっかけとなりうるのであろう。つまり、被検者がその活動機能に疎くても、またそれに対し注意を払っていない時でさえも、きっかけは多く存在していると言える。

非言語的な母―乳幼児相互作用における現在の瞬間の持続時間

人生の始まりから、乳児は多種多様な人間の言葉遣いにさらされて生活するが、それらも皆、三秒前後である。

・母親と未だ言葉を話せない乳児とのかかわり合いにおける声のターン（母親の赤ちゃん言葉と乳児のばぶばぶという発声が相互的に起きることにより構成される）は、約二秒から三秒である。(二六〜二九)

・母親が赤ちゃんのために歌う歌の短いフレーズも、ほぼ同じ時間枠である。(一、二七)

・未だ月齢の若い乳児と顔を見合わせて遊ぶ際、母親は大袈裟な表情を作ったり、身振りをつけたり、「にほんばしこちょこちょ」と指で乳児を触ったりする。このような一連の母親の動作（と音）は、刺激的光景を作り出す。(二六、二九、三〇、三一、三二、三三) 親と乳児はそうする度《たび》に、相互に乳児の覚醒・活動水準を調節しているのである。これらの一連の動作はおおよそ二秒から五秒で終わる。

・フィヴァッツは、父、母、赤ちゃんの三者でする活動は、二秒から十秒持続すること、またその平均は三・五秒であるということを発見した（フィヴァッツとの私的対話にて、二〇〇二年一月）。

・乳児は目覚しい速さで学習するが、そのためには現在の瞬間の持続時間を考慮した学習状況を与えなければならない。生後三カ月頃の赤ちゃんは、（親の反応を引き出すために）使える動作のレパートリーを身につける。社会的な微笑や発声がそれに当たるが、これらの動作は自然なやりとりの中でも両親のかかわりにより容易に強化される。ところが、この種の状況が作動するためには、強化者である両親（微笑や発声で赤ちゃんに応じる）は、乳児の動作後三秒以内に反応を返されなければならない。もしも誤って乳児の動作と親の動作との間隔が空き過ぎてしまった場合には、学習効果は生じないと考えられている(三四)。言い換えれば、乳児が自らの動作とその強化因子とを結びつけるためには、それら二者が同じ現在の瞬間の中で生じなければならないということである。間隔が空き過ぎてしまえば、赤ちゃんにとっては、まるで音楽の前向進行が止まったかのように感じられるのであろう。

一般的精神活動における現在の瞬間の持続時間

多くの学者が、心理学的な現在（すなわち現在の瞬間）は本質的には作動記憶と同じであると示唆してきた。作動記憶とは、少量の情報を一定期間、作動状態で保管するための短期的な倉庫である。作動状態においては、情報は必要に応じていつでも取り出せる(三五、三六)。この作動状態（リハーサルなしでの）の持続時間は、おおよそ現在の瞬間に等しい。繰り返しになるが、記憶遅延時間は、現在の瞬間の持続時間と同じく、変数の多数性に左右されるものである。

しかし、現在の瞬間と作動記憶は同じではないという幾つかの理由がある。第一に、現在の瞬間が主観的プロセス

（訳注二）fMRI=functional magnetic resonance imaging.

単位であるのに対し、作動記憶は客観的プロセス単位である。また、基礎概念として、作動記憶は少なくとも二つの構成要素を持つ。その一つは、今ちょうど能動的注意の焦点下にある材料である。そしてもう一つは、注意の焦点外にあるけれども作動状態にあるため一定の時間内なら取り出せる（あるいは注意の焦点下へと引き戻すことのできる）材料である。（三七）対照的に、現在の瞬間には、注意の焦点外にある構成要素というものは存在しない。もしも何かを注意の焦点下へと引き戻せるとしたら、それは引き戻される前にはどこにあったのだろう？　現象学的に考えて、それが現在の瞬間にあったということはありえないのである。

作動記憶は、最初の二秒を越えると急速に衰え始めるが、その後も十五秒から三十秒ぐらいかけてゆっくりと衰えていく。（三六〜三九）しかし、繰り返しリハーサルを行うことにより、より長時間維持できると言われている。なぜならば、作動記憶に関する大多数の実験には干渉のパラダイムが用いられているが、それらによると以下の理由が考えられている。すなわち、ある情報があるところにほかの無関係な（干渉する）情報が入り込むと、それがオリジナルの情報の前に立ちはだかるために、再生が妨害されると考えられているのである。

そのような処理方法は、現在の瞬間の中心となるアイデアとは対照的である。すなわち、現在の瞬間の場合は、ある凝集した継続的な出来事がその持続時間全体を満たしていると、私は考えている。つまり、現在の瞬間とは単一の総体なのである。また、それはアナログの事象と考えられている。一方、作動記憶は通常、無関係な情報の断片の集まり（すなわちデジタルな事象）と考えられている。そしてその情報の一部は、考えが拡散してしまった後でも注意の焦点下へと引き戻せるというものである。

二つの全く異なる方向から眺めることのできるデザインで、よく知られているものが幾つかある。その一つは、「杯？　それとも二人の人物？」というものである。ある方向から見ると、絵の中心部に杯のイメージが浮かび上がってくる。しかし別の方向から見ると、二人の人物が見つめ合っているように見えるのである。そして私たちは、その二つのイメージを一時《いちどき》に見ることはできない。しかし、杯から二人の人物像へと視点を転換することならばできる。

視点の転換には通常一秒から三秒かかる（事前に練習していない場合）。このことは、新たな総体を生み出すという心的操作にも、やはり一秒から数秒を必要とするということを示唆していると言えよう。[四〇、四一]

意識の発生

入って来た刺激が意識に到達するためには、一定の時間がかかる。第八章で詳しく議論するが、意識は発生すると考えられている。発生という言葉は神経学用語であるが、それは再入力のプロセスを通して起きる。[四二] ごく単純に、刺激が入って来ると、あるニューロンのグループが活性化される。するとそれらは次のニューロンのグループへと信号を送る。次に、第二のグループは第一のグループを再活性化（報告を返す）し、再入力（反復とも言う）のループを生む。それが第三のグループへと拡がることもあり、そうするとまた第一のグループと第二のグループへと報告が返される。こうして第一の体験プラス第二の体験（プラス第三の体験）というふうに、最初の体験から生まれた体験の連合体が出来上がると、それが意識という現象の扉を開くのである。

最初の再入力ループは敏速にできるが、その活性化状態はすぐにおさまってしまう傾向がある。その持続時間は四分の一秒前後である。これは、好きか嫌いかを無意識的に直観するのに必要な時間である。ところが、再入力ループが数周すれば、活性化状態のまま長時間固定化することが可能となる。すると、そこから意識という現象学的体験が発生する。ループが四周かそれ以上周れば、私たちは現在の瞬間の時間枠の中にいることになるであろう。

再入力ループが活性化状態のまま固定化し、一秒以上続くと、毎秒別々に出来事を意識することのないよう、心を保護する機能がもたらされる。すなわち、ある出来事が意識されるためには、それは瞬間的に再入力ループを生み出し、そのループが活性化状態のまま固定化するほど突出した価値を担っていなければならないのである。そして現在の瞬間とは、そのようなループが活性化状態のまま固定化し、意識を発生させる際に必要とされる時間なのである。

①知覚的刺激をチャンク化しグルーピングするのに必要な時間、②振舞いの機能的単位をとり行うのに必要な時間、③ある出来事を意識するのに必要な時間——は、皆同じで、おおよそ三秒から四秒である。考えてみると、これは大変魅力的な現象である。もしもそうでなかったら、体験をひとまとまりのものにするのは私たちにとってはるかに大変なこととなっていたであろう。人間は、さまざまなマインドサイズ（mindsize）の出来事を現在の瞬間という基礎単位に当てはめて考えるように設計されているようである。そして現在の瞬間とは、人々の間に生じるつかの間の力動的体験を理解するための根本的単位なのである。

何が一緒にグルーピングされているのかを正確に把握すれば、私たちはその持続時間がどれくらいになるかを予測することができる。またそれは、心理生物学的単位のように厳密に定められたものと比べ、むしろ融通の利くものである。感覚様式・グループ化された出来事の数や頻度・複雑さ・時や空間が空なのか満たされているのか・親密さなどの因子は、実際のグルーピングプロセスに必要な持続時間にかなりの影響を与えていると思われる。このことから、現在の瞬間は一秒から十秒の範囲にある——と、大雑把に考えたほうが賢いのであろう。

現在の瞬間は、自由自在に変化できるようなつなぎ方でつなぎ合わされており、二つの現在の瞬間の間にあるはずの時間を識別することは極めて困難である。時には、意識の間隙がそれらを分離することもあるにはある（ウィリアム・ジェームスの「意識の鳥」が次の止まり木を目掛けて飛ぶ時のように）。しかし時には、それらは隣接したひと続きの瞬間により、ぎゅうぎゅうに詰まっていることもある。それはまるで、映画のモンタージュにおける新たなワンシーンへと向かう鋭いカットのように、ごく短い移行部でつながれている。私たちはせいぜい頑張ってもこれらの移行部に漠然と気づくのがやっとで、通常は存在しないも同然である。いずれにしても、そのような一連の瞬間が、テーマ、方向性の進展、あるいはその他のパターンを描き出しているのであろう。

加えて、個々の現在の瞬間の間に挟まっている時間は実にさまざまに変化するが、それは、今何が起きているのかということに大きく左右される。焦点づけられた専心あるいは高度の情緒的な充電といった状況においては、現在の瞬間は互いに近接して並んでいるように見える。そうかと思うと、現在の瞬間は引き延ばされて十秒をゆうに超えたように見える時もある。ところが、より注意深く精査すると、「同じ」現在の瞬間が数秒毎《ごと》に更新されているということがわかってくる。たとえば、何か魅惑的な（しかし比較的変化しない）ものを観ている時（日食のように）、人は三十秒かそれ以上という長い間、同じ現在の瞬間の光景に酔いしれて我を忘れてしまうことがある。しかし、三十秒という長い間には、二、三秒毎《ごと》に、考え、感情、行動、スタンスなどにちょっととした変化が起きている。そしてその度《たび》に、心は敏速に更新されて（あるいは再度引き込まれて）いるのである。現在の瞬間の基礎ユニットは保護されていて、それが単純に何回も再現されているだけなのである。

さて、私たちは、**今**が何を意味するのかということに関し、若干の発想を持っている。現在の瞬間はどのくらい長いのか。その時間内に何が成されるのか。——次章では、それがどのように組織されているのかについて探索してみよう。

第四章　生《なま》の物語としての現在の瞬間《プレゼントモーメント》——その組織

現在の瞬間《プレゼントモーメント》は、**生《なま》の物語**を構成する本質的成分を含んでいる。生《なま》の物語とは、ある種特別な物語である。なぜならば、それは起きている最中の物語であり、それが起きた後で言語化された物語ではないからである。それは非言語の物語であり、言語化する必要もない。——もっとも、言語化しないということは難しいのかもしれないが。また、大多数の物語と比べて、その持続時間は極めて短い。そしてそのほとんどが感情でできており、ある意味、口で言い表せない情緒的な物語り《ナラティヴ》を展開している。

まず、言葉の意味を明確にしよう。**物語り形式**とは、動機づけられた人間行動に伴う体験を（言語なしで）心的に組織するための構造である。**生《なま》の物語**とは、心の中ではすでに物語り形式になっているが、未だ言語化されたり語られたりしてはいない体験を指す。語られた物語、すなわち物語りとは、生《なま》の物語について誰かに語ることを指す。

子どもの発達について調べれば、これらの定義を明確にする手立てが得られるであろう。なぜならば、第一に、子どもは自らの体験を解析し、それを物語り形式——生《なま》の物語にすることができるからである。それは最早期——つまり子どもが言葉を覚える前の、生後十八カ月以前に生じると考えられている。中心思想は、乳児は言語を話すよりもずっと前から、大人と同じように、意図により人間世界を解析し、体験している——という発想である。これは心の持つ自然な性向である。物語り形式は、意図の周囲に意味を構築するようにデザインされている（**意味**には認知的な意味だけではなく情緒的な意味もある）と言う。これは主としてブルーナー（一）が言ったことである。ブルーナーは、人間の社会的相互作用の解析における「意味の精神作用」の卓越性について論じた際に、そのことについて述べている。

第二に、子どもは時制（すなわち、過去、現在、未来）を正しく用いることを通して言語を習得するに違いないと考えられているためである。それは一歳を過ぎた頃から始まる。第三に、子どもは生《なま》の物語を言語化し、語られた物語にする能力を獲得しなければならないからである。三、四歳になる頃には、子どもは自叙伝的な物語りを語り始める。しかしながら、六歳頃までの子どもが語る物語は、かなり未発達なものに留まっている。（二～四）以上に述べた、発達における順序——すなわち生《なま》の物語から言語へ、そして語られた物語へ——という順序は、すでによく知られていることである。また、理解するということは、創作することよりもずっと早期からみられる。

生《なま》の物語と語られた物語は（物語り形式も同様であるが）、共通の本質的要素を有する。それらの要素の幾つかは、不完全な形であるにせよ、現在の瞬間において出現すると考えられる。それらの要素とは、以下のようなものである。

第一に、物語を創造したり、生《なま》の物語に気づいたりするのは、それなりの理由があるからに違いない。何かが起き、それが心理学的生活に持ち込まれたに違いないのである。その引き金となるものは、新奇性、予想外の事、問題、葛藤、あるいは何らかの解決すべき問題、あるいは狼狽させられることなどである。しかし、そのような出来事を単純に列挙することはできない。物語が私たちの心を奪うのは、まさにそのためであろう。物語とは、世界はどのように働いていて、普通はどのようなことを期待すればよいのか——ということに関する暗黙の想定に左右されるものである。（五、六）したがって、期待通りに事が運んでいると確証できない時や、何らかの出来事のために狼狽している時には、私たちは、まず状況を正常に戻そうとして、試行錯誤する。そして、最終的に何が起きたのかを正確に把握し、最初の期待と適合させるためには、結尾《コーダ》が必要になる。（五、六）（それは、ピアジェが考案した「同化と順応の欲求」と似ている。）ブルーナーは、**狼狽する**という言葉の意味するものについて、例を挙げている。つまり、こうである。「私が坂を下っていくと、ある男性が坂を上ってきて、私にこう言った。『私的神話を買わないかい？』」。——その質問は、「私的神話は、普通は売っていない」という正常な期待を裏切っている。（五、六）そしてその結尾は、「世界は何やら不可解だ」というような、ごく単純なものとなるのであろう。

それでは、第一章でとり扱った「朝食に関する面接」においては、何が現在の瞬間の引き金となったのであろうか？　それらはまさに平凡な出来事であった。日常の世界において、それらは極めて些細なことであったにもかかわらず、確かに問題の引き金となっていた。「バターはどこ？」と、それに伴う陰性の感情は、日常的な期待を裏切ったことを反映している。「まあ、いいわ。ダイエットにもなるしね」と、良い感情の流れがそれを解決に導いた。また、「どうしよう？　このパン」は新奇性に対する反応である——などなど。結果の重大性は大小さまざまであるにしても、状況の構造は、概ね同じである。

第二に、物語は筋書きの周りに構成される。それらは、誰が、なぜ、何を、いつ、どこで、どのように——を含んでおり、それらが物語のすべての要素にまとまりを与えている。ジャーナリズムの学校においては、人々の興味を瞬時に引きつけられるように物語りの要素を配置することを学習する。すなわち、最初の一、二文で、誰が？　何を？　どこで？　いつ？　なぜ？　どのように？　という疑問に答えるようにするのである。詳細はその後に書けばいい。これらの疑問は、人々の心をぐっとつかむ情報を提供してくれる。それらは物語り形式のバックボーンであり、動機ある振舞い(五、六)について理解し、語る(八、九)ためのものだからである(七)。それらは雑談の題材にもなる。雑談とは、小説、神話、法的犯罪事例、病院生活の物語りなどと並んで、人間のさまざまな事情と関係し、理解するための真髄の形である。

第三に、物語は劇的な緊張の旋律（line of dramatic tension）を持っていなければならない。つまり、それは物語の起こりから始まり、危機を通過し、解決へと向かう——という流れになるよう、どんどん前へと押し出していかなければならない(十)。それは物語を時間的につなぐ役割を果たしている。

ひとつの現在の瞬間にはかなりの事を詰め込むことができるが、このことは決して驚くには値しないであろう。結局のところ、物語り形式とは、動機づけられた人間行動を、（語るのみならず）知覚し組織するための根本的な道筋なのである。物語り形式はひとまとまりの体験から成っているが、それは見かけ上、比較的大きな単位の場合もあれば、ごくごく小さな単位の場合もある。また、認知的体験の場合もあれば、情緒的体験の場合もある。

なお、生《なま》の物語としての現在の瞬間は、他者と共有することも可能である。共有が起きれば、間主観性も生き生きと生じ始める。他者の生《なま》の物語に参加できる瞬間《モーメント》、あるいは二人で相互的に生《なま》の物語を生み出しうる瞬間においては、普通とは異なる種類の人間接触が生まれる。単なる情報交換以上のことが生じるのである。それこそが、**今ここで**の秘密である。このことについては、後で再度ふれよう。

現在の瞬間は、その、ごく短い実在の中へと、生《なま》の物語（ある種の「一粒の砂の中の世界」）を運び込む。通常、語られた物語り構造の大きさと持続時間は、それ（現在の瞬間）よりも大きくて長い。これは、特に臨床領域においてはそうである。臨床においては、人生の物語りや親子代々語り継がれている物語りまでもが語られるからである。しかし、その長い物語り構造は、その中に詰め込まれているごく小さな物語りにより構成されている。人生の物語において入れ子になっている、小さいほうの物語の大きさは、通常、正確にはつかめない。ここで以下の疑問が湧いてくる。すなわち、より大きな物語り構造はどれもすべて、最小の生《なま》の物語により構成されているのであろうか？――私は「イエス」と答えよう。そして、現在の瞬間がそれを構成している基礎ブロックであるということを、私は提案したい。

（生《なま》の物語を含む）現在の瞬間を最初に発案した時、私は、それを仮に「原始の物語りの包み」と名づけていた。[十二] **原始の**という単語を用いたのは、それがより原初的で前言語的なものであると推察していたからである。しかしここへきて、この現象は全く原初的なものではなく、むしろ十分に発達したものであり、子どものみならず大人の生活にも浸透しているものである――と、私は考えるようになった。また、それは言語化された認知的構成の物語というよりも、むしろ感じられたままの情緒的な物語りであると私は理解した。私がその名前を**原始の物語りの包み**から、**生《なま》の物語**へと変更したのは、そのような理由からである。

以下に、生《なま》の物語（物語り形式と、現在の瞬間という短時間の中で出てくる形とがあるが）を構成するために必要な各々の要素について説明する。

筋書きの要素

誰が？

ともかくも、現在の瞬間においては、私たちは「その体験を生きているのは私たち自身である」という背景的気づきを有する。（ダマシオの言う、身体からの「背景感情」[十二]――その姿勢、緊張、覚醒レベルなど――は、いかなる実存的自己感においても本質的なものなのであろう。）この気づきの概念はまた、自己についての最近の知見（自己とは具現化された心の産物である――という知見）とも一致している。[十三〜十六] 一方、体験者としての自己の早期の分化はおそらく誕生の時から生じている――と、以前から私は主張してきた。[十七] すなわち、自己を体験する感覚は、人と人との境界線の感覚を部分的に失くしてしまうような多くの体験を生きのびると私は考えている。たとえば、情緒的感化、共感、同一化、投影性同一視、模倣、間主観的共有、性的オルガスムなどがそれに当たる。

さて、これほど高度で理にかなった説明をしてきたにもかかわらず、「私たちは、自らが体験者であるということに気づいている」という現象的現実性の問題は、未だ解決していない。このことは、ジェームスの意識の鳥が止まり木に止まり、「これから新鮮な現在の景観《ランドスケープ》が始まるぞ」という時の現在の瞬間に関しては、特にそうである。ジェームスの意識の鳥が飛んでいる時であっても（止まっている時ほどではないにせよ）同じことである。なぜならば、把握できる体験のほとんどは形を成しておらず、単なるプロセスだからである。

ともかく、**誰が**というのは、私たちである。私たちが体験の主人である。――その時の体験の性質により、自己は主人として感じられたり、代理人であったり、患者であったりするが。そして、この「体験している」という気づきは、現在の瞬間のどこかに、背景あるいは前景としてぶら下がっているのである。

いつ？

現在の瞬間は、近接する過去、現在、未来へと広がる今において生じていると感じられる――ということを、私は主張してきた。しかし、私たちが生きている体験は（過去や未来の出来事を参照しているとしても）今生じているということを「知っている」（あるいは感じている）――という現象的現実性については、私は未だふれていない。フッサールらはこのことについて詳述している。私は、現在の瞬間は明らかに現象学的な時に位置している――ということを指摘する以外には、このことに言及するつもりはない。いつは複合体であるとしても（たとえば、「昨日、私は来週、駅で彼女に会う約束をしていることを思い出した」など）、そこには必ず**いつ**が含まれる。生《なま》の現在は、参照点であると同時に、体験の瞬間でもある。言い換えれば、それは、「未来に関する昨日の記憶を思い出す」ということが生じる時である。

なぜ？

「なぜ？」とは意図に関する質問である。意図は、物語りのカギであると同時に、生《なま》の物語としての現在の瞬間のカギでもある。意図は趣旨を表す。このことについて、より厳密に調べてみよう。

志向性の感情の流れは、現在の瞬間を貫通して流れている。一度《ひとたび》新鮮な現在が私たちの前に現れると、その志向性が展開し始め、それが舞台に乗っている数秒間、それは続く。新たな現在の瞬間において体験されるものはすべて、つかの間の力動である。それはアナログの時の流れの中にある。そこには、分離した、ばらばらの実在が単に順番に並んでいるだけのものは存在しない――そこにあるのは音楽のフレーズのような、時の輪郭に囲まれた単一の総体だけである。また、この展開は、前向進行の感覚を有すると同時に、特定の航路を持ち、目的地へと向かう指向性の感覚を有する。つまり、現在の瞬間はどこかしらへ向かっている。それは目的地にたどり着くかもしれないし、突然止まってしまいどこにも着かないかもしれない。その旅行に同行していなければ、私たちはその結果にはほとんど興味がないであろう。とにかく、結果如何にかかわらず、それには勢いがある。

言い換えれば、現在の瞬間は、動きにおいて志向性の感情を持っている（たとえその意図が、何もしない、何も言わない、何も考えない、じっとしているなどであるにしても）。この動きの感覚を、「意図感情の流れ」と呼ぶことにしよう。意図や**関係のあり方**という哲学的感覚においてさえ、そこには指向性——何かに向かって「接触しようと努める」あるいは「手を伸ばす」心——が存在する。言うなれば、心的な動きに心を注ぎ込み続けているのである。

特に、子どもの発達に関する文献においては、「真の」（心理学的）意図に関して必要な基準を定義しようと、検討が続けられてきた。そのため、発達的にはいつから意図が始まるのかということについての合理的な検討がなされ、一定の合意に到達している。すなわち、真の意図とは、①目的を持ち、②目的を達成するための方向性を持ち、③行動に先立つ心理的実在を有する——と考えられている。またこれらの基準はすべて、生後十八カ月前後から適用できると言う(十八)。

真の意図 対 原始的意図あるいは部分的意図という問題は、もう少し先まで追いかけてみる価値がある。なぜならば、乳児は生後十八カ月になるよりもずっと前から、色々と意図的な動作をするように見えるからである。その上、（すべてに関し基準があるわけではないが）思考にも言葉にもならない暗黙の意図や真でない意図は、大人にも存在するからである。事実、おそらくこれらの意図は、真の意図よりもずっと多く存在する。人生のほとんどは、その場限りのアドリブという性質を持っているので、それらはそのような状況において生じるのであろう。

右記の基準とは真の意図を明確にするために生み出されたものである。にもかかわらず、心理学においてはその基準における要素はばらばらに離れて存在し、一本の連鎖を構成していると考えられている。反対に、現象学的視点においては、意図感情の流れを、体験をアナログの時の形にしたものとしてとらえている。それは、ある特定の内容を持つ意図の下を一つの総体としてのフレーズとして流れている。意図が前のめりのものとして感じられているのは、部分的にはそのおかげである。さらに、それは劇的な緊張の旋律と呼ばれるものを含んでおり、その旋律は行動の終点で終わっている。それは体験のつかの間の力動の一部である。

要するに、意図の位置づけについて、私たちはこう言うことができる。すなわち、**なぜ**とは現在の瞬間の主要な要素である。

何を、どのように、どこで？

物語り構造のこれらの要素は、局所的レベルにおける正確な文脈の詳細を示す重宝なものとして位置づけられている。なお、局所的レベルとは、現在の瞬間が生じ、それが存在する可能性のあるところを指す。

要するに、筋書きの本質的な要素とは、現在の瞬間において認識しうるものであると言えよう。

劇的な緊張の旋律――生気情動

つかの間の輪郭と生気情動は、微小なつかの間の力動の心臓部である。また劇的な緊張の感覚は、生《なま》の物語にとっては決定的なものである。それらは直接的な体験をアナログにする役割を持つ大きな部分である。

生気情動とは、母親の乳児に対する情動調律について説明する際に、私が初めて導入した概念であり、それは間主観性の早期の形である(十五、十九)。しかし、その発想は、それよりもずっと広く応用可能である。それは、相互に補完し合う二つの概念を含んでいる。その第一は、神経系に対する内外からの刺激に関する考察である。刺激のほとんどは、リアルタイムにおいて、その輪郭を持っている。つまり、刺激の強度・リズム・形において、つかの間の形――あるいは（一秒、また一秒と時を刻む）アナログシフトから成る輪郭――を持っている。（前述した花火の例を思い出してほしい。）これは本書の最初のほうで、「時の形」と表現したものと同じ意味である。ここで、この、刺激についての客体化可能な時の形――という概念を言い表すために、**つかの間の輪郭**という表現を予約しておこう。

たとえば、他者の顔に見られる微笑は、まぎれもない、つかの間の輪郭である。微笑を作るには、時を要する。それはおそらく一秒ほどの間に成長し（人は**クレッシェンド**と言うであろう）、満面の笑顔に達し、微調整しながらしばしの瞬間、それを保ち、そして一秒ほどかけて分解されていく。微笑の分解は、シャットダウンのように敏速な場合もあれば、フェイドアウトのようにゆっくりの場合もある。あるいはその中間もあるであろう。その動き全体は、途切れのないひとつのものとして一緒に流れ、数秒かかって表現される刺激のパッケージとして流れ出て来る。それはアナログの展開であり、ばらばらに分離した状態（あるいは出来事）の連続ではない。それは単一の現在の瞬間においてとらえられる動作のフレーズである。

もちろん、微笑は千差万別である。そしてそれらのつかの間の輪郭をみると、部分的にはそれぞれに相違点がある。これらの相違点は些細なものとは言えない。なぜならば、微笑がつかの間の輪郭を組織化するにあたり、そこには多くの意味深長なサインが認められるからである。つまりそれは、慣習としての微笑という単純な事実に留まらないのである。――通りを歩いていたら、あなたの知っている人が、微笑みながらあなたに挨拶してきた――というシーンを想像してみてほしい。微笑におけるクレッシェンドの時（それは突然パッと明るくなるような微笑か？　それとも、こそこそと忍び寄って来る感じか？）には、あなたに会ったことでの自然な喜び――あるいは気まずい驚きを示したりしているのかもしれない。また、満面の笑みを保持する持続時間は、喜びがどの程度のものかを反映しているであろう。それが分解する速さは、その笑顔の正真正銘さ（authenticity）を物語っているかもしれないし、他にもさまざまな意味合いが読みとれるであろう。慣習としての微笑の形はその骨格に過ぎず、コミュニケーションの真に重要な部分は、つかの間の輪郭の形において肉づけされた部分なのである。――彼らはあなたに会って、本当はどのくらい幸せなのであろうか？　彼らは、あなたに会ったことに、少しは驚いたであろうか？　あるいはその時、その場所で会ったということについては、どうだろう？　彼らは、何か、あなたが予想もしていなかったものをあなたに求めたか？　あなたの彼らとの関係性は、あなたが前回彼らに会った時と比べて、何かしら変化していたであろうか？

――以上のことは、微笑に限らず、さまざまな動作や振る舞いについても言えることであろう。言葉は、ただひとつの部分的例外である。それが象徴する参照物は非常に敏速に理解されるため、その象徴の伝達におけるつかの間の輪郭について述べることは不可能である。しかしながら、音声として話される言葉は、パラ言語学的な表現であるため、そのつかの間の輪郭には大変豊富な内容が含まれている。このことは、日常生活や精神療法においては明白なことであろう。（二〇、二二）もしも輪郭がなければ、言葉を聞いても、まるでロボットが話しているように聞こえるに違いない。よく言われるように、あなたが何を言うかではなく、どのように言うか――なのである。

私たちが何かをする、見る、感じる、人の話を聞くなどの行為は皆、つかの間の輪郭を持っている。また、私たちの体験する多くの出来事が、輪郭によりもたらされていることも事実である。たとえば、私たちは音楽を聴く時、局所的レベルで「音楽」の世界に没頭する。その際、私たちは、多音的・多リズム的な複合体に囲まれる。そこでは、心理学的な前景と背景との狭間で、多くの異なるつかの間の輪郭が前へ後ろへと動いている。

これらの刺激のつかの間の輪郭は、私たちの神経系に作用する。そして、それは私たちの中へと移行し、感情の輪郭となる。こうして生まれる感情の輪郭こそが、私が**生気情動**と呼んでいるものである。それらはつかの間の輪郭の補完物である。言い換えれば、**つかの間の輪郭**とは、（内的あるいは外的な）刺激の強度や質が、（たとえ短くても）時間をかけて、（たとえ小さくても）客観的変化を起こす――という意味である。そして**生気情動**とは、刺激のつかの間の輪郭に伴う内的感情状態における主観的体験の変化――という意味である。

生気情動の感情の質は、キネシクスの言葉を用いると、最も理解しやすい。たとえば、**波打つ**、**衰退する**、**はかない**、**爆発的な**、**ためらいがちな**、**努力の跡が見える**、**加速する**、**減速する**、**最高潮に達する**、**あふれる**、**長引いた**、**遠くまで届く**、**遠慮がちな**、**前向きに曲げる**、**後ろ向きに曲げる**――などがそれに当たる。誕生の瞬間から、私たちはこのような体験に日常的に曝され続けている。すなわち、呼吸する、吸う、動く、排便する、飲み込む、足がつるなど、さまざまな形でそれらを体験している。それらは、各々独自のつかの間の輪郭と生気情動を有する。

生気情動とは、すべての様式、領域、状況の型《タイプ》におけるすべての体験に固有のものである。それらは、ダーウィンの範疇(訳注二)の情動の有無に関係なく生じる。たとえば、激怒や歓喜のほとばしり、突然ぱっと照明で照らすこと、加速する一連の思考、音楽に呼び起こされた感情の波、痛みの波動、麻薬を注射することなどは、すべて「ほとばしり」として感じられる。それらは時間的に同じ興奮と活性化の分配、同じ感覚の流れのパターン——言い換えれば、同じ生気情動を共有しているのである。また、私たちは交差様式的翻訳機能を有するため、ある様式から呼び起こされた生気情動が、他の様式からの生気情動と連動するということが起こりうる。あるいは別の時間や状況からの生気情動と連動することもありうる。生気情動それ自体が、連想ネットワークの形成にも尽力する（象徴機能についても同様である）。これらの生気情動は、ある行為が遂行される形式を反映したり、最終的表現としての行為の背後にある感情を反映したりする。

厳密に言えば、刺激のつかの間の輪郭から主観的感情としての生気情動への変容を、神経系がどのように実行するのかということについては、未だ十分解明されていない。トムキンズ(二一)は、刺激のつかの間の輪郭は、神経系において、それに相当する神経発火濃度のつかの間の輪郭を惹起する——ということを示唆した。彼はさらに、特定の神経発火パターンと特定のダーウィンの情動の区分との連結についても示唆した。たとえば、（刺激の様式如何にかかわらず）刺激の強度における急速な立ち上がりがそれに当たる。（たとえば、目に見えないオートバイがすぐ傍で凄い勢いでエンジンをふかしていたら恐怖を覚えるであろうが、もしゆっくりとエンジンをふかしていたら「何だ？」と興味を持つであろう。そんなようなことである。）ある種のつかの間の類質同型が、刺激の輪郭と神経活動の輪郭との間に存在する。クライネス(二二)も同様のモデルを提案したが、それは、刺激のつかの間の形と、異なるパレット上の感情との連動に関するもののようである。

他者の動作において観察されるつかの間の輪郭を、観察者の中で呼び起こされる生気情動へと置換することに関しては、鏡ニューロン、適応的発振器、内的タイミング機制（たとえば、タウ理論）に関する研究が脚光を浴びるにつれ、より説明可能となりつつある。

生気情動を支持する基礎的概念については、長期にわたり広く研究されてきた。哲学者のランガー(二四)は、音楽体験における「感情の形」(二五)について述べている。またムーヴメント、音楽、舞踊においては、「努力の形」という概念が、ラムにより記述された。またダルクローゼの方式(二六、二七)は、本質的には、生気情動の直観に、その基礎を置いている。ケステンバーグ(二八〜三〇)は、先行研究（特にラバン(三一)の研究）を用いつつ、多彩な障害を持つ子どもの行動分析システムを開発した。

また、生気情動は多彩な外観とスタイルの下で広がりゆくモダンダンスの特徴でもある(三二)。タスティン(三三)は、自閉症の子どもたちがステレオタイプの筋肉運動をしている間に体験する「感情の形」について記述した。私の言う生気情動の概念は、トムキンズやクライネスのそれよりも特異性が低く、ランガーやタスティンのそれよりも一般的な状況において起きるものである。また、私は、その動きよりも感情に焦点づけている。私は、生気情動はどのような体験からでも起きると考えている。また、呼び起こされる感情の型《タイプ》は生得的なものではなく、刺激のつかの間の輪郭の本質に強く結びついていると考えている。ダマシオ(十二)が同定した「背景感情」は、生気情動と重なるところがあるようだ。しかし、彼は通時的なアナログの見地からはあまり考察しておらず、主に身体から発せられる感情について（それのみではないが）焦点づけている。

生気情動はまた、音楽や舞踊のような、見かけ上「中身」のない大半の抽象芸術の存在の土台にもなっている(十七、二四、三二)。芸術にかかわる人なら誰もが、この考えに賛同するであろう。芸術を行う際、微小瞬間的・局所的レベルに目を向けると、大変ためになるのではないかと私は思う。

「フレーズは、音楽の局所的レベルにおけるプロセス単位である」ということを念頭に置きながら、オーケストラの公演における指揮者のパフォーマンスの形を聴くと、大変魅惑的に感じられる。多くのラジオ局において、リハー

（訳注一）ダーウィン Darwin は、人間には七つの基本的感情、すなわち、悲しみ、幸福、怒り、軽蔑、嫌悪、恐怖、驚きという感情があり、これらは文化により異ならず、普遍的に同じ方法で表現されると考えた。（参考文献―フリー百科事典「ウィキペディア」）

サルの生放送や上級クラスの番組が放送されている。指揮者は、「違う！　最初の音はもっと激しく、**ダ、ダ、ダァアア**……そう！　いいね。さて、その後はピアニシモがいいな。それから次のフレーズも。……さあ、もう少しゆっくり弾いてみよう、ゆ・っ・く・り。……違う！　そこはただ止めるんじゃなくて、フェイドアウトするの。こうやって……」というようなことを言う。

振つけ師も同様に、形づくりや精錬を行う。そして、またもやそれは身振りとフレーズのレベルの問題である。「そこで首を回す時、そんなに速く回さないほうがいいわね。それじゃあ、ひっぱたかれたみたいに反対側に折れてしまうように見えるから。……ああ、ちょっと待って！　ビートの後に、皆で走り込む前に、広がって、……**グワ〜ン**（という音）、……そこで驚いたように立ち止まってみて。……違う！　その姿勢は堅すぎるわ。崖にもたれかかるようにして、それからうつ伏せに倒れ込んでみてくれる？……」

音づくりや舞踊のステップにおけるこのような微妙な調律は、フレーズ内に具体的に表現された生気情動の調節を含んでいる。これこそが演者自身の解釈を伴う芸術的な公演の姿であり、技術的な公演のそれとは全く異なっている。その違いは、融通性のあるリズムか、形式的なリズムかという点にある。融通性のあるリズムの魔法は、まさにその時の感情を表現している生気情動を正確に形作ることにある。演者の動きの背後にあるその時の感情は、そうして聴衆へと伝達されていく。同様に、治療面接や親密な関係においてみられる魔法も、表現された意味の上下に横たわっている。そこが正真正銘さの居場所なのである。(原注二)

以上すべてが、私たちの主要な疑問のうちのひとつに強く関係している。すなわちそれは、私たちは何を感じ、また自分についてどのように感じているのか——ということを、どのようにして他者へと伝達するのか——という疑問である。

絵画や写真などのヴィジュアルアートの多くは、時間的なイメージが静止しているため、つかの間の輪郭を持っていない。それは超時的なものとなる。——このことは、その作品自体に関しては真実であるが、鑑賞するという身体心理的行動となると、それは真実ではない。作品を「見る」ためには、眼球運動によりスキャンしたり、頭の位置を調節したり、また時には立ち位置を変えなければならないであろう（十三、十六、三五）。これらを実行するには時間を必要とするし、そもそも通常、芸術家は、彼ら自身の時の形と共に、あるスキャニング経路を目でたどることにより、作品を創り上げている。彼ら自身の時の形は、補色やコントラスト、力のライン、背景・前景間の動きなどを基礎としている。そしてこれらのスキャニング経路は、視覚的—運動的—情動的—認知的フレーズとしてつかの間の生気情動を生み出している。印象派の画家ボナールは、「絵画とは、色のついた染みが連なったものである。それらは結合し、ついには対象物の形となり、目でそれを追う時、何ら引っかかることなく詳細に追うことができるようになる」と言ったと報告されている（三六）。

画家のディビッド・ホックニーは、このことについて、意識的に調査した。彼は、「同じ」主体について、若干異なる角度と距離から数枚の写真を撮り、コラージュを創作した。彼の発想はこういうことである。すなわち、見るという活動は、特に接近して見る場合においては（たとえば、一緒にベッドインしている人の顔を見る時など）、短時間に同じ対象を多くの異なる角度から夢中で見るということである。したがって、現実とは、より立体派（訳注二）の絵に近い

（原注一）技術的公演と芸術的公演との相違は、常に注目すべき重要なことであり、本質的なことでさえある。「録音された」音楽とその技術的進歩の歴史のなかには、大変興味深いものがある。十九世紀の終わり頃、刻み目の入った細長い紙を折りたたんだものにより駆動されるピアノが目覚ましい進歩を遂げた。それは独特の機械的タイミングを生み出した。演者の解釈に基づく演奏のつかの間の力動の音をとらえるために、一九〇四年、「ヴェルテ＝ミグノン」がデザインされた。それは特殊なピアノで、巻き上げた紙に弾かれた音をすべて線として記録する機械を内蔵している。著名な演奏家が招待され、この機械でクラシック音楽を演奏することにより、そのつかの間の演奏スタイルは忠実に記録された。ある演奏家が演奏している時、紙の上に音の線が記される。次に、その刻み目をつけられた紙を切り離して、特別に改造された自動演奏ピアノにセットすれば、その演奏を再現することができる。それは、演奏者の生気情動の特徴を余すことなく表現していた。そうして、演奏者の個性的な解釈を伴う活き活きとした演奏を複製することが可能となったのである（Benhôte, 1972）（三四）。その後まもなくレコードが開発されると、ヴェルテ＝ミグノンは廃れていった。しかし、その労作は高く評価できるであろう。

（訳注二）キュービズム。二十世紀初頭フランスに起こった美術運動。自然の再現的描写から脱し、対象を分析し画面に再構成する。ピカソなど。（参考文献—第六版「新英和大辞典」研究社）

と彼は考えている。（三七）つまり、私たちが一目見るたび毎《ごと》に、見える形は少しずつ変化しているのであろう。

鑑賞するという身体的活動のほかにも、つかの間の輪郭を有するものに、静止したイメージに対面する際に生じる二種類の心的活動がある。それらは両方とも、つかの間の特性を有する。その一つは、直接知覚と直接記憶との間の相互作用である。絵画のある一部分を観ている時、ついさっき観たばかりの別の部分の直接記憶が一緒に生じる――というようなことである。つまり、スキャニング経路には、記憶―知覚展開が起きている。このことは、音楽における状況と、そう変わらないであろう。

二つめの心的活動は、つかの間の物語りの旋律を想像《イメージ》することを含んでいる。このことは、写真撮影において最も明白である。それは行動あるいは流れの中流にある「物語」をとらえる。カルティエ＝ブレッソン（三八）が、「決定的瞬間」と呼んだものもそれに当たる。決定的瞬間のどこが魅惑的かと言うと、それは観る人が、決定的瞬間に至るまでの行動とその解決行動を、自ら想像する中で生み出すものだからである。静止したイメージを観ている時、想像上のつかの間の輪郭がそこにつけ加えられる。そして小さな情緒的物語りが生まれる――またしても「一粒の砂の世界」である。

静止したイメージを枠に入れ、中心に置く方法はまた、つかの間の体験を呼び起こす力を持っている。たとえば、円山応挙（原注二）作の、川の流れを泳いでいる魚の掛け軸は、感知された動きについて、三種類の異なる感覚を導く。すなわち、①水の急速な流れ、②流れに沿ったり逆らったりして泳ぎ回っている魚、③そして最も非凡なものとして、鑑賞者の頭と目を動かしたいという欲求――がある。その絵は、川の流れのごくわずかの部分だけに目が行くように構成されている。あなたはそれを観ていると、その流れの川岸にいるように感じる。そして流れに巻き込まれて落ちていきそうになり、思わず頭を下に傾けてしまう。そして一秒後には、身体を引き戻し、頭を上げて川の流れを上から下へと眺め、その光景の位置を確かめようとするであろう。当然のことながら、絵には枠があるので、あなたはちゃんとそこに立っていられる。しかし筋肉は、それ自体の生気情動により動いてしまうのである。

つかの間の輪郭と生気情動は、私たちのすべての体験（平凡なものでも美しいものでも）の一部分である。それらは、何かをする際のスタイルや形式を作り上げているのみならず、体験の背後に感情をもたらしている。それらは力動的な時を体験へと戻す。心理学に従事する人は、日常の（あるいは珍しい）行動が成されるスタイルについて、もっと多くの注意を払う必要がある――と、私は思う。そこにはつかの間の力動があるのだから。[十五] 生気情動は、私たちの心理学において失われた部分であると私は考えている。私たちは、つかの間の力動に対し、驚くほど盲目である。微小なつかの間の力動については特にそうである。――私たちはいつの瞬間においてもそれを生きているのに。また、それらを抜きにしては、解釈作業がいかに特別なものであるか――ということの説明を開始することさえできないのに。

さて、この辺で、現在の瞬間を貫通して流れている、動いたり前に傾いたりする感覚についての話に立ち戻ろう。何らかの解決を得るために、音楽のフレーズの前向進行の概念を思い出してみよう。生気情動は、音楽のフレーズに似て、現在の瞬間を横切り、前に傾いていく感じを持っているからである。

要するに、意図感情の流れと共に動いている生気情動は、劇的な緊張の旋律をもたらし、その旋律は現在の瞬間の展開に凝集性の感覚をもたらす――ということである。生気情動は、筋書きがぶらさがっているところにおいて、まるでつかの間のバックボーンのような働きをする。それらはまた、ひと包みのフレーズを含むことにより、チャンキングプロセスの進行を助ける。またそれらは、現在の瞬間に、生《なま》の物語の劇的感情をもたらす。

（原注一）円山応挙（一七三三―一七九五）。「秋夏鮎図 Sweetfish in Autumn and Summer」。Mary Griggs Burke Collection からの日本芸術展覧会において展示された。メトロポリタン美術館、ニューヨーク、二〇〇〇年三月二一日～六月一日。

期待を裏切ること、あるいは「問題」

人は、物語り構造の要素が明確になっていない限り、「期待を裏切られた」とか、「問題が起きた」などと言うことはできない。それは、それらのバランスを直観的に測ってみた際に、通常の規則から外れていると感じることだからである。ところが、現象学的には、徐々に発展しつつある現在の瞬間の真只中にいる場合、正確な結果を予測することは不可能であるのみならず、常に、問題となりうる偶発的な出来事や、狼狽につながるあらゆる出来事が起こりうる状況にあると言える。その意味では、何が起きるかは、本来、不確実であると言えよう。このこと自体が、ある種、非特異的で潜在的な問題であると言える。また、ある瞬間が展開するに伴い、予想外の（あるいは不必要な）情動が生じ、そこから特定の狼狽が生じる――ということもあるであろう。

要約すると、現在の瞬間とは、生《なま》の物語として主観的に体験されるものである。また、それは（構造的にも時間的にも）物語り形式を持つ体験として、客観的に記述することが可能なものである。後述するが、このことは、臨床的な現象を、より利用しやすいものにしているに違いない。

さて、ここに至るまで、私は、現在の瞬間というものを明確にしようとしてひたすら書いてきた。今やあなたは、それが臨床状況とどう関連しているのかを、より明確に理解できるようになっているに違いない。

第二部　現在の瞬間《プレゼントモーメント》を文脈上に置いてみる

第五章　間主観的母体《マトリクス》

現在の瞬間《プレゼントモーメント》にもいろいろあるが、そのうちで私たちが最も興味を持っているのは、二人の人が特別な心的接触を持つ際（すなわち間主観的接触の際）に生じるそれである。その瞬間《モーメント》においては二人の心は相互に浸透し合い、「私はあなたが、私の知っていることを知っているということを知っている」、あるいは「あなたは私が感じていることを感じていて、それを私も感じている」というようなことが起きる。つまり、他者の心の内容を読むということが生じる。相互的に読みとり合うということも起こりうる。つまり、少なくともある瞬間においては、二人の人がほぼ同じ心象風景を見たり感じたりしているということになる。精神療法とはまさにそのような出会いである――と言ってしまってもかまわないであろう。また、そのような出会いは、私たちの生活に変化をもたらすと同時に、親密な関係性の物語として記憶に残るような出来事をも、もたらす。それゆえ、人と人との間主観的接触の瞬間は、私たちが調査するのに最も適した文脈であると言えよう。

ことに、間主観的創造の瞬間は、特別な現在の瞬間である。ここでまず、本書の冒頭に提起した疑問に立ち戻ってみよう。間主観的接触の瞬間において、**今**あるいは現在の瞬間を誰かと共に創造し、共有する時、私たちはそれをどのように体験するのであろうか？

私たちは、他者の意図や他者が身体に感じていることを「読みとる」能力を持っている。それは神秘的な方法ではなく、顔や動作や姿勢を見たり、声のトーンを聞き分けたり、振舞いに直接現れる文脈に気づいたりすることを通して読みとるというものである。

私たちは、この「読心術」を、極めて得意としている――もちろん、直観力をチェックしたり、微調整したりする必要はあるけれども。[二]

私たちは、他者が目標に向けて行動するところを見ることにより、そこにどのような意図がありうるのかを直観することができる。その人が何をしようとしているのかを知らなくても、大体わかるのだ。自然は、私たちの脳と心を、そのようにデザインしてきたのであろう。その人が片手を挙げ、頭の片側に持っていけば、私たちはすぐに、その人が頭を掻くか、眼鏡を持ち上げるか、耳の穴をほじるか、髪を撫でつけるかのどれかであろう――と推測する。その手が目標に近づき、その位置に着くと、ほらやっぱり――と思う。同様に、表情、姿勢、動作などを見れば、その人が何を感じているのかをすぐさま的確に感じとることができる。また、私たちが話しかけている相手が、黙って話しを聞いてくれている途中に、その人の反応が変われば、私たちはそれをすぐさま感じとることができる。その人の表情の微細な動き、頭や眼差しの方向の変化、言葉の背後にある声のトーンなどから察することができるのである。情動表現というものは、私たちの考えていることと同時に、感じていることをも物語っている。その人が動けば、その動き方が何を意味しているのかを感じとることができる。身体で感じると同時に、心でも感覚する。また集団においても、その集団が何を体験しているのかを把握することができる。

実は、私たちの神経系は、他者の神経系に支配されるように造られているのである。私たちが他者の体験を**まるで**彼らの皮膚の内側で感じているかのように自らの皮膚の内側で感じるのは、そのためである。ある種の直接的感覚ルートが、他者に向けて潜在的に開いており、そのルートを通して、私たちは他者の体験に共鳴し、参加しているのである。また逆も同様である。（後で、この見解を支持する根拠を手短に示す予定である。）

他者は、ただ単に他の対象としてではなく、ある種の特別な対象として直《じか》に認識される。まるで自分自身であるかのように、内的状態を共有することができるのである。事実、私たちの心は、（私たちが共鳴することのできる位置にいる）他者の体験を、自然に探索する働きを有する。他者の内的状況を把握し、感じ、そこに参加し、共有することを通じて、その人の振舞いを自然に解析できてしまうのである。

このことは、人間というものが高度に社会的な動物であることを証明していると言ってしまってかまわないであろう。おそらく私たちは、現実か空想かにかかわらず、自分自身の生活のかなりの部分を、他者の存在のために費やしている。私たちの想像上の仲間は、ある時は、私たちの中に活き活きと存在する。他の時には、彼らは私たちの気づきの世界を出たり入ったりする空ろで背景的な人影であったり、聴衆であったり、目撃者であったりする。――しかし、いずれにしても彼らは存在しているのである。

これらすべてを総合すると、ある間主観的世界が浮かび上がってくるであろう。もはや私たちの心は独立してもいないし、ばらばらに離れてもいないし、孤独でもないと思えてくるであろう。また、もはや私たちは、自分自身の主観性の単独のオーナーでも、主人でも、管理人でもない。もちろん、自己と他者との境界は明確に存在する。しかしそれはより透過性のあるものなのであろう。事実、自己と弁別されるものは、間主観性の一つの状態に過ぎない。そしてそれ以外には、融合したものしか存在しないと考えられている。(二、三) 私たちは、他者の意図、感情、思考にとり囲まれて暮らしている。そして、それらは私たち自身のそれらと相互にかかわり合う。すると、どれが私たちのもので、どれが他者のものなのか――その境界線が無くなり始める。私たちの意図は、対話の内容が他者の意図の方へと傾斜していく中で、修正されたり、新たに生まれたりしている。私たちの感情は、他者の意図、思考、感情により、形成される。そして私たちの思考は、独りでいる時でさえ、他者との対話により共同創造されているのである。

要するに、私たちの心的生活は共同創造されていると言えよう。この、他者の心との絶え間ない共同創造的対話が、私の言うところの間主観的母体《マトリクス》である。

この角度から見た場合、ワンパーソン・サイコロジーの発想、あるいは純粋な精神内的現象の発想では、もはや太刀打ちできない。精神分析の現代思想は、(四) 近年、ワンパーソン・サイコロジーからツーパーソン・サイコロジーへと大きく移行しつつある。本書においては、さらにずっと先へと進むことを私は提案したい。これまで私たちは、間主観性を、離れて独立している二つの心がかかわり合う際に時折生じる一種の随伴現象と考えてきた。しかし、今や私たちにとっての間主観的母体（文化と精神療法における特別な小集団としての）は、そこでかかわり合う心がその時どきの形を引き受ける最も重要な坩堝《るつぼ》と考えられるのである。

二つの心が間主観性を創造する。そして同じく間主観性のほうも、二つの心を形作っている。重力の中心は、精神内界から間主観的なものへと移行しつつあると言えよう。

臨床状況においても同様に、間主観性は、もはやただの便利な道具でも、他者と共に在《あ》るための数多くの方法うちの一つでもなく、なくてはならないものと考えられるようになってきた。むしろ、治療プロセスは進行中の間主観的母体において生じるものとみなされていると言っていい。また、すべての身体心理的活動には重要な間主観的決定因が存在すると考えられているようである。なぜならば、それらは間主観的組織に深く埋め込まれているからである。もちろん、材料は個人の（過去と現在の）レパートリーから来ているが、そうであるとしても、そのシーンに現れる瞬間やその正確な最終形、そしてその意味の特色は、間主観的母体において作り上げられるのである。

間主観的母体の根拠

それでは、そのような間主観的母体の根拠とは一体どのようなものであろうか？　以下の議論を通じ、その答えを提示してみよう。と言っても、徹底的に探るというわけではなく、むしろ単純にその助けとなる発想を借りてくるという感じではあるが。

神経科学的な根拠

鏡ニューロンの発見は、決定的に重要なことである。鏡ニューロンは、以下の現象の理解を可能にする神経学的メカニズムを提供してくれる。すなわち、①他者の心理状態を読み取る（特に意図）、②他者の情緒に共鳴する、③他者が体験していることを体験する、④観察した動作を模倣できるほど把握する――など、要するに、他者に共感し間主観的接触を構築するという現象についての理解を可能にしてくれる。（五～八）

　鏡ニューロンは運動ニューロンに隣接して存在する。それらは、自らは何もせずに、他者の振舞いを観察している時に発火する（たとえば、グラスに手を伸ばす動作など）。また、観察者のそれが発火するパターンは、観察者自身が普段その動作をする時に発火するパターンを厳密に真似する（つまり、以前観察者自身がグラスに手を伸ばした時のように）。手短に言えば、他者の行動を観ている時に受けとる視覚的情報は、鏡ニューロンの働きにより、私たち自身の脳のそれに相当する運動表象に正確にマッピングされる。そのため、私たちは、他者の行動をあえて模倣しようと思わなくても、すでに直接的にそれに参加しているのである。他者と同じ行動をし、同じ情緒を感じ、同じ声を発し、同じように心を動かされる――など、他者の体験を**まるで**自分のことの**ように**体験する。この**あたかも**メカニズムについては、ダマシオ（九）とギャレーゼ（十）が詳述している。この他者の心的生活への「参加」は、他者の感情を感じとる感覚や、共有、理解などの感覚を生む。特に意図と感情に関してはそうである。（ここでは**情動**ではなく、**感情**という言葉をあえて用いた。それは、古典的なダーウィンの情動に加えて、感想、知覚的な感覚、運動感覚をも含むからである。）

　私たちが感化、共鳴、共感、同情、同一化、間主観性に関し（神経系レベルで）理解を深める際、鏡ニューロン系が重要な役割を果たすことは明白であろう。そのような共鳴システムの根拠は、手、口、顔、声、足の動きという形で具体的に表されるため、その信頼性は高いと考えられる。なお、言語獲得においても鏡ニューロンが潜在的な役割を担っていると主張する研究者もいる。しかし、間主観性におけるその重要性と比べれば、言語については、多分そこまで興味深い経路は証明されないのではないかと私は考えている。

　このシステムにはもう一つの特徴がある。それは、このシステムは目標に向かう行動に対し特に敏感であるということである（すなわち、容易《たやす》く推論できる意図を持つ動作に関し特に敏感である）。さらに、意図に起因する知覚は、脳において独自の局在を有するようである。つまりそれは、ある種の意図発見センターであると言えよう（十二）。たとえば、ある行動が、文脈上、意図を持っているように見えるとすれば、意図発見脳《ブレイン》センターは活性化される。しかし、もしも全く同じ行動が、（意図に起因しえない）異なる文脈において見られるとすれば、脳センターは活性化されない——と考えられている。

人は意図により人間世界を知覚し、解釈する傾向を持っている——と、長い間考えられてきた。右記の所見はその考えを強化するものであろう。また、他者の意図を読みとるということは、間主観性においても極めて重要なことである。

他にも、神経系と間主観性との相互関係を示していると思われる所見が存在する。誰かに共鳴する際、あなたはその人と無意識的に同期《シンクロ》しているであろう。あなたは恋人とコーヒーテーブルを挟んで座っている時、きっと恋人と同期して動いているであろう。また舞踊においては、パートナー同士は同時に顔を近づけたり離したりするし、全く同時に手を動かしたりもするであろう。また、あなたは日々の生活動作においてある種のパドドゥー（訳注二）を共同で生み出すために、自らの動作のスピードやテンポを調節するであろう。たとえば、あなたが皿を洗い、もう一人がそれを拭くとしよう。あなたは、洗って濡れた皿を滑らかな共同動作で、拭く人に手渡す。作業は途切れることなく進むであろう。そして、あなたとその人は、お互いを横目でちらりと注視するだけで、その作業を進めることができるに違いない。

このような二人の調和のためには、幾つかのメカニズムが作動しているに違いない。適応的発振器の発見は、カギ概念を与えてくれるであろう。発振器は、私たちの体内で、時計のように働いている。私たちは、それらを繰り返し、繰り返しリセットすることができる。また、それらの発火率を刺激入力の程度に合わせて調節することも可能である。これらの内的時計は、信号入力の持つリアルタイムの特性を利用し（たとえば、誰かがあなたに皿を手渡す）、あなたの適応的発振器を「セット」する。すると、それらは直ちにそれら自身の神経発火率を決定し、信号入力の周期と同期して発火する。(十二、十三)その結果、皿を拭く側の人が腕を伸ばすタイミングは、皿を渡す側の人が手を伸ばすタイミングに完璧に調和されるのである。(十四)リーは、この種の二人の調和と同期がどうすれば生じうるのかを描写するために、エレガントなモデル（タウ理論）を提示しようとして様々な工夫を凝らしている。

驚くべきつかの間の調和を可能にしている人間や動物の適応力について考える場合、先述のようなメカニズムが必要となるのは明らかである。考えてみれば、私たちは、動いているサッカーボールを走りながら蹴ったり、跳んでいるボールを走りながらキャッチしたりするということを、いとも簡単に行うことができる。そして、対人的かかわり合いにおけるつかの間の調和という問題は、それよりもずっと複雑なものであろう。なぜならば、私たちは動いているボールよりもずっと高スピードで、予測不能な軌道変更を行うからである。しかしそうだとしても、二人の人がキスをするために一緒に頭を動かす時——たとえそれが初めての、突然の情熱的なキスであっても——彼らが前歯をぶつけて折ってしまうということはまずない。普通はソフトランディングするであろう。

最近は、他にも脳における位相の同期や粗大なスケールでの統合に関する研究がなされているが、それらはこのような現象に対し、根本的なレベルでさらに光を当てることを約束している。(十五)

本質的な点は、人々が同期して動いたり、つかの間の調和をみせたりする時、彼らは他者の体験の様相に参加しているということである。つまり、彼らの一部は他者の中心から世界を見て生活していると言えよう。

さて、これまで述べてきた根拠はすべて、一方向的な間主観性に適用できるものである（「私はあなたが何を感じているかを知っている」のように）。しかし、双方向的あるいは全体的な間主観性についてはどうなのであろうか？それとも、そう思うこと自体、考えすぎなのであろうか？（「私は、あなたが何を感じているかを私が知っていると

（訳注一）バレエにおける二人舞踊。（ここではたとえとして使われている。）（参考文献——第六版「新英和大辞典」研究社）

いうことをあなたが知っているということを知っている。そしてその逆もそうである。」）それに、そもそもそのメカニズムを描写する必要があるのであろうか？――少なくとも、二人の人が互いに相手の心を読み取る際には、双方向的な間主観性は必要であろう。すなわち、①最初に、あなたは他者が何を体験しているかを知る。②次に、その人に関してあなたが体験していることを、その人がどのように体験しているのかをあなたが知る。――そうして回帰的あるいは反復的な読み取りが続けられる。しかし、右記①、②においては、文脈の役割が決定的に重要である。そしてその文脈を決定しているのは、①の一方向的な間主観性であって、第二の読み取りは、全体的間主観性に到達するために解釈されているに違いない。しかし、そうだとしてもなお――しつこいようであるが――二つ以上の共鳴メカニズムが必要であると私は思う。このことについては、後で発達的な問題として手短にふれることにしよう。

そこで問題である。もしもこのようなメカニズムが非常に上手く作用していて、私たちが完璧に間主観的母体の中で生きているとすれば、なぜ、私たちは、常に他者の神経系に支配され、彼らの体験に飲み込まれてしまわずに済んでいるのであろうか？――すでに、私たちは、間主観性を生じさせる明らかなメカニズムの存在を知っているので、現時点では、問題は私たちがどのようにそれを**行っているか**ではなく、どのようにしてそれを**止めているのか**――ということになるであろう。明らかに、そのシステムにはブレーキが必要である。事実、三セットのブレーキが存在する。第一のセットは、選択である。つまり、注意を制御する働きを持つ門があり、それを通して他者が十分にとり込まれて心と結合したり、逆にプロセス外へと排除されたりしているに違いない。第二のセットは、鏡ニューロンから伝達物質が溢れ出て運動ニューロンへと通信を送る引き金を引いてしまうことのないように、その作動状況を確認する役目を果たすものである。もしも運動ニューロンが闇雲《やみくも》に作動してしまえば、その結果、自動的または反射的な模倣が生じ、よく統合失調症患者にみられる反響動作や「擬態動作」（訳注二）のようになってしまうであろう。（十）第三のセットは、他者との共鳴を阻害する――より正確には、他者との共鳴の度数を適量に調節する――ためのものである。この領域には、神経科学的にも臨床的にも多大なる可能性が潜在している。多くの精神障害が（部分的にではあるが）、共感性の欠如と他者の視点を取り入れることの困難さに特徴づけられているということを思い出してみてほしい。と言っても、自閉症のような極端なケースを想定しているのではなく、自己愛人格障害、境界人格障害、反社会的人格障害など、この欠陥が顕著なために精神療法に連れて来られるような問題を引き起こしてしまう患者を、私は指している。

　正常な人でさえも、間主観性の表現形は、人により実にさまざまである。共鳴のメカニズムが元々弱い人もいるのであろうか？　あるいは、間主観性に没頭し過ぎてオーバーワーク気味になるようなブレーキ・阻害システムを持つ人もいるのであろうか？　これらのパラメータを設定する上で、発達における体験の役割はどのようなものなのであろうか？　この件においては、まだまだ多くの研究を要するであろう。

発達的根拠

乳児には、誕生直後より間主観性の早期の形が見られる。このことは、私たちは間主観的母体の中で発達する——という根本的性質を、自ずと示していると言えよう。これまでに数人の研究者が、未だ言葉を話さず象徴を用いることもできない乳児が間主観的に振舞うところを描写してきた。この、ごく早期の間主観性の現れは、それが生来的なものであることを物語っている。ビーブ、ノブラッホ、ラスティン、ソーター[十六]は、早期の間主観性に関する三つの並行するルートからのアプローチについて、素晴らしい考察と比較検討を提示している。

　トレヴァルサン[十七〜二三]は、乳児と母親の自由遊びにおける親密で相互的な調和を観察することにより、生まれて間もない乳児の一次的間主観性を発見した。すなわち、母子が動くタイミング、表情の変化が始まるタイミング、双方の意図の先取りなどの場面において、母子は相互的調和を示していたのである。たとえば、ある実験において、母親と乳児は、電話を用いて相互にかかわり合っていた。母子は、実際には別々の部屋にいたが、モニターを通じて互いの声を

（訳注二）アルコール等の「度数」と同じ意味での「度数」。

聞き、姿を見ることができたため、まるで向き合って座っているかのようであった。実験的要請により、母親が一秒遅れで動いたり発声したりしてみたところ、乳児は素早くそれに気づき、相互のかかわり合いはそこで終わりになった。つまり、相互的人間接触において、乳児はすでにやりとり（correspondence）を期待していたと言える。「やりとり」とはトレヴァルサンの言う「一次的間主観性」につながるキーワードである。

早期の模倣は、間主観性の早期の形を提示するもう一つの主要なルートである。[二四〜三二] メルツォフらは、最初、新生児が実験者の顔真似をするという事実（たとえば、新生児は実験者の舌を突き出す動作を真似してみせた）に焦点を当てた。もしも乳児が自分にも顔や舌があるということを知らなかったとしたら、そのような振舞いをどう説明するのであろうか？　乳児は実験者の行動の視覚的イメージを見ただけなのに、自分自身の（視覚ではなく）固有受容体のフィードバックを頼りに、筋肉運動として反応を示したのである。また、前もって練習したわけでもないのに、いつそのような模倣行動を構築したのであろうか？　その答えは、間主観性の早期の形が、形とタイミングにおける交差様式的伝達を基礎にしているというところにある。他にもそのような早期の模倣の実例が数多く報告されている。メルツォフらは、乳児は「他者は私に似ている」あるいは「私は他者に似ている」という感覚を、模倣行動として凝結させ、それを通して他者を理解しようとしている――と結論づけている。さらに、乳児は無生物の対象について学ぶためには（内的表象を形成するために）、手で触るか口にくわえるかして調べなければならない。そして人間について学ぶためには（そして表象するために）、その人を真似しなくてはならない――と彼は述べている。乳児の心は、人と関わる際には、無生物とは別のチャンネルを用いているようだ。

第三のルートは、私の仲間と私によるものである。[三、三三〜三五] 私はどちらかと言うと、母子が互いに相手の内的感情状態をどのようにして知るようになるのかということについて、より強い興味を抱いてきた。たとえば、乳児が何らかの出来事の後に、情動的な振舞いを発信したとしよう。その際、母親は単純に乳児のしたことを知っているというだけでなく、乳児がその振舞いの背後で体験している感情をも理解しているということを、どのようにして乳児に知らせるのであろうか？——さて、強調点は、目に見える振舞いから、その下にある主観的体験へとシフトした。ここで私は**情動調律**という事象を提案したい。それは選択的・交差様式的模倣の一つの形式で、内的感情状態を共有するための経路である。それは、目に見える振舞いを正確に模倣し共有する経路とは対照的なものである。

ジェフら(三六)は、間主観的母体の根拠として、さらにもう一つの示唆を加えた。彼らは、未だ言語を話さない乳児（生後四〜十二カ月）と母親が、リズミカルに発声し、双方向的な調和を生み出す遊びを行う際、両者はどのようにして開始・中止・停止のタイミングを先取りするのかを示した。このことは、母子双方が、自身のタイミングのみならず、相手側のタイミングにも「支配されて」いることを示唆している。

以上より、調和のタイミングに関する問題は、①共時性、②他者の体験への接近——という二点にその中心を置いているということは明白であろう。ガージェリーとワトソン(三七、三八)は、他者の振舞いとタイミングに対し、乳児の感受性が豊かになっていく際の、魅力的な道筋を発見した。すなわち、私たち大人も乳児も「偶然性を探知するための生得的な分析者」を持っている——と、彼らは提案している。そのモジュールは、誰かの振舞いが本人自身の振舞いに正確に同期・反応している度合を測定すると言う。彼らによると、生後三カ月以前の乳児は、百パーセント自らの振舞いにより偶然起きる事象に、最も強い興味を抱いている。この性質が、赤ちゃんを、自分自身に対し最も敏感になるようにさせているのであろう。しかし生後四〜六カ月になると、変化が起きる。乳児は、自らの振舞いによる部分が非常に大きいけれども百パーセントそうではない——という事象に、最も興味を抱くようになる。より正確に言えば、今、自分がかかわり合っている他者のしていることに最も興味を抱くようになるのである。今や、乳児は、他者の振舞いのタイミングに最も強い興味を抱くようになったのである（自分自身を標準として用いることにより、それを理解しているのであろう）。

他の研究者の仕事においても、これらの問題を非常に重視しているものが数多く認められる(三九〜四八)。最も重要なことは、すべての著者が、①乳児は心を持って生まれてくる、②そしてその心は、特に振舞いを通して現れる他者の心に調律される——という二点において合意しているということである。またその調律は、大部分は「やりとり」から探知されるものを基礎として起きる。「やりとり」は、①タイミング、②強さ、③形を有し、④①〜③は交差様式的に置換可能である——という特徴を有する。結論として、生まれたばかりの赤ちゃんは、「相互的に敏感な心」に関する心理学をすでに良く知っていて、それについての講義を行うことができるくらいなのである。

さらに、右記の研究者らは、言語以前の乳児期において、赤ちゃんは他の人間の振舞いに対し、特に敏感である——という点でも合意している。乳児は、他の人間とかかわり合う時と、乳児自身や無生物対象とかかわり合う時とでは、異なる知覚・予測能力を用いていると彼らは主張する。すなわち、乳児は、他者を自分と似ているが同一ではないものとしてとり扱い、予測を立てる。乳児は、他者について（あるいは他者と共にいることについて）、前象徴的な表象を作り上げる。乳児は、他者の心理状態に参加することができる。——要するに、間主観性の早期の形はすでに存在しているのである。

この月齢の乳児における鏡ニューロン・適応的発振器に関する研究は、未だ試みられていない。しかしながら、おそらくそのような発振器あるいは何かそれに非常に類似したものがあるに違いない。

おおよそ生後七〜九カ月を過ぎると、乳児の様子は幾分変化する。乳児は、より手の込んだ形の間主観性を用いられるようになる。トレヴァルサンとハブリー[二三]は、それを「二次的間主観性」と呼んだ[三四]。間主観性のこれらの形もまた、言語・象徴以前の乳児に良く当てはまる。乳児は、①目標に向かう意図、②注意の焦点、③情動と快楽の評価、そして以前と同様に④行動に関する体験——について、共感可能な心を持つようになる。それぞれが間主観性の一領域として、ばらばらに離れて存在している。他者の感情に参加するのは、そのうちただ一つの領域においてのみである。したがって、乳児が対象に到達するためには、あえて「その人の前を素通り」し、言わば三角測量するように注意の焦点を共有する——という作業を、実にさまざまな角度から行わなければならない。これは、より認知的側面からみた間主観性の様相であり、象徴化や言語が発達するために必要なものと言えるであろう[四九]。

私たちは、感情および体験することに関する間主観性の領域に、より強い興味を抱いている。この領域においては、意図の読みとりという事象は特記に値する。なぜならば、意図とは間主観性の形の中心にあり、臨床的にも最も興味深いと思われるからである。ここで私は、意図を読みとる能力は乳幼児期のごく早期よりみられるということを主張したい。

人間の動機づけられた活動に関するあらゆる視点において、意図はその中心にある。心理学的要素の中には、押したり、引いたり、活性化したり、ともかくも出来事を動かしておく必要のあるものがある。意図は、さまざまな外観や変化の下に潜在している。民間心理学は、ジャーナリズムや雑談を例として用いるが、それにおいては、**なぜ?**が、話を進める上での動機となっている。精神分析においては、願望や欲求がそれに当たる。比較行動学においては、活性化された動機がそれに当たる。サイバネティクスにおいては、目標とその価値がそれに当たる。物語り《ナラティヴ》理論においては、欲求、信頼、目標、動機、問題などがそれに当たるであろう。形はさておき、また完璧な状態にあるか否かはさておき、意図というものは常に存在し、活動、物語、心を前に進めるエンジンとして作用している。

私たちは、意図を通して人間世界を見ている。また、私たちは自らの意図により行動している。人は、他者の動機や意図を読みとるか推論するかしないことには、他者と共に活動することはできない。意図を読みとること（あるいは意図に帰すること）は、私たちが反応したり行動を起こしたりする際に最も重要な指針となる。人間行動から意図を推論するということは、万国共通にみられる。それは、言わば心の原素である。それは、私たちが周囲の人をどのように分析し、解釈するかということそのものである。もしも他者の意図を推論できないか、あるいはそこまで他者に興味がないとしたら、その人は人間社会の外で生きていると言えよう。自閉症の人は、このような位置にいると推察されている。一部の統合失調症の人も同様である。[五〇] 志向性を認識し、判読することは、適応と生き残りのための出発点として理にかなっていると言えよう。

動作から（心の原素の一種としての）意図を読みとり解析することに、それほどの重要点を置いている理由がもう一つある。それは、人間の行動から意図を知覚し推論するということを、私たちは人生のごく早期から行っている――という事実があるからである。メルツォフ(二九、三二)は、二つの場面を通して、未だ言葉を話せない乳児が他者の行動の意図を把握しているところを描写した。それも、乳児はその意図が最初から最後まで実行されるところを見たことがないのに――である。言い換えれば、人が意図している目標に向けて手を伸ばした時点で、乳児はその人の意図を把握していたのである。そのような状況においては、意図を把握するためには推論することが必要である。

ある実験において、未だ言葉を話せない乳児が、実験者がある対象を拾い上げ、それを箱に「入れようとする」ところを見た。しかし、実験者はその対象を途中で落としてしまった。したがって、意図していた目標には到達しなかった。その後、乳児がその場面に再度連れて来られ、同じ材料を与えられた時、乳児はその対象を拾い上げ、迷うことなく箱に入れた。言い換えれば、彼は、意図されていたであろうことを推論し、実際にはその行動を見ていないにもかかわらず、その行動を正しく実行したのである。乳児は、目に見えない意図を推論し、行動を特定し、実際に行動に移したと考えられる。

次の実験においては、実験者がダンベルに似たおもちゃの持ち手を引き抜こうとして、失敗するところを、未だ言葉を話せない乳児に見せた。その後、乳児が同じ対象を与えられた際、彼はすぐさま持ち手を引き抜こうとした。彼はそれに成功し、大変嬉しそうであった。しかし、「実験者」がロボットであり、同じ失敗行動をとった場合には、乳児は持ち手を引き抜こうとしなかった。乳児は、ロボットではなく人間にのみ、推論し、模倣する価値のある意図が存在すると仮定していたと考えられる。

ガージェリー、ナサスディ、シブラ、ビロ(五二)は、テレビ用にアニメーション化された風刺漫画を、月齢の若い乳児に見せることにより、先述と関連した実験を行った。ここでも乳児は、アニメーションを見ながら、アクションを見るよりも意図を推測し、その視点から場面を見て解釈していた。（対象がアニメーション化されていたという事実――すなわち、人間が行動しているように見えたということは、確かに決定的に重要であった。）ロシャットも同様に、

生後九カ月の乳児が、行動から意図を推測するという素晴らしい能力を持っていることを示した。[二一、五二、五三]

以上のどの事実においても、意図の読みとりは（発達レベルがどの段階にあるとしても）、人生のごく早期から可能であり、かつ必要であるということが示されている。ここで再度、神経解剖学的な疑問についても考えてみよう。乳児の脳には、大人と同様の、すでに発達したセンター（目標に向けられた意図に起因する行動により活性化される）は存在しないのであろうか？　おそらく、存在するに違いない。

ブレイトン[五四、五五]は、未だ象徴を用いることのできない乳児にみられる、以上の発達的根拠を総合し、**他者中心の参加**という造語を用いて表現した。この言葉により、①間主観性は乳児期よりすでに利用可能であるということ、そして、②それは他者の体験に入り込み参加するという素晴らしい生得的能力のおかげで可能となっているということ――を、彼は表現した。また、彼は、人間の心は「仮想他者」とのかかわり合いにより構築されるということを示唆した。もちろん、現実の他者とのかかわり合いも重要であるということは言うまでもない。彼の結論は、鏡ニューロンと適応的発振器という基礎を成すメカニズムの存在と、非常に良く合致している。また、「**仮想他者**」という概念は、本章の最後に議論する現象学的視点の前奏曲としてここに登場したと考えることもできよう。

生後十二カ月の乳児には、「社会的参照」が見られる。[三九、四〇]よくある例としては、よちよち歩きを始めたばかりの乳児が転び、驚いた――けれども実際には何の怪我もしていない――という場面である。乳児は、母親の顔を見て、どう感じるべきかを「知る」であろう。もしも母親が恐れと心配の表情をしていたら、乳児はすぐさま泣き叫ぶであろう。もしも母親が微笑んでいれば、赤ちゃんはおそらく笑うであろう。言い換えれば、不確かな状況または両価的な状況においては、他者の見せる情動状態が赤ちゃんの感情に影響を与えるということである。

生後十八カ月以降になると、子どもは言葉を話すようになり、新しい形の間主観性がそこに急速に付け加えられる。[五六]乳児は一人で何かをしたり、感じたり、考えたりすることができるようになるやいなや、他者がしたり、感じたり、考えたりすることに参加できるようになると考えられている。それ以後は、子どもの間主観性の幅が拡がっていくためには、ただ子ども本人が、さらに発達するのを待つだけである。（ここで、興味深いが答えのない疑問がある。乳児は一人で何かを体験できるようになる以前にも、他者の体験に参加することができるのであろうか？　これはもっともな疑問である。なぜならば、発達におけるルールとしては、受動的適応力の発達は能動的適応力の発達に先行するからである。）

認知心理学においては、子どもは五歳前後になると、より一般的な「心の理論」を獲得すると推測されている。それは、他者の心理状態を表象するための、より整った形式の（formal）適応力を発達させる中で獲得されると言われている。最近の議論においては、子どもの心の理論には幾つかの型がある。(四九、五七～六三) その主要な論点は、他者の心を表象する能力は、整った形式の認知的プロセスを辿って発達するのか、それともある種の直接的感情が他者の体験に接近する際に起きる共鳴やシュミレーションにより発達するのか——という点である。発達が進む際には、その双方が互いに強化し合っていることは確実であろう。しかし、他にどんなメカニズムを用いようとも、共鳴や同情を抜きにしては間主観性のための根本的基盤は存在しえないと私は思う。最終的に分析されるのは、感情に関してであり、認知ではないはずだ。(六四)

ここで、他にも言及すべきことが二点ある。二者間に間主観性が生じるためには、相手の心に何らかの形で回帰的に参加し続けるか、さもなければ相手の心の表象を持つことが必要となるであろう。心の理論は、少なくとも乳児期以降においては、そのようなことを考えるのに役立つかもしれない。たとえば、一方向的な間主観性（「私はあなたが……ということを知っている／感じている」）は、心の理論を必要としない。双方向的な間主観性のために必要な間主観的回帰（私［私たち］は、私［私たち］が知っていることをあなたが知っているということを知っている／感じている……）も、やはり心の理論が絶対に必要というほどではない。しかし、心の理論が発達すれば、それにより双方向的な間主観性は著しく拡大するであろう。（右記のように、二者間における間主観性が一方向性か双方向性かを厳密に区別することは、特に実際の臨床においては、極論に過ぎない。ほとんどの状況においては、それは両極を持つスペクトラムのどこかに表象されていて、対称か非対称かの度合いによると考えるほうが生産的であろう。)

心の理論家による多くの理論は、「何歳から真の心の理論があると仮定されうるか」ということについて、厳密な基準を設定し過ぎていると私は確信している。彼らはその唯一絶対の基準として、他者の誤った信念を表象する能力(五歳前後に見られる)をしばしば持ち出す。しかしながら、ダン、レディら(六五〜六七)は、より年少の子どもたちを対象に、冗談を言う、からかう、いたずらをする、嘘をつくなどの卑劣な態度に関する研究を行っているが、彼らはその子ども達の日常生活においても、心の理論のより早期の形が頻繁に見られるということを示唆している。

要するに、発達的根拠は、「乳児は誕生の時からすでに間主観的母体に入り込んでいる」ということを示唆している。それは、誕生直後より間主観性の基本形が現れるということにより確証されたと言っていいだろう。新しい適応力が発達し、新しい体験が利用可能になるにつれ、乳児は独自の個体発生(ontogenesis)を有する間主観的母体の中へと吸い込まれていく。最初の一年間でさえも——乳児は未だ言葉を話せず象徴を用いることもできないにもかかわらず、この母体の幅と複雑さは急速に拡がっていく。そして乳児が生後一年を過ぎる頃には、さらに新しい体験をすることが可能となる。すなわち、たとえば恥、罪悪感、狼狽などの「道徳」感情がそれに当たる。これらの情緒は、自分と誰かとの間で今、体験しうる何らかの間主観的母体へと引き込まれていく。間主観的な豊かさとは、子ども時代を通して、より発達した認知能力が現れる毎《ごと》に、再三再四拡がっていくものである。さらに、人間のライフサイクルの各時期を通して、間主観的母体は、より深くより豊かに成長を続けていくのである。

ホファー(六八)の研究は、間主観的母体に関するある種の神経生物学的類似例を示している。彼は、ラットの母仔関係において、母親の行動(たとえば、舐める、触る、発声するなど)が、乳児の生理学的機能(たとえば、心拍数、体温、消化吸収、ホルモンレベルなど)の調節において決定的役割を担っているということを発見した。最も驚くべきことは、母親の特定の行動が、各々特定の生理学的機能の調節に関わっているという点である。これらの所見は、仔ラットの生理学的ホメオスターシスが、その仔自身の調節メカニズムのコントロール下で発達するという意味(ワン・ラット・バイオサイコロジー）で、人間のそれと類似している。さらに、それらはまた、母親の目に見える行動のコントロール下で発達するという意味においてはツー・ラット・バイオサイコロジー的でもある。発達途上の人間の赤ちゃんに見られる意図や感情も、母親の体験表出に強く影響され、調節されている。間主観的仕様という意味で、それらはラットと類似している。

示唆に富む臨床的根拠

自閉症者の体験世界は、驚きの連続である。自閉症者がそこまで奇妙で魅力的でさえあるのは、彼らは見た目には完璧な人間であるのに、私たちの人間に対する当然の期待を次々と覆すからである。彼らは、私たちにとっては親しみ深い間主観的母体の外で生活しているように見える。自閉症については、現在進行中の研究が幾つか存在する。そのうちあるものは、テンプル・グランディン(六九)の自叙伝的描写――オリヴァー・サックスが序文を書いている――のように、アスペルガー症候群という、自閉症スペクトラムの下位分類において、より高機能の一群に属する障害を持つ大人に関するものである。それらの研究は、おそらく最も多くの事を物語っている。なぜならば、アスペルガー症候群に関する臨床的描写は、広汎性発達障害を有する他の多くの型の自閉症にみられるような能力障害や他の病理型を併発することが少ないため、混乱が少ないからである。

自閉症児の種々の型に焦点づけた研究は、(五七、七〇、七五)他にもある。しかし、それらの子どもについての所見は、必ずと言っていいほど、アイコンタクト（他者の魂と心に入る窓としての）における回避傾向や、人間接触への応答性のなさ（身体的にも心理的にも）、言語的・非言語的コミュニケーションに対する無関心と能力障害（道具として用いることを除いて）などに関するものである。最後の点について考えてみる上で、ある例を提示しよう。まもなく一歳になる頃の乳児が指差しをするようになると、二種類の指差しが識別される。すなわち、①何かを手にするための指差しと、②興味を引くものや新奇なものを指し示すための指差しである。そして、②の指差しだけが、同じ体験を共有したいという意図を持つという意味で、間主観的である。自閉症児にも、中には指差しをする者が存在するが、欲しい物を手にするための指差しに限られ、体験を共有するための指差しはめったにみられない。

自閉症者に関し、最も印象深いことと言えば、彼らが間主観的母体に巻き込まれていないということである。つまり、「読心術」に欠陥がありそうだ――ということである。さらに、自閉症者は他者の行動や心を理解することに何の興味も持っていないように見える。彼らはまるで、人間には何の魅力も可能性もなく、無生物の対象と何ら変わらないと思っているように見受けられるのである。そのほか、タスティンのように、(七六)この自閉症者の人間に対する「無関心」と配慮のなさは、人間からの刺激に対する閾値が極端に低いためであり、傷つき易さから自らを守るために防衛としてそれを用いているだけであると断言している研究者もいる。この説明が、ある症例にとっては全面的に正しく、他の症例にとっては部分的に正しいとしても、結果は同じことである。つまり、人間世界が特別なものとして取り扱われることはなく、すべては「似たようなもの」なのである。

彼らの間主観性には非常に大きな欠陥がある。すなわち、彼らは「心の盲目」のようにみえる。自閉症者がしばしば異常にみえるのは、このためである。あるいは、サックスが描写したように、「別世界から来た」人のようである。彼は、グランディンのことを、彼女の周囲の他の人間について理解するためにもがき苦しんでいる「火星から来た人類学者」だと表現した。彼女には知的損傷はない。それどころか、彼女は修士であり、その専門において世界的に有名である。にもかかわらず、彼女は、「お腹、へってない?」、「喉、渇いてない?」と人に尋ねることを忘れないように、意識的に覚えていなければならないのである。なぜならば、それらの事象は、彼女に対し直接的・共感的に伝わるものではなく、むしろ論理的な見込みとして起きうる事象だからである。彼女にとって、人間のすることのうちで最も不可解なものの一つに、子どもの遊びがある。彼女は、なぜ子どもたちが突然笑い出したり喧嘩を始めたりするのかを理解できないのである。彼女は、親密な社会的友人関係に加わろうとしない。それはあまりに複雑過ぎて、理解不能なのである。

確かに、高機能自閉症の人に対する教育的努力の多くは、ごく簡単な社会的言葉かけを機械的に覚えることに向けられてきた。たとえば、「ありがとう」、「どういたしまして」、「どうぞお掛けください」などの言葉かけがそれに当たる。通常なら、そのような反応は、他者の体験に参加する中で直接的に流れ出て来るはずのものであろう。

ブレイトン[五五]は、この点について解明する臨床的逸話を提示している。母親が手を挙上し、掌を前に向けると、正常な乳児は同じように手を挙上し、母親の掌にタッチする（パタケイキ・ゲームの準備段階の遊びとして。[訳注三]）これは模倣であろうか？　乳児が母親のしたことをするという点では、そうである。しかし、乳児は母親の掌を見ているのであり、手の甲を見ているわけではない。なぜ、乳児は母親の掌に向かって自分の手の甲を当てることをしないのであろうか？　そうすれば、彼は母親の掌と見ているのと同じように自分の掌を見ることができるのに。――実は、多くの自閉症児はそうするのである。正常な乳児は、母親の視点から見て模倣し、母子で同じ視点に参加する。ところが、自閉症児は自らの視点から見て模倣するため、母親の体験の一部にしか参加できないのである。

自閉症という実在自体が、間主観的母体の存在根拠になるというわけではない。しかし、間主観的母体に巻き込まれることなく生活している人を描写することにより、私たちが通常生活している母体がどのようなものであるかを理解することができるであろう。この母体は酸素のようなものである。私たちは常に、その存在に気づくことなくそれを吸い込んでいる。自閉症というものに直面すると、酸素のない世界をイメージしてしまう。それは大変ショッキングなことであろう。

現象学からの支持

かつて私は、太古の神か女神がいて、読心術という贈り物（予言ではなく）を携えてやって来て、それを人間に授けてくれればいいのに――と願っていた。この贈り物があれば、他者の心が透けて見えるようになるのに――と思ったのである。私は今でも、そのような神性《しんせい》を探し出したいと思っている。私の仲間にその方面に明るい人がいて、

「その捜索活動は空しいよ」と、優しく諭してくれた。しかし、少なくとも太古の西洋においては、心は人間の頭や心臓に縛りつけられ収監されてはいなかったはずである。心はもっと自由に流転するものであり、また絶えず自然や神から贈られて来る恵みでもあった。それは誰かの秘密でもなく、個人的な持ち物でもなかった。それゆえ、他者の心が透けて見えればいいのにという欲求さえも、当時は存在しなかったであろう。

歴史的には、私たち現代人は西洋の科学を指針として生きてきたため、自らの心を身体・自然・他者の心とは分離してとらえてきた。私たちの身体・自然・他者の心に関する体験は、個人のものとして、また非常に特異的なものとして、自らの心の内に構築されると考えられてきた。ごく最近まで、哲学者以外の人々の間ではこの見地が優勢であり、大きな論争も起きていない。

今、私たちは革命を体験している。かといって、太古の考えに戻るというわけではないが、幾分それに近づくことになりそうである。この革命は、現象学の哲学者、エドムンド・フッサール（一八五九〜一九三八）の研究に多大な影響を受け、それに駆り立てられて起きたものである。現象学的アプローチは、現代の哲学者たちの尽力により息を吹き返した。また、数人の科学者による人間性に関する最近の新たな視点に併合されたことにより、急速に力を得つつある。

この新たな視点とは、①心は常に肉体に包まれており、感覚運動活動により可能となるものである。②心はそれを直接取り巻く物質的環境に織り込まれていると同時に、共に創造し合っている。③心は他者の心とかかわり合うことにより構成されている——という考え方である。心は、その形と性質を、この自由貿易から取り入れ、維持している。心は、他者の心とかかわり合いつつ、固有の自己組織プロセスから出現し、実在する。このような絶え間ないかかわり合いなしには、心と識別できるものは存在しないであろう。

この「肉体に包まれた認識」という視点での文脈のひとつに、心とは本質的に「間主観的に開かれた」もの——つ

（訳注三）パタケイキ・ゲーム。「Pat a cake, pat a cake, baker's man!」に始まる童謡を歌いながら、手を叩いたり、パンを焼く真似をしたりする幼児の遊戯。（参考文献—第六版「新英和大辞典」研究社）

まり、心は部分的には他者の心とのかかわり合いを通して構築される――という考え方がある。（七七、九一、九四、九六）すなわち、人間は、言わば「自分自身と同じく肉体に包まれている他者に関する（自発的ではなく）受身的で前反省的な体験……」としての心の原素を所有している――という意味である。（九二）

神経生物学的に言えば、この間主観的開放性における前反省的な体験は、鏡ニューロンや適応的発振器、あるいはまもなく発見されるであろうそれらと同様のプロセスなどのメカニズムから出現するものと考えられる。それを別の視点――すなわち体験レベルからみてみれば、この間主観的開放性は、一次的間主観性が出現しうる状態を創り出していると言えよう（共時性、模倣、調律など）。それは早期乳児期より見られ、その後（「真の」共感性のような）二次的間主観性の出現へとつながっていくものである。ブレイトンが、（五四）――自然は乳児を「仮想他者」と出会えるように造った――と書いているのはこのような意味であろうと私は確信している。私たちは人間らしく生きるために、間主観的母体に入り込むように、あらかじめ準備されているのであろう。

精神療法のプロセスについての考察はすべて、以上の前提を考慮しつつ行わなければならない。間主観的母体の存在により、治療関係が形になっていく心理的文脈は、より明確に示されるであろう。転移―逆転移は、絶え間ないプロセスのうちのごく特殊な場面である。ワンパーソン・サイコロジーの発想では、この状況は想像もつかないであろう。

以上の考察は、現在の瞬間に新たな光を投げ込んだ。間主観的な出会いの持続時間は比較的短い。それは、一つまたは数個の現在の瞬間から成っている。――そう。間主観的母体を共同創造する上での根本的プロセス単位も、やはり現在の瞬間なのである。

第六章　基本的、原初的動機づけシステムとしての間主観性

間主観性とは、人間らしく生きるための条件のひとつである。私は、それが生来的で原初的な動機づけシステムであり、種の保存のために本質的に必要なものとして、セックスや愛着に匹敵するものでもあるということを示唆したい。

間主観性の欲求は、精神療法を前進させるための主な動機づけの一つである。患者は、理解されたい、気持ちを共有してほしい――と望む。しかし同時に、そのような欲求の一部は、種々の恐怖により相殺されてしまう。そのため、精神療法のプロセスを詳しく見ればすぐにわかるように、治療者―患者間の間主観的領域は、こまめに調節されている。また、このような理解されたいという欲求や間主観的空間の継続的調節は、親密な友人関係においても本質的な特性であると言えよう。

こうして私は、精神療法のみならず、より広い視点から間主観性について調べてみようと考えるに至った。そして今では、それを人間の基本的欲求とみなすことが最も妥当なのではないかと考えている。ところで、もしそれが本当に基本的動機づけシステムであるならば、人間という種に特異的であり、かつ万人に共通する行動傾向でなければならない。また、その傾向は種の保存のために極めて有利に働いているはずである。それが環境から重大な影響を受けて形成されることはもちろんであるが、そうであるとしても、それは万人に共通する生来的なものでなければならない。また、その価値は有機的組織体にとって優勢であり、先制する（preemptive）性質を持っているはずである。そして、必要に応じてそこに行動が招集され、組織されるようでなければならない。それは一定の圧力ではなく、活性

化されたり不活性化されたりしうるものである。――さて、間主観性はこれらの基準とどの程度合致するのであろうか？

生存するための利益を授与すること

間主観性は、生存を保証するために、主に三つの点で貢献している。すなわち、①集団形成の促進、②集団機能の拡大、③道徳心を起こすことによる集団の凝集性の保証――である。種の生存に貢献するものと同じ衝動が、精神療法を可能にし、友人間に精神的親密さを生むことをも可能にしていると考えられる。

集団形成

人間とは、比較的、無防備な種である。私たちは、自らの脳と、よく調和した集団活動のおかげで生き延びている。人間の生存は、集団形成（家族、種族、社会）と、ほぼ絶え間ない集団の凝集性に依拠するところが大きい。私たちは、すべての哺乳動物の中で最も過剰な社会性を有し、また相互依存的な存在である。多くの異なる能力と動機が共に作用することにより、集団が形成され、維持されている。すなわち、愛着の絆、性的魅力、階級的優位性、愛、社交性などがそれに当たる。そのリストに間主観性を加える必要があると私は思う。

間主観性をどう定義するかは別として、それが二人の関係のみならず、集団運営にもかかわっていることは間違いない。なぜならば、進化論的適応性の基礎単位は家族または種族であり、カップルはその下位システムなのだから。この考えによれば、フィヴァッツとローザンヌグループの研究[一、二]は特別に重要なものであると言えよう。彼らは、家族形成の早期段階（赤ちゃんが生まれて、未だ三〜六カ月しか経たない頃）において、父―母―赤ちゃんの三方向的間主観性の始まりを論証した。間主観性は、二者の場合と同じように三者においても存在し、心理的相互性を持つ三人組を作り出すことに貢献しているに違いない（もちろん、それは非対称性であるかもしれないが）。その三者関係を別の言葉で言い表すとすれば、間主観的に親密な家族――と言ってもよいであろう。

先述の著者らは、たとえば生後三～六カ月の赤ちゃんと父親と母親が三角形を描いて座っている時に、三人組の間主観性を示唆する魅惑的な三方向性の相互作用が起きていることを報告している。たとえば、彼らが三人組として遊んでいる時、赤ちゃんは顔の向きを素早く交互に替え、両親の間に情動的信号を送っているように見える。まるで、両親と、自分の喜びや興味、あるいは欲求不満を分かち合っているかのようである。また、赤ちゃんが父親と何か刺激的で楽しいことをして遊び散らかしている時に、赤ちゃんは振り返って母親を見て、「ママ、見てた？」と言っているように見える。最も興味深いことは、赤ちゃんと両親のうち片方との間で、何か予想外の（あるいは奇妙な）ことが起きた際、赤ちゃんは振り返ってもう一人の親を見て、「何なの、これ？」と言っているかのように見えるということである。これらを見ると、私たちは、まるで社会的参照の早期の形を目の当たりにしているかのように感じてしまう。

生後九カ月ぐらいになると、三方向性（三角形）の社会的参照は、様子が変化し始める。すなわち、赤ちゃんは毎回きちんきちんと両親の顔を見て、両親の間に（あるいは環境に）何が起きているのかを「調べる」ようになる。そして両親の反応――すなわち赤ちゃんの心を読みとり、感情に情動調律する。そのうちあるものは合っているし、またあるものは外れているであろう――によるプロセスが、暗黙のうちに続けられ、そうしているうちに三人組として意味を創造するカギとなる瞬間《モーメント》を構成するのではないかと考えられている。

家族の間主観的体験の領域は、家族で過ごす時間を通して培われる。それは発達上の新しい側面（たとえば、道徳感情の芽生え、それに続く共通の物語り《ナラティヴ》の発展など）や、家族のサイズの変化に伴う新たな側面などを引き受ける。家族ユニットにおいて、三角関係が発生する時と全く同じ現象が、四角関係あるいはそれ以上へと拡大する時にも観察される（フラスカローロ・F．私的対話にて、一九九八年四月八日。）

この共有された家族の歴史は、家族の同一性とその独特な単位としての地位を定着させる接着剤の一部となる。事実、家族の持つ間主観的な豊かさと微妙さは、目をみはるものがある。このことは、「外部の者」として家族の食事に実際に同席してみれば、つぶさにわかるであろう。その家族が共有している過去の体験のほんの端っこをかすめて通るような言葉が飛び交い、笑いに包まれたかと思うと、その話題はいつの間にか過ぎ去っていく。食卓は、ぐるりと円を描いたり、楕円を描いたりして飛び交う言葉や、記号のような言葉で溢れている。家族メンバーは、他の家族メンバーが心に描いていることを直ちに把握する。しかし外部の者には、それらの言葉の表面的な意味はわかるけれども、家族集団全体がどっと笑いに湧く瞬間や、情動的なトーンが変化する瞬間に何が起きているのかを理解することはできない。

大雑把に言って、間主観的動機づけシステムは、心理学的所属 対 心理学的孤独の調節に関係していると考えられる。これらのスペクトラムの二つの極は、片方は天涯孤独の状態、もう片方は心的に透明となり集団に融合し自己が消滅してしまう状態である。間主観的動機づけシステムは、その二つの極の間のどこかに、間主観的に快適な区域を定めようとして調節する役割を負っている。快適な区域の正確な位置は、①その人がその集団においてどのような役割にあるのか、②誰と一緒にいるのか、③その瞬間に至るまで、その人はその集団とどのような関係性を築いてきたのか――という点によるところが大きい。そして実際には、その正確な位置をめぐり、毎秒毎秒、常に微調整され、その時々の妥協点としてその位置が決められているに違いない。「過ぎたるは猶及ばざるが如し」である。

ここで問題になっているのは、心理学的親密性と所属性である。それらは、集団の形成と維持のために強力な役割を演じている。心理学的所属性とは、身体的・性的・愛着的・依存的な結びつきとは異なる。それはまた別個の、関係性の慣習である。そのような集団への所属形式は人類特有のものであり、それにより私たちの種は量的質的共に飛躍的な進歩を遂げてきた。その進歩は言語によるものであると主張する研究者もいるであろう。しかし、間主観性がなければ言語も発展しなかったのではなかろうか。

間主観的動機づけシステムは、愛着動機づけシステムとは別物と考えられる。両者は共に根本的な存在であると同時に、互いに補完的な存在である。臨床的には、私たちは間主観的所属の支持のもとで、性的行動や愛着行動をみることができる（その逆も真である）（三～五）。愛着理論においては、二つの動機と極が存在する。すなわち一方の極は、近接／安全、もう一方の極は、距離／探索―好奇心である。愛着システムはこれら二つの極の間を仲介している。そして、身体的に傍に居《い》ることにより、環境の危険（虎、自動車、家電のプラグ、他の人々など）から身を守り、同時に世界について学ぶための探索行動が許容される状態にあるとすれば、基本的には最も生存に有利なのであろう。愛着システムは、どちらかというと、心理学的な親密さよりも、身体的に近接し、集団との絆を保つようにデザインされている。いわゆる「強く」愛着している多くの人々（訳注一）は、心理的な近さや親密さを共有しようとしない（事実、それは対極をなすものである）。以上の理由から、間主観性のシステムが必要となってくる。

　ここで、愛着の動機づけシステムと間主観性のそれとの明確な違いを示してみよう（もちろん、それは互いに支え合い、補完し合っているのであるが）。自閉症という障害は、この相違を示す根拠を提供してくれる。自閉症児は、間主観的スキルの面では著しく障害されている（六、七）。しかし彼らは、両親に愛着を向ける。シャピロ、シェアマン、カラマリ、コッホ、シグマン、キャプスは、自閉症児が、一目見てそれとわかる愛着行動を示しているところを提示した（もちろん、愛着パターンは通常とは異なっていたが）。愛着研究においては、愛着に用いられる行動パターンのみについて研究されており、愛着の強さについては測定されていない。しかし、自閉症児は愛着しない、あるいは弱い愛着しか示さないようである――と示唆している研究者は、今のところいない。

　二つの動機づけシステムを別物として考えることは、理論的にも臨床的にも重要なことである。人々は、間主観的な親密さを共有することなく愛着することができる。また逆に、愛着することなく間主観的な親密さを共有すること

（訳注一）依存性人格障害など。

もできる。もちろん、両方同時にすることも可能であるし、両方しないことも可能である。そして、人間同士が最も十分につながり合うためには、愛着と間主観性だけでなく、愛も必要である。臨床状況においては、間主観性が必要不可欠であり、愛着と愛はそれほどでもない。しかしながら、実際にはその三つが混ざり合い、その配合の割合についてはかなり広い幅があると思われる。

どのような出来事においても、愛着と間主観性は互いに支えあっている。愛着は、人々が近接している状態を保ち、そのおかげで間主観性が発展し、深まっていく。逆に、間主観性は、伝導力のある状況を生み出し、その結果、愛着が形成されやすくなる。発達においても、その二つのどちらが先に生じるかを決めることは非常に困難である。私たちは、乳児の誕生から数カ月間における養育者の感受性と応答性が、間主観性の現れと、安全な愛着のための前駆状態の両方によるものであるということを知っている(八)。また、二つの動機づけシステムは、生存に必要な集団の凝集性を保証するために協力し合って作用する。以上のように、それらは互いに強力に促進し合う関係にあるが、そうだとしてもやはり別々の独立したシステムである。

独立心を、個人的でユニークで自立したものとはとらえない社会も存在する。そこでは自己の概念は独立性の弱いものであり、集団の間主観的母体《マトリクス》へのより強い結びつきが存在する。このような状況においては、所属性は互いに別々の二者間における間主観的な言語的交流を通して維持されることは少なく、むしろ集団の儀式や活動（集団舞踊、ムーヴメント、歌、物語を語ること、シュプレヒコールなど）を通して維持される傾向が強い。そのような状況においては、集団から物理的に追放されたり、周辺的な地位に追いやられたりすると、人は疎外状況に置かれることになる。そしてそのような扱いを受けた人は、愛着を破壊され、精神的にも孤独な状態になり、その両方の混合状態に陥ることになる。

ほとんどの西洋文化においては、精神的所属は二者間あるいは家族における間主観的接触を通して達成されることが大部分である。私たちは非常に社会的な種であるのみならず、非常に親密な種でもある。そして、心的な親密さは関係性のカギとなっている。愛と友情に関するほとんどの西洋の現代的概念において、間主観性は、おそらく**欠くことのできない要素**であろう。人は発達するにつれ、間主観的関係性を最も熱心に希求する相手を替えていく——両親に始まり、思春期においては仲間、そして早期成人期においては恋人へと替えていく。また、心を患えば、間主観的関係性を治療者に求める。つまり、その時どきを生きのびる——ということを意味しているのであろう。

集団が機能するということ

人が生存するためには、共に行動する必要がある。そして、他の人々の意図や感情を読みとる能力があれば、人は集団活動を実に柔軟に調節することができる。集団内において、意図を示す動作や信号、言語などを用いて素早く正確にコミュニケーションをとる能力があれば、集団の有効性を拡げたり、行動するスピードを速めたりすることができる。言い換えれば、融通性を高めることができる。そもそも言語自体、間主観的基礎のないところでは生じえない。あなたもそうであると思うが、人は信用している人にしか話しかけようとしないであろう（ここで言う信用している人とは、あなたの心象風景を共有でき、適切な行動がとれる人のことである）。このことは、自閉症児にとって、言語の獲得が大変困難なことである——ということの理由の一つとして推定されている。

言語に関して付け加えれば、人は最も高度に発達している存在であり、表情や声による表現（パラ言語学的表現）についても最も豊富なレパートリーを有する。ここでも、集団における間主観的適応力が、単なるサインの解読手段や、便利なコミュニケーション手段であるのみならず、それらを超えた働きをしているということが推定される。

人はまた、間主観性において敏腕になるために多大な時間を費やし、また発達的にも多大な訓練を積んでいる。私たちは最も親密な種なのである。ナデル(九)は、三歳くらいまでの子ども同志の遊びは、主に、相互に模倣するという形をとるということを報告した。（それは二歳を過ぎても続くが、頻度は減っていくようである。(十、十一)）同じ年齢の頃より、からかったり、冗談を言ったり、騙したりすることが、子ども時代の主要な活動となっていく。これらの振舞いもまた、間主観性を基礎としている（十二）（ナデルとバターワースの、早期児童期における三方向性のコミュニケーションに関する研究を参照）。また、私たちは最も遊び好きの種であり、そのスキルを磨くために年余を費やす。ここでもまた予想通り、自閉症児は間主観性に相対的な欠陥を有するため、からかったり、騙したり、「ぶらぶらと時を過ごすこと」など、他者と遊ぶことにおいては、概して困難を伴う。彼らは、自らの非常に先細りした間主観的適応力を、あまり拡張することができないのであろう。

　集団における間主観性に関しては、どうであろうか？　集団における間主観性を見ることよりも、二者における間主観性がどのように生じるかを見ることのほうが容易《たやす》い。集団におけるそれには、二つの局面がある。すなわち、①彼らはどうやって、声をそろえたり同期《シンクロ》したりしているのあろうか。②彼らはどうやって、一瞥《いちべつ》するだけで一つの単位としてみなされるのであろうか――の二点である。私たちは、日常生活において、集団を一つの単位として解釈している。たとえば、グループ討論や家族療法面接において、皆「そこ」にいるかどうかをチェックしたり、会話に参加したり、集団の情動的コミュニケーションを共有したりすることは、数秒以内に簡単にできることである。家族療法家は、家族の間主観的分かち合いを拡張するための理論や技術を発展させてきた。特に、難しい変化や喪失体験の解決を援助するために、家族生活に儀式を再導入するという形で、それらは発展した（十三、十四）。しかし、集団的コミュニケーションについての研究は、シェフレン、ケンドン、ライス（十五、十七）の先駆的な仕事があるにもかかわらず、その混乱を伴う複雑さにより、その後の研究を妨げられているようである（十八）。（夫婦療法への応用に関しては、フィヴァッツ、スターンらの文献を参照。）いずれにせよ、ここでは、①集団的間主観性というものが起きるということと、②集団を通して種が生きのびるということが問題の中心らしい――という点を指摘するにとどめておこう。（この問題についてさらに論を進めることは、本書の視野を超えているので。）

　また、種の生存における利他性の役割についても考察する必要があると思われるが、これも複雑なテーマである。しかしおそらく人間の利他的振舞いの様相や進歩もまた、間主観性を基礎として成り立っているものと思われる。

道徳の圧力を通しての凝集性

人間集団の凝集性は、道徳の勧告により、著しく強められる。私は、間主観性は道徳性をもたらす基本的な必要条件であるということを主張したい。「道徳感情」（すなわち恥、罪、困惑など）とは、自分自身を他者の視点から見ることができる——ということを前提として生じるものである。言い換えれば、他者があなたをどう見ているのかを感じとることができる——ということを示している。フロイトの、超自我（両親による配慮や注意を内在化したもの）を通して道徳感情の起源を説明するという考え方は、これと同じことを想定していると言えよう。

間主観性は、反省的意識の出現においても本質的な役割を演じている。社会的なかかわり合いにおいて起きる反省的意識——という発想は、決して新しいものではない。「他者」には幾つかの形がある——という考え方は、その本質的特徴である。他者は外的にも内的にも存在することができる。しかしいずれにせよ、オリジナルの体験は第二の視点から共有されることが必要不可欠である。（反省的意識を創造する際の、この問題については第八章で述べる。）

言語に伴う反省的意識の出現は、人類という種の進化論的な成功のカギであると考えられている。反省的意識と言語は、固定された行動パターン、癖、ある種の過去の体験などを超越しうる新しい選択肢を生み出すことにより、適応性の幅を拡げる役割を果たしている。

要するに、間主観性は集団の生き残りに貢献する。それは、集団形成と凝集性を促進する。それは、より有効かつ敏速で柔軟性のある、調和した集団機能をもたらす。そしてそれは、集団の凝集性を維持する上で重要な役割を果たしている道徳性や、集団のコミュニケーションにおいて重要な役割を果たしている言語の基礎となっているのである。

先制価値を伴う動機としての間主観性

動機づけシステムは、主体的に感じられる動機を持ち続けなければならない。そしてその動機は、価値ある目標へと向かう行動を組織し、まっすぐに進んでいくという性質を持っている。人が目標を捜し求め、その目標に向かって動き出す時、そこには先制という主観的体験が存在し、それを人は欲求あるいは要求という形で感じている。そして目標に到達すると、人は満足を感じる、幸せな気持ちになるなどの主観的感情を持つであろう。そうでないにしても、最低限、最初の動機は不活性化するであろう。さて、先制という主観的性質を伴う間主観的動機についても、私たちは説明することができるであろうか?

そのような間主観的動機は二つある。一つは、他者の意図や感情を読み取りたいという要求である。これは、「あなた方二人はどこにいるの?」、「何が起きているのでしょう?」、「どうなっているの?」、「彼らはどうしようというのだろう?」などの事柄を理解する時に用いられる。この直接的な二者（または集団）状況とその可能性にさぐりを入れることは、出会いの際に生じる。そしてそれは、毎分毎分、あるいは毎秒毎秒、必要に応じて持続的に更新される。それは、方向《オリエンテーション》づけの一つの形である。もしも時や場所において自分自身を方向づけることができないとしたら、私たちは混乱し、不安になるであろう。そして、探索行動をとることで、その不快な状況を解決しようとするであろう。心的空間における間主観的方向づけについても同じことが言える。私たちは、ある個人との関係において（または家族や集団において）、自分たちが間主観的領域のどこに位置しているのかを知りたいと思う。また、「間主観的方向づけ」は、精神療法においても、進行中の生きた出来事である。それは高い情動的価値を有し、必要とされている。

間主観的方向づけを探索・調節する策略は皆、現在の瞬間《プレゼントモーメント》である。それらはカイロスの瞬間である。なぜならば、間主観的状態は、行動を起こすことを必要とするからである。人は、間主観的領域を精査し、「自分はどこにいるのか」を発見し、創造しなければならない。間主観的方向づけを持っていたいという要求は、行動を動員する先制的な「力」として感じられる。動機は行動に移される。このことについては第三章ですでに詳細に論じている。

間主観的方向づけとは、直接的な社会的接触の文脈における基礎的な要求である。間主観的方向づけを持たない時、私たちは不安になり、修復あるいは防衛のメカニズムを動員する。この不安を「**間主観的不安**」と呼ぶことができよう。力動的心理学をはじめとする多くの心理学においては、「基本的恐怖あるいは不安」と呼ぶのが最もふさわしいものについては大変豊かな探究が成されてきた。そのため、「独りで居《い》ること」は、どのリストにも載っているが、それらは決まって、物理的に孤独なのか、それとも心理的に孤独なのかが明確になっていない。その二つは明らかに異なる恐怖である。そして私たちの言う間主観的状況に属するのは、心理的孤独に伴う恐怖のほうである。

この二者状態についてさぐりを入れることは、「心理—動物行動学」の一つの形でもある。二匹の犬が出会ったところを想像してみてほしい。彼らは、信号や動作の豊富なレパートリーを駆使して探索し、当座の関係を築こうとするであろう（たとえば、性的な関係、戦いの相手としての関係、遊び相手としての関係、主従関係、そして以上すべてが微妙に混ざった関係……）。さて、その二匹の犬が、面接室で、別々の椅子に（慣例により）「縛りつけられている」二人の人間だとしたらどうであろうか。あるいは、カクテルパーティーの席で、背筋を伸ばし、礼儀正しく立っている二人の人だとしたら……？　二人の間で起こる探索行動や、現状での地位の構築は、心の内だけでの振舞いという形をとり、実際に行動に移されることはないであろう。また、ここでもたくさんのサインや信号（たとえばボディランゲージや声のトーン）が見られ、それらは一方向性の（一人の人が他者の気持ちを読みとる）間主観性により明確に読みとることができる。双方向性の間主観性（二人の人が互いに読みとり合う）がそこに加われば、読みとりはより正確なものとなり、情動的にもより熱いものとなり、より微妙なニュアンスを含むようになるであろう。また、もう一つの特徴として、創造されつつある関係性の地位は、その創造行動の中で明白となる——ということも言える。

間主観的方向づけの要求を感じる第二の理由は、自分自身とかかわりを持つことにより、自己同一性と自己凝集性を明確にし、維持し、再構築するため——である。私たちは、自分自身を形作り、ひとつに統合するために、他者の目を必要とする。ここでも、他者の関心への希求は先制的なものとなりうる。非常に長期の刑または終身刑の判決を受け、一人ぼっちで拘禁されている男性の囚人を例にとってみると、大変興味深い。話すことは、彼らを早期の仮釈放や赦免に導くわけではないであろう。また、自らを適応させたいと思うような、彼ら自身のコントロール下にある環境など何もない。にもかかわらず、彼らはしばしば誰かと話したい、話すことで自らの内的世界を分かち合いたい——と望む。なぜであろうか？　その理由の一つは、彼らが彼ら自身との接触を維持するために、間主観的交流を必要とするからではないかと思う。監獄内での孤独な状況下においては、彼らの身の回りで、彼ら自身が作ったり選択したりできるものはほとんどないため、彼らは自らの同一性を再確認し、維持するために、他者からの間主観的関心を必要とするのであろう（コレット・シモレット、フィリップ・ジェフとの私的対話にて、二〇〇〇年二月二三日と、同年四月二七日）。

間主観的母体からの何らかの持続的入力がなければ、人間の同一性は崩壊するか、異常をきたし、終《しま》いには解体してしまうであろう。この接触の形式は、二者による心の分かち合いであっても、集団的儀式であっても、形は何でもかまわない。私たちは、多面的な自己あるいは分配された自己という発想には慣れている。それらの自己は、その時優位に立っている何らかの文脈に左右されてシフトする。それは正常なことであろう。しかし、いつコンパスの針は「真の自己（true self）」を指すのであろうか？　それとも、これは無意味な疑問であろうか？　いずれにせよ、他者からの関心は、相対的な自己の位置を定め、真の自己の感覚に気づくことを助けてくれる（たとえそれが錯覚だとしても、である）。西洋文化においては、大なり小なり錯覚であるにしても、真の自己の感覚は、人が機能するために極めて重要な条件であると考えられている。

それと関連して、西洋文化のもとで育った六〜十二歳の子どもを対照とした研究において、子どもたちの大多数が「空想上の仲間」を持っていたという魅惑的なデータが存在する。(十八)その数値は、女子においてより高く出ているが、おそらく男子については実際より低い値が報告されているものと思われる。なぜ、こんなにも多いのであろうか？最も考えられることは、彼らとこれらの友人とが何らかの形で対話しているのではないか——ということである。彼らは、**内的間**（inter-intra）主観的関係性を用いて、彼ら自身の同一性を補完し、定着させ、有効にし、方向づけるための創造的活動をしているように思える。

恋に落ちることもまた、間主観的な後押しについて探究することのできるもう一つの状況と言える。恋に落ちるということは、文化的にも歴史的にも幅広い変動性を有する。にもかかわらず、それには万国共通の特徴があるので、調査の正当性は十分に保証されるであろう。まず初めに、それは心的組織体の特別な状態と呼ぶことができる。なぜならば、それは非常に多くの種類の振舞い、感情、思考を一つの集合体として統合し、目に見えてわかる形で一致団結して働かせるからである。事実、誰かが恋に落ちていることを「診断」することは、**DSM-Ⅳ**（Diagnostic and Statistical Manual-Ⅳ）のどのカテゴリーよりも、はるかに明快なことである。またそれは、おそらくそれと同等の特殊な「神経表象」を伴う特徴的な心的組織体から構成されているのであろう。以下に、間主観的動機により駆り立てられ、恋に落ちていることを示す幾つかの要素を述べてみよう（これらの多くは、恋人同士にも、赤ちゃんのいる夫婦にもみられた）。すなわち、①恋人同士は、話をせずに数分間お互いの目を見つめ合うことができる——ある種、相手の内側へと「魂の窓」を通って飛び込んでいくようなものである。一方、恋人同士でない場合は（西洋文化においては）、沈黙したまま互いに相手の目を見つめ合い、緊張が高まってくることに耐えられるのは、せいぜい七秒から九秒である。さもなければ、争い始めるか、恋を始めるか、その場から立ち去るかのいずれかであろう。②もう一つの例として、恋人同士は、相手の意図と感情に、この上なく見事に関心をはらうことができる。彼らは、相手の意図や感情を正確に読みとるのみならず、予想までするのである。表情・身振り・姿勢の模倣も豊富に行われ、楽しくはしゃいでいる光景を表す。また同時に、プライベートな世界を創造する——つまり、彼らだけがそのカギを持っていて、そこに入る特権を与えられている間主観的空間のようなものが、そこに生まれるのである。そのカギは、特定の意味を持つ特別な言葉であったり、秘密の短縮記号であったり、聖なる儀式と空間であったりする。――以上すべてのものは、間主観性が活躍できるような心理的空間を創造していると言えるであろう。

パーソン（十九）は、こう指摘した。すなわち、このプロセスにおいて、人はカップルという形をとることにより、二人だけの世界を創造する。そして、そこで人は自分を再創造する――と。人は、恋をすると、荒れ狂うような自己変革のプロセスへと投げ込まれる（それが永続的なものなのかどうかは別問題であるが）。その状況は、終身刑の囚人――すなわち何の変化もなく、ただ同じ状態でそこに居続ける努力しかできない――とはほとんど正反対である。そしてまた、恋人も、他者の目を必要とする。つまり、同一性がシフトする中において、自分自身との接触を保ち、変貌する自らを確かめ、保証するために、他者の目が必要となる。他者からの配慮はまた、霊的交渉《コミュニオン》を持ちたい、融合したい――という欲求に直面した際に、自己凝集性を維持する助けにもなるのであろう。

間主観的接触の持つ力と、そのまめな働きぶりは、人が自らの同一性を確認するために、大変大きな役割を担っている。しかしながら、その真価は十分に認められているとは言えない。たとえば、儀式、芸術の公演、スペクタクル、舞踊、合唱など、大勢が共同して行う活動に参加することはすべて、（現実の、あるいは想像上の）一時的な間主観的接触をもたらしうる。すべての参加者は、他者が体験していることは概ね自分の体験と同じであろう――と推論している。彼らが互いに顔を見合わせると、たとえ知らない者同士であっても、お互いの間を想像上の間主観的接触が通り過ぎていく。そして彼らは精神的な所属感に包まれるのであろう。つまり、彼らはそのイベントを楽しんでいるのみならず、同時に人間的な間主観的母体にすっかり溶け込み、自己同一性を確かめてもいるのであろう。

先天性と普遍性

基本的動機づけシステムとは、その表現様式は多様であるが、にもかかわらず先天的で普遍的なものであるに違いない。第三章で示したように、間主観性の神経生物学的・発達的基礎に関し根拠を示す取り組みは、先天性という問題とは一定の距離を保ちつつ進んでいる――少なくとも、人間の間主観性にまつわる能力に関してはそうである。その能力が、さまざまな社会や文化においてどのように用いられているか――ということは、魅惑的なテーマであることは間違いないが、ここではとり上げないことにしよう。それが適切な形で用いられていない社会など、想像さえできない――と言うだけで十分であろう。

西洋の現代社会においては、間主観的才能には非常に大きな個人的・文化的格差が存在する。生来的な因子は、明らかに存在する。自閉症のある型の例は、それを明確に示している。敏感期というものはあるのであろうか？　ガンナー(二〇)は、孤児院でみられるような、生まれて最初の一年間に広範な社会的剝奪を受けてきた子どもには、その後の子ども時代において、重大な情動的問題が生じること、そしてその問題には共感のような間主観的能力の減弱も含まれているということを示唆した。

間主観性とは、人間性の一条件であり、それ自体は動機づけシステムではないと主張する研究者もいるであろう。なぜならば、間主観性は、非特異的であり、ほとんどすべての動機づけシステムの供給において導入され、作用しているからである。この考え方においては、間主観的動機は、むしろ「熟練を目指す動機」という表現の意味するものに、より近いのであろう。

それに対する私の反論は、以下の通りである。すなわち、間主観性は他の動機づけシステムの供給においても確かにみられるが、それは高度に特異的な場面で活性化される傾向が非常に強い上に、それ自体が目標とされる状態であるという、重要な間人間的状況だからである。そして、これらの状況というのは、①間主観的不安（たとえば集団におけるその人の居場所や位置が疑問視されたり、不確かなものになったりしている時など）を伴う間主観的失見当状態という脅威が生じている時。②精神的な親密さへの希求が増大する時（恋に落ちている時など）。③急に集団機能を調整する必要が生じている上、その調節が自発的・敏速・柔軟に、瞬間から瞬間へと変化しなければならない時（たとえば、獰猛な野生動物を狩る時など）。④自己同一性が脅威に曝され、自己の拡散や断片化を防ぐために間主観的母体にちょっと浸《つ》かる必要がある時。――以上の状況においては、間主観的接触は、特異的で第一義的なものとなるであろう。

私たちの目的においても、間主観的動機は、治療における毎秒毎秒の調整を目指して活動している。そこでは、心象風景を共有することが望まれたり、交渉が生じたりしているに違いない。現在の瞬間がその役割を担い、基本的な交渉を行うのは、まさにこの文脈においてである。また、それは精神療法における本質的な間主観的空間を構築するステップをも踏んでいるのである。

第七章　暗黙の了解

現在の瞬間《プレゼントモーメント》は、心理的には未だ展開中のものとして把握されるため、それに関する知識を言語化したり、象徴化したり、明白にしたりすることはできない。したがって、その瞬間《モーメント》が過ぎてから、初めてそのような属性をラベリングすることができるという性質を持つ。――だとしたら、オリジナルの瞬間とはどのような形でとらえられるのであろうか？　実は、それは「暗黙の了解」と呼ばれる領域に区分されるのである。

一九九〇年代を通して、心理学は、明白な知識に比べ、暗黙の知識のほうを強調するようになった(一～七)。この暗黙の了解に関し新生しつつある視点は、乳幼児観察のおかげで著しく豊かになった。またそれに先立ち、その道を開いてくれた重要な存在として、非言語コミュニケーションについての研究の存在を無視することはできない(八～十九)。この変化により、現在の瞬間に関する私たちの考え方は、意識と無意識についての考え方と同様に、変更を迫られている。治療に関する理論と実践に関しても、間もなく変更を迫られるであろう。

しかし、その前にまず、暗示と明示の違いについて明確にしておかなければならない。最も簡単に言えば、暗黙の知識とは、非象徴的・非言語的・行為的で、反省(訳注一)により意識されていないという意味で無意識的なものである。明白な知識とは、象徴的・言語的・平叙文的で、物語り《ナラティヴ》にされることができ、反省的に意識されているものである。これらの点について簡潔に説明してみよう。

（訳注一）reflection. 序文 xi 頁参照。

私たちは、大人の精神療法実践と並行して、乳児とその母親に関する観察研究を年余にわたり行ってきた。そのことは、暗黙の知識の重要性に関する私たちの感受性を、より敏感にさせてくれたと思う。赤ちゃんは、生後十八カ月ぐらいになるまで――つまり、話すようになるまで――明白な言語の入ったレジスターを開けてコミュニケーションをとるということをしない。それゆえ、生後十八カ月になるまでの人生を占めているのはすべて、豊かな、アナログのニュアンスの、社会的で情動的なかかわり合いである。それらは暗黙の非言語的領域において生じるように、初期設定されている。また、赤ちゃんが獲得する重要な知識――すなわち、人々に何を期待すればよいのか、人々とどうかかわればよいのか、人々についてどのように感じればよいのか、人々とどのように一緒にいればよいのか――は、すべて、この非言語的領域に区分される。（自然というものは大変賢いので、赤ちゃんが生後十八カ月になるまで、象徴的言語を教えなかった。そのおかげで、赤ちゃんは言葉の複雑さに惑わされることなく、人間世界は実際どのように働いていているのかを学ぶのに十分な時間を得ることができたのであろう――言語という音楽の助けがあったことを除いては［スターン］[二〇]）。

これらの知識は、暗黙領域に対する私たちの感受性を高めてくれた。赤ちゃんが成長するにつれ、言語という明白な世界とそれとが織り交ぜられてからも、その重要性は変わらないと私は思う。なぜならば、現在の瞬間は――精神療法プロセスにおいてはそれは未だあまり研究されていないが――暗黙の出来事で満ち満ちているのである。このことは、私たちが暗黙の出来事を最も重視する理由の一つである。

それでは、知識の暗黙領域とは一体何なのであろうか？　そして、それは何を含んでいるのであろうか？　多くの研究者は、暗示と明示の領域を、①知識と記憶に関するシステムであり、②二つに分離していながら並行して存在し、③部分的には各々独立して働くが、一緒に出現する――と説明している。発達に伴い、暗黙の了解から明白な知識へとシフトする部分も多いが、その二つは常に隣り合って存在し、生涯を通じて成長を続ける[二一–二二]。

暗黙の知識は、非言語コミュニケーション、体の動き、感動などから成る豊かな世界に限り存在しているというわけではなく、情動や言葉にも適用されている――と言えば言い過ぎかもしれないが、少なくともその境界線上にある。たとえば、誰かが「ええ。でも……」と繰り返し言っているとすれば、あなたは即座に――「ええ」は、あなたの心の壁を越えて中へ入るためのトロイの木馬である――ということを悟るであろう。そして、「でも」で、兵士を放つのである。（人は往々にして、冒頭に上げるトスで、毎回同じ暗黙のメッセージを放っているものである。）

暗黙の了解は、明白な知識に比べて、しばしばより限定された原初的なものと考えられている。暗黙の知識の早期概念は、身体的行為あるいは感覚運動知性と同等のものと考えられている（たとえば、親指を口にくわえること）。暗黙の知識は、より早期の発達段階において優勢であると考えられてきた。そしてその後の発達に伴い、それは言語的象徴的知識に急に襲いかかられ、広範に飲み込まれ、置き換えられていく――と考えられてきた（すなわち、言語獲得である）。私たちの最近の考え方は、それとは異なっている。今や私たちは、暗黙の了解とは非常に豊かなものであり、運動行為と切り離しては考えられないものとしてとらえている。またそれは、情動、期待、活性化（activation）と意欲における変化、思考スタイルなどを含んでいる。それらはすべて、現在の瞬間の数秒間に起きうることである。たとえば、かつて、生後十二カ月しか経っていない乳児（未だ話せない）と母親との間にみられる愛着パターンを、母親が短時間退室した後、戻ってきて再会する瞬間において評価したことがある。[一三] 乳児は、自らの身体、顔、感情、期待、興奮、抑制、活動性の方向転換などに関し、自分が何をすべきかを暗々裏に知っていた。乳児は、①母親に接近し、抱きしめたり身体をくっつけたりしてもらうために母親に向かって両腕を挙上するべきか、②母親が戻ってきても、何事もなかったかのように装い、じっとしているべきか、③もっともっと接触して欲しいと、自らの欲求を母親に誇張して伝えるべきか――を「知っていた」。乳児は、その時遊んでいたおもちゃを落とすべきか、それともそのおもちゃに集中し続けるべきか――もちろん、本気ではないにしても――を「知っていた」。乳児は、心身ともに満足できると予想すべきか、それともストレス状況が続き、じっと耐えるしかないと予想すべきかを「知っていた」。乳児は、もしもすぐに母親に近づかないとしたら、いつ近づくべきか、それもどのくらいのスピードで——あまり大股歩きで近づいたり、急速に近づいたりしてはいけない。母親が自分を拒絶するといけないから——などということを「知っていた」のである。そこには、暗黙の了解がぎっしり詰まったパッケージがあった[二三]。ほかにも、ボウルビィ[二四]による愛着の「作業モデル」は、未だ言葉を話せない乳児が何らかの状況に脅えている時、何を期待し、何をし、何を感じ、考えているのかを表象しているが、そこでも、乳児は暗々裏に知っている——ということが示されている。

　発達が進み、言語が到来すれば、暗黙の了解は明白な言語的知識へと翻訳される——という概念も、同様に疑わしいと、私は考えている。どのように他者と共に在《あ》ればよいのか——ということについての知識の大半は、暗黙の了解に定住していて、これからもそこに居《きょ》を構え続けるであろう——という考え方のほうが、ずっともっともらしいと私は思う。先述したように、私たちは比較的独立して存在する二つの並行するシステムを想定しているので、特にそう思うのであろう。

　暗示／明示領域の区分に関し、二つの興味深い示唆がある。ブッチ[一、二五]は、それらを三つのカテゴリーに分けた。すなわち、①準象徴的・非言語コード（持続的でアナログの体験——絵を描く場合のように——から成る）、②象徴的・非言語コード（非言語的体験・情報——誰かの顔をイメージとして知っているというような——から成る）、③象徴的・言語コード（言葉から成る）——である。確かに、このように境界線を引き直せば、最も便利であろう。本書においても時々用いることにしよう。しかしながら、本書の大部分においては、暗示と明示という荒削りのままの区分を使用するに留《とど》めるつもりである。また、フォーゲル[二六、二七]は、暗黙の記憶を二つのタイプに分ける——という、興味深くて便利なもう一つの区分を提案している。すなわち、第一のカテゴリーは、「調節にかかわる暗黙の記憶」であり、それは私たちの身体的・社会的環境に関する感覚・運動・情動の様相に対する私たち自身の反応を非意識的に調節することを可能にするものである。これは、たとえば、愛着パターンにおける暗黙の記憶（スィーガル[二八]）や、「中核」自己（スターン[二九]）・「原」自己（ダマシオ[三〇]）・「対話自己」（フォーゲルら[三一]）の形成における暗黙の記憶を含んでいる。また、自己の情動的起源（スコール[三二]）の形成における暗黙の記憶と同様に、客観的自己（ロシャット[三三]）の形成におけるそれをも含んでいる。フォーゲルの第二のカテゴリーは、「直接参加する記憶」であり、それは特定の文脈において活性化され、人生に暗黙の記憶を持ち込む。その記憶は、過去から来たものでありながら、現在起きているかのように体験される。外傷記憶はその一例であろう[三四、三五]。

　ほとんどの場合、暗示を言葉にする理由はないであろう。出来事は「言葉に翻訳してくれ」と圧力をかけるが、にもかかわらず、それは沈黙のままであり続ける。そしてその後、暗黙の知識全体のうち、ごくわずかの部分のみが言葉へと置換される。ボラス[三六]は、主要な臨床的現実の一つを指す言葉として「考えてみたこともないが知っている」という造語をつくった。これは巧みな表現である。なぜならば、暗黙の知識は非意識であるとしても、通常、潜在的には意識されている。したがって、潜在的には言語化可能である。（これらの相違については、後でもっと明確にしよう。）このような理由から、私は、暗黙の**知識**ではなく、暗黙の**了解**という言葉を用いた。分詞形である**了解**は、建設的な曖昧さをよく表現しているからである。その言葉はまた、知識という言葉の持つ制止したイメージとは反対に、進行中という、より力動的な概念を表現してもいる。知識では、過去に在ったこととして受けとられる可能性が高いであろう。ストロロウとアトウッド[三七]は、臨床心理学において良く知られているもう一つの巧妙な表現を用いている。すなわち、**前反省的意識**である（しかし、この「前」を、発達的なセンスでとらえる必要はない）。

無意識との関係性

　暗黙の了解の臨床との関連性は、意外に重大という気がする。暗黙の了解は「記述的（地形図的）無意識」である。「無意識」という言葉は、抑圧された素材のために確保しておかなければならない。その場合、意識にのぼらせないための防衛という障壁が存在する。したがって、より正確に言えば、暗黙の了解は非意識である。それは抑圧されてはいないのである。対照的に、精神分析的な「力動的無意識」は、抑圧の力がそれを積極的に意識の外に留め置くために、意識されないということを指す。おそらく、抑圧は暗黙の了解を上から抑えつけようとはしないのであろう。ゆえに、抑圧された素材が無意識であるのに対し、暗黙は単純に意識されていない（つまり非意識）だけなのである。

日々の社会生活には、莫大な量の暗黙の了解が存在する。たとえば、あなたは人の話を聞いている時、視線をどこへ向けているであろうか？　あなたが話している時は、どうだろう？　あなたは、権威ある人物や初対面の治療者に向かって話す時、どのような体勢で、またどのような声のトーンで話すであろうか？　あなたは議論を終えようとしていることを口に出さずに相手に知らせたい時、どうするであろうか？　あるいは、その人の意見に賛成できないが、そのことに立ち入って話し合いたくもない場合、どうするであろうか？　誰かがあなたのことを好きでいることを、どのようにして知るであろうか？　あなたは、あなたがその人を好きでいることをその人が知っているということを、どのようにして知るであろうか？

このような暗黙の了解の多くは、言葉に置き換えることさえできない。そのような臨床例がたくさんある。たとえば、自らの子ども時代について語っていた患者が、毎週日曜に開かれる拡大家族ディナーに言及するとしよう。――毎週日曜にどのようなことが起きるのかが暗々裏に伝わってきた。すなわち、家族メンバー各々の役割、席順、活動の流れ、どのように戦いが勃発し、そして中断あるいは解決したのか、誰がピエロ役を演じたのか――言い換えれば、それは家族の脚本である[三八、三九]。治療において、患者と治療者がそれらの断片を総合し、ひとまとまりの完成された、首尾一貫した途切れのない物語りの形へと仕上げるためには、何週間も何カ月も費やすことになるかもしれない。それには多くの仕事が必要とされる。そして最終版は、物語りと解釈に見合うハイライトを構成するのに適当な事柄だけになる。そして、残りは暗示のままとなるのであろう。

小説家アレッサンドロ・バリッコ[四〇]からの引用は、より直接的にこの問題の核心を突いている（**アイデア**を、**暗黙の了解**に置き換えて読んでみてほしい）。

アイデアとは、些細な直観の銀河のように、混乱したものである……それは変化し続ける……それらは美しい。しかし、それらはめちゃめちゃに散らかっている……純粋な状態では、それらは驚くほどめちゃめちゃである。それらは、かりそめの、無限大の幽霊である。明確で独特のアイデアとは、デカルトが考案したものである。しかし、そんなものは実際には存在しない。それは偽物のアイデアである。アイデアの定義は曖昧である。もしもあなたが明確なアイデアを持っているとしても、それはアイデアではない。……さあ、困った。……あなたがあるアイデアを表現する際、それをひとまとまりのものにすれば、それは元々持っていたアイデアではなくなっている。しかし、それを組織化し、簡潔にし、他者にもわかるようにするためには、ともかくもあなたはそれに形を与えなければならない。あなたがそれについて考えないようにと自制しさえすれば、そのアイデアはそれにふさわしく、驚愕に値するほどめちゃめちゃなままであり続けることが可能である。しかし、あなたがそれを（言葉で）表現しようと決心するならば、あなたは要約するために、何かを取り、他のものを捨てなければならない。これを簡潔にするために、あれを切り捨て、それをある論理に無理矢理当てはめては順序正しく並べる。しばらくそれにとり組めば、最後には、あなたは人々にも理解できる何かを作り上げるであろう。それは、「明確で独特の」アイデアである。最初、あなたは確実な方法でこれをしようと試みる。あなたはあなたの頭にある無限のアイデアのすべてを守りたい、捨てるものを極力少なくしたい――と思うであろう。そして、やってみる。しかし彼らはあなたに時間を与えてくれない。彼らはあなたに圧し掛かり、知りたがる……

（バリッコの言う**アイデア**の概念が、ゆるい概念であること、そしてそれは暗に無言のまま私たちの生活あるいは世界の本質的様相をとらえてもいるということに注目したい。この理由から、私は、**アイデア**を**暗黙の了解**に置き換えてもかまわないと考えた。）暗黙の領域における体験としての現在の瞬間は、バリッコの言うアイデアと大変よく似ているであろう。

臨床的な視点からも、暗黙の様式のこの側面について調べる必要があるだろう。なぜならば、治療における間主観的領域の調節は、現在の瞬間毎《ごと》に、ほとんど非言語的・非意識的に、暗々裏に生じるものだからである。転移の多くは、ある種の暗黙の了解のカテゴリーに区分される。そのごく一部については言葉にすることができるし、必要に応じて実際に言葉にされることもあるだろう。しかし、母―乳児治療においては、母親の転移に由来する相当な量の暗黙の了解が今まさに現れているとしても、それを解釈して明示したり意識化したりしようとせずそのままにしておくことは、治療者にとって、ごく自然なことである。早期の母性の持つ特殊な心理学的性質は、このような治療的解消のあり方が最も治療的だ――と主張しているからである（四二）。

暗黙の了解というこの新たな視点は、伝統的精神分析に対し、重大な問題を提起している。なぜならば、暗黙の了解は、力動的な意味での無意識ではないからである。つまり、それは抵抗により意識から差し控えられているわけではなく、他の理由による非意識なのである。抵抗や抑圧の概念は、ここでは適用されない。これは、記述的に非意識の素材の最良の分け前が抵抗以外の理由で言語化されなかった――ということなのである。ゆえに、「抵抗」と言う場合、それは抑圧された力動的な無意識の素材がそこに含まれている――という限定的な状況を指している。言ってしまえば、それは治療的作業の中では少数派なのである。このことは事実上、精神分析的努力の主要な局面にはゆゆしき限界がある――ということを示しているも同然である。そして、私たちが日々の生活と精神療法において、暗黙の了解の持つ広大な視界について考える時、その限界性はますます重大なものとなるであろう。暗々裏に調節される記憶と表象は、転移や治療関係を形作る際、絶えず役割を演じ続けている。また、生《なま》の過去と症候的な現在の多くを作り上げる際にも、それは概ね同様の役割を演じ続けているのである。

臨床状況においては、主な議題は二つある。第一の議題は、面接において生じる明白な言語的内容に関するものである。「言語的治療」においては、これは患者が話す内容を指す。すなわち、過去、未来、夢、幻想、面接室外の問題――である（たとえば、仕事、家族、陰性感情、混乱している思考など）。これはほとんどの時において優先的に話される伝統的なテーマである。これはまた、物語りの議題と呼ぶこともできよう。それを「明白な議題」と呼ぶことにしよう。明白な議題にとり組む時、治療者と患者は同じ方向を向いて並び、言わば第三の事象を見ている。すなわち、彼ら自身の直接的な関係の外にあるものを見ているのである。それは、患者と治療者が、物語り形式で、共同で作り上げる意味に関する探索である。

また、身体、ムーヴメント、表現的、ゲシュタルト、サイコドラマなどの治療においても、明白な議題を認めることができる。たとえば、「今、あなたは何を感じていますか?」、あるいは「あなたの身体のどこで、そう感じましたか」などとさぐりを入れれば、それに対する反応は、言葉で返されるであろう。もちろん、語られる内容自体は暗黙の非言語的な源から生じているのであるが、それはその後の物語り作りにおいて、明白な議題へとつなげられてゆくことになる。

第二の議題は、治療者—患者関係における暗黙状態の調節に関するものである。これには、治療同盟、抱える環境、作業同盟、転移／逆転移関係、「現実」的関係などが含まれる。そうとは気づかれないまま共同で構築され調節されるこれらの関係性は、事実上「暗黙の議題」と呼べるであろう。

直接的な間主観的領域を調節することは、私たちにとって最も興味深い暗黙の議題の一局面である。暗黙の議題は、明白な議題を文脈上に置く役割を担っている。その意味で、それは根本的存在と言える。それは、何について話してよいかを強制し、決定する——言い換えれば、自由度を決定する。

精神療法における暗示の主要な責務は、直接的な間主観的領域を調節することである。これは、連続した瞬間や、現在の瞬間において遂行される。それらの瞬間は、間主観的領域をとり決め微調整するための小さな足場である。現在の瞬間毎《ごと》に、自らの視点でスポットライトを当てつつ、他者の心的状況をさぐり、試し、修正しながら調整をすすめる。この患者と治療者による同時並行的な読みとり作業のプロセスは、そのほとんどが、非意識的に生じる。したがって、現在の瞬間は、以下のような間主観的質問へと向けられる。すなわち、「今ここで、私たちの間に何が起きているのでしょう?」、「今、私は、あなたが私に関してどのように体験しておられると理解すればよいのでしょうか?」、「今、私があなたについて体験していることについて、あなたは何かご存知ですか?」などである。より局所的なレベルでは、これらの問題は要約され、より小さな質問になる。すなわち、「私が今言ったことを理解されましたか?」、「本当の意味で、理解されましたでしょうか?」、「今、そのテーマについて先に進めたくはありません、未だちょっと。」、「私は、あなたが私の言ったことを好んでいらっしゃらないように感じています。それでは、少し後戻りしましょう。」、「近づき過ぎましたかね? どうぞ何もなさらないでいてください。」、「私を追い詰めないでください」、「大丈夫ですか?」、「あなたは十分に応答して下さいませんでしたね。」、「私はあなたの仰りたいことを理解できているでしょうか?」、「私たちは、今何をしているのか、本当にはわかっていないのではないでしょうか。どうでしょう?」。このような関係性のプロセスの議題に取り組むことにより、患者と治療者は、もはや同じ方向を向いて第三の事象を一緒に見ているという関係ではなくなる。彼らは互いに顔を見合わせている。たとえ目を合わせていないとしてもそうである。各々自分自身を見つめているとしても、互いに見つめ合っているとしても、その二つを交互にしているとしても、皆同じことである。

臨床的側面からみてみると、関係性に関するどんな暗黙の了解も、明白な議題に影響を与えているであろう。その逆も真である。それらは互いに相手と切り離しては考えられないものである。しかし本書においては、暗黙領域での了解のほうに、より重点が置かれている。特に治療者—患者間の間主観的領域においてはそうである。より特異的には、現在の瞬間毎《ごと》に、この領域がいかに調節されているか——ということに重点を置いている（現在の瞬間とは、私たちの主観的体験の基礎単位である）。——治療において、この領域が、明白な領域と同じほど深く取り扱われたことは、これまでにはなかったと思うからである。

暗黙の了解は反省的に意識されないという事実、そして力動的無意識もそうであるという事実は、暗示と明示との関係における意識と非意識との相違についての考察へと私たちを導くことになるであろう。さあ、一緒にとりかかろう。

第八章　意識の役割と間主観的意識という概念

さて問題である。現在の瞬間《プレゼントモーメント》が展開する際、その形成は暗黙のプロセスに当たるが、ある体験が現在の瞬間に成るように修正されるためには、それは気づきまたはある種の意識に一旦入らなければならない。しかし、それはどのような種類の意識なのであろうか？　この点については、まず、意識とその背景に関する「よくある疑問」を一覧する必要がありそうだ。

背　景

歴史的には、（民間心理学ではない）学問的な心理学は、意識について、ごく最近までほんの時々しか興味を持つことがなかった。一方、精神力動理論は無意識のほうにずっと強い興味を抱いてきた。フロイト（一）は、意識とは明白かつ疑う余地のないものなので、それについて議論する必要はないと想定していた。彼はその後、力動的無意識の構造に関する探究に没頭していった。当時、それは未だ明白になっておらず、今日のように受け入れられてもいなかった。以上のような事情から、現在の瞬間と現象的体験は、平たく言えば、無視されてきた。それらは意識に織り込まれているものだからである。しかし、ここまで現在の瞬間について強調してきた私たちとしては、意識に関する疑問とも、顔を突き合わせざるをえない。結局のところ、現在の瞬間とは、気づきまたは意識がひと跳ね《ワンバウンド》する距離《ストレッチ》における現象的内容物である。それは気づきの瞬間《モーメント》にしか存在しないものである。それとも、意識の瞬間と呼ぶべきであろうか？　また、それらの違いは何であろうか？

気づきと意識について考える道筋は幾つかある。**気づき**とは、体験対象に対する心的焦点づけに関するものである。**意識**とは、気づいていること、あるいは超気づきなど、気づきのプロセスを指している。

発達学者は、乳児期からの意識の個体発生について記述するために、異なるタイプの意識を明確に分類するよう迫られてきた。ゼラゾ（二、三）は、意識レベルモデルを提唱し、最初に三つのレベルを以下の通り一覧表にした。すなわち、①最小意識（通常、「気づき」と呼ばれる）、②反省的意識（時に、「二次的」あるいは「回帰的」意識と呼ばれる）、③自己意識――である。気づき（最小意識）と意識（反省的意識）との区別は、私たちに最もかかわりのあることである。発達的には、気づきは意識の原初的な形態であると想定されている（この場合の意識とは、ある体験が生じている現在の瞬間という限られた範囲内での意識を指している）。ゼラゾ（三）は、「乳児は**何**を見ているかを意識している（ここでは、意識している＝気づいていると読むこと）。しかし、乳児は何かを**見ている**ということを意識しておらず、ただ（取扱者としての）**乳児**が何かを見ているというだけのことである」と述べている。そうして体験は、反省されることなく現在のひと跳ねに留まり、自己ともかかわりを持たず、記憶にも残らない。それゆえ、それは回復不可能である。一方、意識は反省的である――言い換えれば、気づいているということに気づいている。反省性のおかげで、意識のこのタイプは想起可能であり、明白な記憶に入り込むので、言語化も可能である。（これらの言葉についての解決を試みるまでは、神経科学の功績を棚上げにして、しばらくの間、心的・行動的レベルに留まることにしよう。）

表現は異なるものの、哲学者も、同様の区別の問題に関して悪戦苦闘を続けてきた。気づきと意識との区別は、現象的意識と内省的意識との区別として練り直された。現象的意識とは、直接的体験に関与しているものである。（五）すなわち、「生《なま》の感じ」（四）、ある事象が心の「舞台」に「それらしく」乗っている（六、七）ように見えるという考え方、与件性質《クオリア》の体験（たとえば、**赤さ**）などがそれに当たる。内省的意識、あるいは接近意識とは、現象的体験をしているということの気づきである。（多くの視点からみたこれらの相違に関する議論をすべて知りたい場合は、ブロックらの文献を参照されたい。）結局のところ、哲学的な議論においては、気づきと意識の区別はそれほど明白ではない。人は気づかずして現象的意識体験を持つことができる――ということがその理由の一つであろう。[八] 先述の二つのタイプの意識の間の境界線も、それほど鮮明ではない。しかし、別の時間枠においては、反省的意識のほうが、気づきよりも必要とされると言うことはできよう。なぜならば、それは事実の後のものだからである。そのほか、文学においては、意識の流れを描写する際、意識と気づきの間に柔らかな境界線すら引こうとはしていない。

臨床状況への応用へと話を移そう。臨床における意識／非意識の区別に関する問題は、患者と治療者とのかかわり合いにおいては、終始、二つの議題が同時に取り扱われるという点にある。その一つは、彼らの言っていることやその意味としての内容という明白な議題である。これは明らかに反省的意識の素材である。なぜならば、それは言語的に接近されるからである。意識に関する多くの臨床的概念は、言語を欠くことのできない要素とみなし、それに強く寄りかかっている。極端な言い方をすれば、体験対象に言語や象徴という形でラベリングされていないような反省的・内省的意識はありえない。大多数の精神分析理論も――少なくとも漠然とは、この発想を受け入れてきた。しかし、この言語への信頼とは、疑わしいものである。なぜならば、多くの臨床的活動は非意識的な「体験対象」――言わば治療的間主観的領域を微調整する暗黙の議題とエナクトメント――を含んでいるからである。

通常、言語的治療は、内省的・反省的意識に重点を置く。内省的・反省的意識とは、ほとんどの場合、言語的接近と同義である。その一方で、ムーヴメント、サイコドラマ、実存志向的治療においては、現象的意識に重点を置く。そしてそれは、通常、エナクトメントと同義である。

間主観的意識

中心的疑問に戻ろう。暗々裏に把握された現在の瞬間は、どのようにして意識にのぼるのであろうか？　そして、それはどういう種類の意識なのであろうか？　この疑問を解決するために、ここで私は、意識の新たな形を提案したい。すなわち、私が**間主観的意識**と呼ぼうとしているものである。それは、精神療法において特徴的にみられる二者間の熱心な接触に、非常によく適合する。

二人の人が、共有された現在の瞬間において間主観的体験を共同創造する時、一方の人の現象的意識は、もう一方の人のそれと重なる上、部分的にはそれを含んでしまう。あなたはあなた自身の体験＋他者の体験するあなたの体験を有することになる。それらは、お互いの目、身体、声のトーンなどに反映される。あなたの体験と他者の体験とが正確に同じである必要はない。なぜならば、それらは異なる活動中心と方向づけ《オリエンテーション》から生じているからである。それらは若干異なる色、形、感じを有するかもしれない。しかし、二つの体験が相互に認め合う際に、同じ心象風景を共有する「意識」が生じている時には、それでも十分に同じなのである。これが**間主観的意識**である。それは、精神療法においては、特別な現在の瞬間において起きる。トロニック(九)は、母―乳児関係と患者―治療者関係において、同じ現象が見られるということを指摘した。彼は、それを「拡大二者意識」と呼んだ。これは、まるで共同の知的基礎《ベース》が成長するかのように、共有の視野が拡大されていく様子《さま》を指している。そしてその共同の知的基礎とは、実際に意識されている場合もあれば、潜在的に使用可能な共有知識の単なる断片に過ぎないこともある。それは潜在性の意識の一種なのであろう。この概念においては、二者間の暗黙の了解と二者間の意識とが混同されているか、あるいはそれらは同義語であるということを意味している。対照的に、私が「間主観的意識」という言葉を用いる際には、ある特定の現在の瞬間において、**今**起きていることのみを指している。共有された了解の潜在空間において起きていることは、それには含まれない。意識が今を越えて拡がることはないのである。ゆえに、間主観的意識は、今においてのみ創造されうると私は考えている。もちろん、それは未来へと拡がることもない（たとえすぐ手の届くところにある未来であっても）。なぜならば、それは未だ意識にのぼっていないからである。そして、間主観的意識の作用により拡がりうるのは、暗黙の了解の間主観的領域のみである。

間主観的意識について、さらに明らかにする前に、それについて幾つかの視点から調べておかなければならない。ここで、意識についての神経科学的説明が精神内的視点から出発していることを思い出してみよう。脳内で、ある体験により最初のニューロン・グルーピングが活性化されたとする。次に、このグルーピングは同じ脳内で第二のニューロン・グルーピングを活性化する。そしてそれが最初のグルーピングに報告を返すことにより再活性化が起き、そして再入力ループが創造される。そのようなループは、他のニューロン・グルーピングへと拡がりうる。そして互いに再活性化し合い、回帰的ネットワークを創造する。こうしてオリジナルの体験は異なる視点（ニューロン回路機構の視点）から取り扱われることになる。この多焦点化された反復（超活性化の形）は、心的レベルにおいて、より高度な体験を生じる――すなわち、意識である。

対照的に、間主観的意識は、二つの心を必要とする間精神的出来事とみなされている。ある人が、ある体験をしたとする。これは直接的に感じられる。そしてそれは間主観的共有を介して、他の人に、ほぼ同じ体験を活性化する。そしてこれは、二番目の人の配慮や振舞いを通して、最初の人へと照らし返される。この共有された現在の瞬間において、彼らが互いに交流し合う際、二つの心の間に再入力ループが創造される。特に、互いに見つめ合うことは、間主観的再入力ループを反響させ、数秒間（現在の瞬間が仕事をするために必要とされる時間）にわたり活性化され続ける。この二人の視点を含む間主観的回帰は、彼らの間に「より高度な」体験を産出する（まさに神経学的反復が、より高度な体験を産出するように）。この、より高度な体験が、間主観的意識である。

意識のより社会的な側面についても示唆してみよう。どのような概念と根拠がこの方向へと導いてくれるであろうか？　実は、意識研究においては、長年の疑問が存在する。それは、誰に対し、あるいはどのような脳構造に対し、私たちの体験を意識化するよう報告するのであろうか？――というものである。早期デカルト学派の発想によると、頭の中にいるホムンクルスが体験対象を目撃し、その報告のために、ある種の心的舞台を横切る――と考えられていた。しかし多くの研究により、その仮説は全く理にかなっていないということが十二分に明らかにされた(五、六、十〜十二)。しか

し、報告を受ける者が必ず存在すると、未だに頑固に言い張っている研究者もいる。(十二)

神経生物学的な視点からも、デカルトの質問の現代版に関し、疑問が持たれている。すなわち、どのような脳構造が、ホムンクルスの介入なしで、ともかくも意識化するための「報告を受ける」のか？　というものである。未だに、脳における意識の中心領野として受け入れられているものは存在しない。多くの研究者は、実は何も存在しない――むしろ意識とは、身体（筋肉運動および心）と環境との取り決めにおける全身的属性の総体である――と示唆している。(十三～十六)重要なことに、環境との取り決めとは、文化との取り決めと同じように、他者の心とのかかわり合いをも含んでいる。

この推論の道筋は、より社会的な視点へと進んでいく。そして「誰が報告を受けるのか」という疑問は、人間の心や脳を超越し、開かれたものとなる。そのような視点から見れば、社会的鏡理論は、「反省的意識とは、元来社会的なものであり、それは共有された体験世界と社会的反省性とに依拠している」ということを示唆している。(十七)ホワイトヘッドが指摘しているように、これらの発想は、ディルセイ、バルドウィン、クーリー、(十八～二一)メッドにより構築された長い伝統を基礎として成り立っているものである。同じ脈絡で、ヴィゴツキー(二二)は、言語とは社会的に構築されるものである――と主張した。つまり、言語の獲得は、言語を話す他者とのかかわり合いにおいてのみ生じるということ、また公的言語が私的言語に先立つということ、そして言語の使用により、文化へと参加し、それに没頭していくことは避けられない――ということなどを主張した。ブルーナー、オルヴァー、グリーンフィールド(二三)も、意味の創造に関し、同じ結論に到達している。すなわち、意味とは心とそれを取り巻く文化的人為物とのかかわり合いにより共同構築されるものである――と彼らは言う。フェルドマンとカルマー(二四)は、自己同一性は社会的に構築されるということを強く主張している。物語り《ナラティヴ》形式の自叙伝的記憶が他者にもわかりやすいように言い直される場合でさえも、それは社会的に構成されていると彼らは言う。そして私たちは、間主観的意識という現象を、上記の極めて重要な社会的起源を持つと思われている現象のリストに加えることができると考えている。

以上の示唆は、神経科学にとって、より広い視野の疑問へとつながる道を開通したと言えよう。さて、私たちは、二つの脳の間に設定される回帰的ループをどう説明しようか？

社会的鏡理論は、社会において鏡が存在しなければ、心に鏡があるわけがない——と主張する。私たちは、他者には内界があるということに気づいた時、私たち自身にもそれがあるということに気づく。さらに、他者は私たちの内界を知覚することができ、他者の視点からその知覚を表現することができる。(十七)反省的意識は、私たちが現象的体験をしていることを目撃している「他者」の存在がなければ生じないであろう。言い換えれば、心の劇場に座っているホムンクルスの役割を演じるための他者——である。再入力は、あなたの体験の他者の体験のあなたの体験……という形で起きる（より正確には、他者の体験が間主観的に把握されるところであるあなたの体験において……）。

もちろん、他者は、体験を経験している自己とは異なる。この機能を提供できる「他者」は、数人存在する。人は、自己の中の他者の視点と、体験を共有することができる。多面的（文脈特異的）自己が存在するということについては、今や広く受け入れられている。すなわち、多数の自己は、互いにかかわり合うことができ、互いに観察し合うことができ、意識の外で互いに心を交わすことができる。これは正常なことであり、病的解離状態に限り見られる現象ではない。精神分析用語を用いるならば、観察自我が体験自我の目撃者となる——もしくは、超自我が体験自我を観察し、判決を下す——と表現できるであろう。また、ある人の心の内に、他の観察者がいる場合もある。たとえば「呼び起こされた仲間(二五)」や、想像上の友達がそれに当たる。ゆえに、自己の視点（直接的に体験している自己ではない）は、他者として振舞うこともあれば、仮想他者が想像・幻想上の目撃者や参加者となることも可能なのである。後者の状況においては、言わば、反省的意識は、一旦、社会的にひきこもっている状態にあると言えよう。

しかし、精神療法においては、状況は非常に異なる上、はるかに社会的である。他者は非常に現実的である。患者はあなたとかかわり合っている。そしてあなたも、彼らと一緒に体験を共同創造する。あなたの現象的体験は、患者の現象的体験に関するあなたの直接的体験を含む。設定は社会的であるのみならず、純粋に間主観的でもある。最近

の研究では、そのような状況に含まれる幾つかの根本的な問題に関して取り上げられている。(原注一)

他者との直接的体験はまるで浸透するように共有されていく――という現象に関しコンセンサスが築かれつつあることにより、自己の体験の反映者（鏡）として活動する現実の他者――という発想は、支持を与えられている。そのような共有や適合に関する行動・発達・神経科学的根拠は、第五章において記述したように、大変印象的なものである。

ここで鏡ニューロンの話に手短に立ち戻ろう。他にも興味深い所見がある。一定の条件下で私たちが行動すると、その際、私たち自身の鏡ニューロンの何セットかが発火する。それはまるで、自らの行動を、他者の行動のごとくマッピングしているかのように思える。誰のためにそんなことをしているのであろうか？ 多分、多数の自己という、他の内的メンバーたちのためにそうしているのであろう。そうすることで、自分自身の内なる間主観的交通が生じ、それが一人の人間の内部で働いている二つの自己から見た二つの側面を基礎とする反省的意識の土台をなしているのであろう。

さて、そろそろ私たちは意識の発達的側面に話を戻すことができよう。ゼラゾ(二、三)は、生後九カ月から十二カ月になる頃には、新たな適応力が全セット揃って出現するということに言及している。すなわち、乳児は、①言葉というラベルを貼るようになる。②他者に何かを見せるために指差しをするようになる。③隠された対象を探すようになる。④遅延模倣ができるようになる、⑤共同注意を求めるようになる、⑥社会的参照（情緒的に不確かな状況に置かれた時、どうしたらよいのか、あるいはどう感じたらよいのかを知るために助けを求めて大人の顔を見ること）を用いるようになる――という変化がみられる。②～⑥の非言語的活動もまた、すべて反省的意識なのであろうか？（乳児の**意識性**については未だあまり明白になっていない。）ゼラゾは、もちろんそうであると主張する。それらはすべて、回帰性のための神経生理学的基礎を持つ新しい心的適応力の表現である――と彼は言う。彼の考えによれば、一つの心の内部における回帰性とは、意識するために必要な条件を創造する発達的飛躍であると言う。

以上、ゼラゾは、多様な振舞いの発達的出現について、神経生理学的に説明した。しかし、この月齢における神経生理学的処理が、そこまで発達的飛躍を遂げるという根拠は未だ存在しない。彼は、神経生理学の持つ性質から、後方視的に推論したと思われる。これらすべての振舞いが、どのようにして同時に出現するのか――ということを想像する他の道筋はないのであろうか？――言語の獲得にも、ニューロン回路機能において提唱された変化にも基礎を置かずに。――そう。今や私たちは、現象的レベルにおいて、ある示唆を得ている。生後九カ月から十二カ月頃の乳児は、二次的間主観性という適応力を持っている（二五、二六）。私は、乳児がこれらの新たな振舞いの出現をもたらすための重大な飛躍とは、間主観性への適応力ではないかと考えている。ゼラゾの言う回帰的・反省的意識は、間主観的意識として働き始めるのではないだろうか。

私たちの主な関心事――臨床状況――に戻ろう。仮に言うならば、三つのタイプの意識が上演されている（現実生活においては、それらの境界線は常にそこまで明確というわけではないが）。

一、**現象的意識**　これは、ある人が、ただ単に起きていることに気づいているだけの体験に関与している。それらが長期記憶に入り込むことはなく、短期記憶（作動記憶）に留まる。その後、それらは消失する。毎秒毎秒の治療プロセスにおいて起きていることの多くは、このカテゴリーに含まれる。

二、**内省的意識**　これは、（先述したように）熟考され、象徴的・想像的にラベリングされた現象的意識体験に関与している。したがって、それらは内省による言語的接近が可能である。言語的精神療法の主要な内容は、この形の意識と共に働いている。治療においては、実践的な理由から、人は**内省的意識**のことを「言語的意識」と呼ぶ。たとえ接近する象徴が明白に言語的なものでなくても、そう呼ぶであろう。（抑圧をはじめ、この種

（原注一）Boston CPSG, Report No. 3, [2003]; Boston CPSG, Report No. 4［印刷中］を見よ。

の意識に対する防衛の働きは、基本的概念において修正を要しないのであろう。）

三、間主観的意識

これは、治療および特殊な現在の瞬間において主にみられる現象のように、比較的熱心なかかわり合いにおいてのみ起きる現象に関与している。ここでは、体験は共同創造され、各々のパートナーの現象的意識において調和《マッチング》しているか、あるいは少なくともかなりの部分が重複《オーヴァーラップ》している――また、それでいて各々異なる（方向づけの）中心から生じている。各々のメンバーが同じ現象的体験をしていることに加えて、両者はパートナーの体験に直接的に気づいていると同時に、それと自己の体験とが一致しているということにも気づいている。これが作用するためには、自己意識もまた、作動中でなければならない。そうすることで、誰がその現象的体験をしているのかということに関し、混乱が起きないようになっている必要がある。二つの体験は、入り混じっているけれども同時に離れているのである。その両方が必要なのである。これは相互的なプロセスであるため、共有された体験は「公共の」ものとなる。社会的反省性という形は、間主観的意識において結果的に生じるものと言える。

間主観的意識の陰性《ネガティヴ》の形もまた存在する。その場合、体験の共同作業が期待はずれに終わったり、調和や適合が失敗に終わったりする。このような状況においては、望まれ、期待された共同作業や調和が欠如していると感じられる。社会的反省性の欠如という状態は、想像上のものに過ぎない。しかし、間主観的に意識され、記憶の中に閉じ込められるには、想像上のものでも十分なのである。

要するに、現象的意識は知覚に土台を置いている。内省的意識は言語に土台を置いている。そして、間主観的意識は社会に土台を置いているのである。

私は今、瞬間毎《ごと》の治療プロセスを通し、体験は間主観的な現在の瞬間において共同創造されるということを示唆している。それが起きる時、社会的反省性の状態に出会い、体験は間主観的意識的になる。間主観的な出会いは、今ここで（すなわち現在の瞬間において）生じる——ということは、本質的なことである。そのため、二人は同時的に生じる体験（自己からくる体験と、他者から照らし返される体験）を一緒に引き受け、共に同じ構造の一部となる。この構造は、二人で体験するつかの間の生《なま》の物語の展開を含む。二人は共に、何かを成し遂げる。この共有は、間主観的意識としての現在の瞬間の内容である。その後、それは長期記憶に入り込み、連想ネットワークの一部となり、そしておそらくは多くの治療作業を経て、治療目標のために十分に言語化される。現在の瞬間に貼りついている間主観的意識は、精神療法をはじめ、人々に変化をもたらす仕事において山積みになっている豊富な暗黙の了解をとり扱うのに大変適しているのである。

第三部　臨床的視点から

第九章　現在の瞬間《プレゼントモーメント》と精神療法

私は精神療法の理論の改訂版を出そうとか、全く新しい技術を提案しようなどと考えているわけではない。むしろ、異なる見方で――つまり現在の瞬間《プレゼントモーメント》という拡大鏡を着けて、現象学的視点から精神療法を見てみよう――と示唆しているに過ぎない。このヴィジョンの変更により、①この仕事をどうとらえるか、②面接中の瞬間々々において何をするのか――の二点において、私たちは変わることを余儀なくされる。これらの変化のうちのどれが最も重要で、永続的であるかということについては、未だ明らかにはなっていない。ここで、この素材に関し臨床とかかわりのある含蓄を幾つか示すことにより、①現在の瞬間の本質、②それと暗黙の了解・間主観性・意識との関係性――に関する短い要約を、順を追って示してみよう。

ここに提案しているもののうちで、より遠大な発想の一つは、主観的な**今**（私たちが**現在の瞬間**と呼んでいるもの）を占めている瞬間《モーメント》により構成される親密な人間関係や精神療法を、微小レベルで見る――ということである。これらの単位に関し、現時点で唯一新しく言えることは、私たちはそれらを、まさにこの調査の出発点として取り扱っている――ということである。現象学の立場からは、私たちはそれらを、臨床的に意味を持つ心理的体験の最小チャンクと考えている。また精神療法のプロセスを調査する上では、それらは基礎ユニットとしてとらえられる。現在の瞬間は生《なま》の素材であり、そこから言語化、解釈、表象、一般化、メタ心理学のすべての概要が引き出されているように見受けられる。「だったら、どうして主観的な今から成る単位は、私たちの心理学において、もっと中心的役割を演じていないの？」と尋ねる人もいるであろう。これこそ、まさに私たちが達成しようと試みていることである。

大雑把に言って、主観的・微小プロセス単位としての現在の瞬間は、これまで無視されてきた。ジェームズ、フライス、カフカ、ウィリアム・スターン、メルロ＝ポンティ、ヴァレラらの業績を除き、そのテーマが学問的心理学の主流になったことはない。臨床的でない心理学は、客観的科学としてそれ自体を詳述してきたが、ごく最近になり、それは主観的・現象学的心理学から顔を背けられている。こうしてほぼ無視されてきたことには、歴史的理由がある。――主観的体験を客観化する試みは、今までのところ、十分に成功してきたとは言えない。心理学における内省主義学派は、二十世紀の初頭、その約束を果たせなかった。「内省とは、とどのつまりが早期の追観に過ぎない」(訳注一)――という、その狭い認識が、客観性というものの運命を決定づけてきたと考えられる。また、体験を現象学的に記述したところで、それは主要なテーマを反復しているだけの一例報告の域を出ない――という限界性も、その理由の一つであろう。

二十世紀の終わりになると、若干、その流れは変化した。何人かの思想家が、(一〜六)客観的心理学における現象学的アプローチの有用性を示す興味深い方法論を示唆したのである。また、新たなブレインイメージング技術の出現に伴い、自己反省という概念は、新たな重要性を担うことになった(七〜八)(実際には、それらはずっと前から重要だったのであって、その割には調べられなかったというだけなのであるが)。たとえば、シルヴァースバイグとスターン(九)は、幻聴を聴いている最中の妄想患者の聴覚領野における活動電位は、その患者が実際に他者から話しかけられる声を聞いている時にみられるものと同様であるということを明らかにした。しかしその際にも、患者は、声が聞こえているか、またいつ聞こえたかということについて、調査者に知らせなければならなかった。つまり、主観的体験は客観的科学の始まりと終わりには必ず存在すると言っていい。それは、正しいと決めてかかる発起人であり、何が起きたのかを最終的に決める裁定者でもある。主観性の「現実性」など問われることも調べられることもない。それは自明のことなのである。

ゲシュタルト心理学においては、現象学的アプローチはそれなりには受け入れられてきた。実際、その所見は主観的体験に依拠するところが大きい。しかしそれでも、主観的体験は中心的役割を十分に演じさせてもらえているとは言い難い。

　現代心理学は、同じような趣旨で研究を重ねていたが、時間概念として**クロノス**を用い、それを生産的に使っている。たとえば、**以前と以後**の概念、**時間間隔**の評価、**同時性**や**継続性**を**知覚する**際の時間的限界、**記憶**に関する研究の大部分、**物語り**《ナラティヴ》や**現実**世界が心の中においてどのように構築されるか——などに対し、それは関心を向けてきた。したがって、彼らにとっては、点より分厚い現在の瞬間や時の主観的単位など必要なかったのであろうし、特徴的な時の輪郭を展開する現在の瞬間などには、なおさら興味がなかったのであろう。

　要するに、学問的心理学の主流において、現在の瞬間のような主観的体験の性質や構造に注意をはらう必要性に迫られることは、ごく最近までなかったのである。しかし、心理学と神経科学との新しい同盟は、その流れを変化させ、今や、より実りある対話を持つに至っている。

　また、現在の瞬間は、精神分析と力動的精神療法からも、概して無視されてきた。精神力動的視点においては、人生の物語に意味を見出し、それを物語りとしてまとまりのあるものにすることに第一義的関心が置かれている。また、精神分析においては、（概括的に言えば）現在の体験の断片／過去の体験／前もって形成されている構造——の三者の関係性に関心が置かれている。これら三者は一緒になって意味深いパターンを練り上げる。現在の断片と過去の断片の（**クロノス**の視点から見た）時間関係は、精神分析にとっては重要なことなのであろう。しかし、個々の断片が生じている時——特に現在——は、重要ではないのである。（グリーン（十）の、断片化された精神的な時の概念は、唯一の部分的な例外であるが。）——しかしそれこそが、まさに私たちの主な焦点なのである。すなわち、現在という微小通時的（micro-diachronic）世界である。

（訳注一）追観（retrospection）。自分の情動、思考などを、それを経験した後に観察すること。（参考文献—第六版「新英和大辞典」研究社）

次に、治療における現在の瞬間を探索してみよう。と言っても、もちろん、それは言語的に回想された現在の瞬間である。すなわち、生《なま》の体験の後で語られた（直後であるとしても）現在の瞬間である。それは言語により新たに作り直されたものである。ならば、この現在の瞬間に関する調査と、主観的体験を探究する通常の精神分析的プロセスとは、何が異なっていると言うのであろうか？　相違点は二つある。

第一の点は、現在の瞬間（語られたものであるにしても）は「一粒の砂の中の世界」であり、それ自体が調査に値する臨床的価値を含んでいる――と想定していることである。対照的に、より伝統的な想定においては、現在の瞬間は、言わばそこから連想の糸を引き出して連想ネットワークを創造するための生《なま》の素材に過ぎないと考えられている。そして、「一粒の砂の中の世界」（＝必要とされている意味）を含んでいるのは連想ネットワークのほうであると考えられている。生《なま》の実際の体験は、自由連想とそれに続く解釈という操作のためにあるのだから、徹底的に調べる必要などないのである。しばしば、（精神力動的によく訓練された）患者が現在の瞬間について語り始める時、連想への入口となりうるような感覚、感情、想像、言葉などが浮かんで来るやいなや、その道へと進んでいってしまいそうになる。このことは、いかに連想作業が生《なま》の体験それ自体を探究することを妨害しているか、またいかにそれによりオリジナルの現在の瞬間から逸れていってしまうかを如実に表していると言えよう。患者は、その話題に戻り、中断したところから話を再開するかもしれないし、そうしないかもしれない。通常は、そうしないことが多い。その代わり、ある体験の要素から他の体験の要素へと跳ぶように前進していく。そうすることで、まるで連想の寄り道を通して意味を拡大できると確約されているかのように見える。

いや。寄り道とは、失礼な言い方かもしれない。むしろ、それこそが精神分析的作業の本質である。なぜならば、連想ネットワークこそが意味を明らかにするのであり、現在の瞬間に在《あ》る主観的な生《なま》の体験について詳述することが意味を明らかにするのではないからである。

私が言いたいのは、治療者が現在の瞬間に留《とど》まり、それについて探究することのできる時間が長ければ長いほど、追跡のための、より多くの異なる道が開ける――ということである。私は、現在の瞬間から簡単に去ってしまわずに、長々と興味を抱き続けるならば、そこには多大なる臨床的価値があるということを示唆したい。誤解のないように付け加えるが、私は、連想ネットワークを、現在の瞬間に焦点付けることと置き換えなければならないと言っているわけではなく、その二つは論理的に競争関係にあると考えているに過ぎない。それらは異なる性質を持ち、互いに補完し合っていると言える。どの瞬間にどちらをフォローすべきか？　というのは、技法的な問題である。さて、多くの治療者は、「もちろん、現在の瞬間を探究しているさ」と言うであろう。しかし、現在の瞬間の性質や構造をほとんど知らないのに、またそれを精神力動的に魅惑的な体験のパッケージにしているのは何なのかということについて誤解しているのに、どうしてそれを適切に用いることができようか？　治療において、あるひとつの現在の瞬間や、治療の焦点としてのひと続きの現在の瞬間などを微小分析的に見てみると、ともかくも私たちが普段見ているのとは異なる見え方でそれが展開しているということに気づく。プロセスの理解が前景に出てくれば出てくるほど、意味の捜索は背景へと退いていく。そしてその結果、体験というものに対する感謝が増大し、急いで解釈しなければ！という焦りは減少するであろう。

　周期的に起きる特別な条件下においては、精神分析は、現在の瞬間と、全面的直接的に、やや長めの対決をすることがある。それは、ほとんどそれが起きている最中（つまり転移／逆転移の素材が「今ここで」の心の舞台に乗っている間）に言語化される。精神分析のこの局面は、一般の精神力動的探究とはかけ離れたところに立っている。転移と逆転移のエナクトメントは、はるかに現象学的なアプローチを要求する。この背景には、一世紀もの歴史を持つ伝統が存在する。それは、数人の精神分析家の研究において真正面から取り組まれてきた[十一、十二]。ボストンＣＰＳＧが、現在の瞬間における間主観的な出会いを理解するために、そこまで必死に研究を続けているのも、まさにそのためなのである。

　しかしながら、ほとんどの臨床実践において、現在の瞬間における転移関係の焦点は、正しいタイミングで解釈できるかどうか——ということに終始してきた。理論的には、過去との関連で説明された転移の断片は、解釈の後、消え去ることになっている。すると治療者は、関係性の現象学的現在を手放してしまう。そしてそれは過去へと——より静かな、歴史的な物語りの精神力動的見地へと帰っていってしまう。そうして、「今ここ」に在《あ》る関係性は置き去りにされ、治療は別の場所へと進んでいってしまうのである。

要するに、ほとんどの精神力動的治療において、現在の瞬間を置き去りにしたまま、意味へと突進する——という事象が見られるということである。私たちは、「十分説明できるほどに理解している」という意味での意味と、「何かをもっともっと深く体験する」という意味での意味との違いを、往々にして忘れてしまっている。この相違については、後でもう一度立ち戻り、より活き活きと説明することにしよう。

現在の瞬間に関する私の追究と、主観的体験を探究する通常の精神分析的プロセスとの第二の相違点は、事実の後の改訂（「一撃の後」または繰り延べた行動）という問題に関することである——言い換えれば、生《なま》の体験（現在の瞬間）とその後の言語による（再）構成との間の、未だ明らかにされていない関係性に関することである。このことは、精神分析においては常に重大視されてきたことである。通常、精神分析は、出来事そのものよりも（再）構成のほうに、より強い興味を抱いている。実際、出来事を、精神力動に関連した精神的現実になるように改訂するのは、まさに（再）構成の役割である。その意味では、精神分析は、体験を言語的に再構成したものに焦点を向け過ぎたために、現象的には路頭に迷ってしまったと言えるであろう。精神分析においては、治療におけるすべてのものは、事実の後にある。それはまるで、知性や言語の機能はいつも、これから起きるかもしれないことか、あるいはすでに起きたことを操作しているのであり、決して今起きている最中のことを操作することはない——ということと似ている（メルロ＝ポンティ[十三]）。

現在の瞬間をよりよく見るために、「事実の後の改訂」という概念を紐解いてみることには価値があると思われる。——そうしなければ、現在の瞬間は改訂され、消失してしまうであろうからである。私は、改訂という概念を四つのカテゴリーあるいはレベルに区分したいと考えている。第一に、「ローリング改訂」——これは、現在の瞬間が未だ展開している最中に起きる。過ぎゆく現在の瞬間はどれも、すぐ前の現在の瞬間の過去を改訂しながら進んでいく。（フッサールの現在の三つの部分を思い出してほしい。）これは前進しているプロセスであり、各々の現在の瞬間の形態《ゲシュタルト》が把握されると、その都度終結するという性質を持っている。言い換えれば、「一撃の後」は、拡がりゆく現在において作用する——**現在においても**作用しているのであって、過去においてのみ作用しているわけではないのだ。この継続的なローリング改訂をもたらすためには、言語は必ずしも必要ではない。このことは、改訂を、より普遍的なプロセスにしている。すべての体験は絶え間なく存在し、一瞬また一瞬と連続して改訂されていく。このことは、稀なことでも周期的に生じるだけのことでもなく、ごく普通に起きていることである。それこそ、心とはどのように働いているのか——ということそのものであると言えよう。

「事実の後の改訂」の第二のタイプは、体験を言語に置き換えることによりもたらされる——つまり、言語化を通しての改訂である。

第三のタイプは、繰り延べた行動により、意味を付与することである——言わば、後での体験が前に起きた出来事に関する過去の理解を著しく変更することを指している。それは、「概念的」改訂と呼ぶことのできる、ある種の再評価である。

「改訂」の第四のタイプは、微小分析面接において起きるものである（詳しくは、付録を見てほしい）。要するに、これは現在の瞬間の単純な一回限りの言語的翻訳とは異なる。それは、現在の瞬間の体験をどう感じたか——というところに行き着くための、さまざまな層の詳細な構成・統合作業である。その狙いは、人生の真実らしさ——意味ではなく——を表現することである。後述する章に挙げるデータの多くは、この最後のタイプの改定を、ある局面について修正したり省略したりしながら集めたものである。——多くの治療者は、治療あるいはすべての成り行きに関し「私も全く同じように適切にやっているわ」と信じているであろう。私はそのような主張を強く疑っている。

この改訂の最後のタイプは、ありきたりの精神療法ビジネスではないのである。それをガイドする基底的想定も、現在の瞬間の性質に関する知識も、方法も、目標も、結果として生じる記述も、すべて異なっているのである。

簡潔に述べれば、精神分析は、現在の瞬間において展開している、時と人が置き換えられただけの（転移性の）出来事を治療している。それを、過去のパターンのもう一つの具体例として、また自由連想の踏み切り板として、あるいは夢の内容により顕在化された単なる表面的な出来事として、治療しているのだ。——そこでは、多くのことが失われているであろう。

実存主義学派、ゲシュタルト心理学、対人関係精神療法など幾つかの精神療法においては、「今ここで」に格別の注意が向けられている。ムーヴメント・セラピー、ダンス・セラピー、音楽療法などの表現療法も同様である。彼らは、現在の瞬間において展開している関係性の出来事に、できうる限り焦点づけようと努力している。この現在中心のかかわり合いは、取り扱うべき素材が出現する主な文脈とみなされている。システム療法もまた、伝統的に、現在に対し多くの注意を向け、焦点づけてきた。伝統的治療における多くの策略は、優勢になっている身体的・心理学的文脈を変更しようと試みている。したがって、患者は変更された現在において自らを発見することになる。この変更された文脈においては、新しい振舞い・思考・感情が出現し、各々治療的に取り扱われる。

しかしながら、現在が臨床的に使われてきたとは言え、現在の瞬間における体験の現象学を探索し、記述しようという組織的な試みは、未だ成されていないと言っていい。多くの身体療法やムーヴメント・セラピーにおいても、現在の作用はつかの間の力動の輪郭を描いて展開しているにもかかわらず、この微小通時的様相を概念化しようという試みは、ほとんどみられない。したがって、これらの「言語を超える」治療の多くは、素材を呼び起こすために独特の力強い技法を用いているが、その素材は、結局は後で言語的に表象され、精神力動的に用いられていると言えよう。言い換えれば、それらと「言語的」治療との最大の相違点は、素材を呼び起こす方法と、素材の出所《でどころ》にあると言える。つまり、呼び起こされた素材が最終的にどのように用いられるかという点では、それらは言語的治療とさほど異なってはいないのである。これらの治療は、実践におけるプロセスの微小なつかの間の構造に多くの注意を向けているにもかかわらず、その詳細な記述や概念化には、あまり関心を払っていないようだ。

暗黙の了解という拡大鏡とその性質は、臨床にかかわる幾つかの含蓄を有する。伝統的精神分析において用いられている、より包括的な概念の一つに、抵抗がある。広義の抵抗の定義は、ラプランシェ・ポンタリスによると、以下の通りである。「『抵抗』という名は、精神分析において、無意識へと到達することを妨害するすべての言葉と行動に対して用いられる。[十四]」ここで言う**無意識**とは、抑圧された力動的無意識を指している。フロイトの思想においては、抑圧と抵抗は、力動的無意識を意識化するのを妨害するという点においては、本質的に同じことを指している。ラプランシェ・ポンタリスによると、フロイトは、抵抗をより広義にとらえることにしたようである。五種類の異なる抵抗についての記述がある。すなわち、①抑圧、②治療抵抗、③二次的利得のための抵抗（以上、すべて自我の防衛）、④無意識的罪悪感と罰せられたい要求に由来する超自我からの抵抗、⑤反復強迫の形をとるイドに由来する抵抗――の五種類である。

今、私たちが直面している問題は、暗黙の了解は力動的無意識ではないため、抵抗（抑圧）により意識化することを差し控えられているのではない――ということである。つまり、それは先述の理由とは別の理由のために意識化されないのである。抵抗の概念は、暗黙の了解には適合しないのだ。この限界性は、暗黙の了解が日常生活と精神療法において巨大な視野を持っていることを考慮すると、ますます重大なものに思えてくる。調節にかかわる暗黙の記憶と表象は、転移と治療関係を形作る上で、絶えずその役割を演じ続けている（それらが生《なま》の過去と症候的現在の多くを構成する時にも、ほぼ同様のことが言える）。

無意識として記述されている素材の大半は、抵抗の概念を必要としていないようにみえる。したがって、抵抗という概念は、抑圧された力動的な無意識の素材が含まれている状況に限定して用いられるべきであろう。エナクトメントとは、最近かなり注目されている概念であるが、それは力動的無意識と暗黙の非意識との間のグレーゾーンに区分される。

　フロイトの抵抗に関する早期の類型学は、暗示から明示へと進む際に生じる困難を理解する助けとなりうるであろうか？　実は、そこではある種の完全性と純粋性を破壊する問題が生じている。第七章で記述した、アレッサンドロ・バリッコの、「美しいめちゃめちゃ」としての、言語化される前のアイデアの純粋な状態（＝暗黙の了解）を思い出してほしい。スターン[十五]は、言語を学んでいる最中の子どもに関する記述において、このことについてのコメントを述べている。すなわち、そのような子どもの、心地よく、豊かで、暗黙の、前言語的な世界は、暗黙の体験に言語のラベルを貼り付けることにより、識別不能な断片へと破砕されてしまう。**もし赤ちゃんが日記を書いたら**[十六]には、架空の生後九カ月の乳児が、フローリングの床に降り注ぐ陽光の斑点で遊んでいる――という記載がある。それは、彼にとっては豊かで、多様で、感覚的に感じられる世界を形作っている。彼は、床の上の陽光を舐めてみようとした。それを見た母親は、彼を慌てて止め、

　「ただのお日さまじゃないの、ジョーイ。見るだけよ。床にお日さまの光が当たっているだけなのよ。このお日さまは食べられないの。ばっちぃのよ」

――と言った。

架空の子どもに、母親の言葉を理解することができたとしたら、彼は以下のようなことを考えたであろう――

「ママのことばのひとつひとつが、くぐもった一撃になって、ぼくの空間をこなごなにする。『ただのお日さま』――だけど、あれはぼくのプール、大事な大事なプールだったんだ！　『見るだけよ』――ぼくにはお日さまの音

が聞こえたんだ。手でさわることだってできたんだ！『床にお日さまの光が当たっているだけ』――どんなふうに？『ばっちぃのよ』――ぼくはその中に入ってたんだ。」

ママの声がやむと、こなごなになった空間のかけらがみんな、まわりに落ちてくる。あの世界は消えちゃった。(訳注二)

体験を言葉にする時、何かを取れば、何かを失う。失うものは、完全性、感じられた真実、豊かさ、正直さである。この喪失に対抗して作用する何らかの抵抗というのもあるのであろうか？　複雑さに富み、非言語的で、反省意識的でない状態のままに体験を守り保持する抵抗というのは、あるのであろうか。多分、それは美的で、道徳的にも自分に正直な抵抗で、生《なま》の体験の貧困化に対抗する実存的な抵抗なのであろう。――どんな出来事においても、その本質を実感し、暗黙の了解に到達する――そんな視野と妥当性を持つ抵抗の概念を、これまで私たちは著しく省略してきたと言えよう。

暗黙の了解の領域をより良く理解するために、もう一つ、決定的に重要な含蓄がある。それは、精神療法的変化にかかわるものである。私たちボストン・グループ（ＢＣＰＳＧ）のほか、多くの臨床家および研究者は、治療的変化を果たすためには明白な領域における解釈が必要不可欠というわけではないと考えている。治療的変化は、暗黙の了解における変化を通しても起きうるのである。

もう一つ、臨床的理論のための含蓄として、行動 対 言語という位置づけに関するものもある。暗黙の了解が顕著になればなるほど、非言語的憶測の役割も、ますます重要になってくる。間主観的接触を含むすべての現在の瞬間は、行動（互いに見つめ合う、姿勢の変化、身振り、表情、呼吸の変化、声のトーンや強さの変化――などとしての）を

(訳注二) ゴシック体で記した部分は、ダニエル・スターン著／亀井よし子訳『もし、赤ちゃんが日記を書いたら』草思社（一九九二）より引用(pp.166～168)。

含んでいる。話し声のパラ言語学的輪郭はすべて、聞き手にとっては運動神経の活動として感じとれるということを、皆、忘れているであろう。（聞き手は、話し手の声に関する固有受容体の体験に参加しているので、そう感じるのである。）ノブラッホ[十二]は、臨床状況において、このことを大変美しく描写している。第一章で、現在の瞬間の実例として紹介した臨床的挿話を思い出してほしい――たとえば、両手で握手しながら互いに見つめ合った事例を覚えているであろうか。その現在の瞬間は、そのすべてが行動を土台にして起きていたであろう。

だったら、考える前に行為（あるいは共同での行為）を提供したほうがいいのか？――答えは、「はい」と「いいえ」の両方である。そのような質問は、「身体に包まれた心」とか「他者中心の参加のための適応力」などの現代的視点から見れば、無意味な質問と言えるであろう。近年、認知科学はパラダイムを変更し、「心は肉体から分離した独立の存在ではない」ということを提案している。つまり、思考も、動作や行動と同様に、身体から発せられる感情を必要とし、それに左右されているものとしてとらえられるようになってきている[十七〜二〇]。（間主観的出会いを含む）現在の瞬間もまた、「身体に包まれた心」を有する人々を土台として存在している。その人々は、心理的のみならず身体的にも反応するし、行動することもありうるのである。

この概念的変化以前には未だ、心と身体は離れていると考えられていた。その頃には、「私たちは思考よりも行動に優先権を与えているのではないか？」ということが問題になっていた。そして、その疑問に対する答えは、当時の理論と実践に決定的影響を与えていた。たとえば、フロイトは、身体から心を切り離して考えたという意味ではデカルト派であった。彼は、思考とは抑制された行動からの（二次的）派生物であると考えていた。彼にとっては、行動こそ第一義的なものであった。――皆、しばしばこのことを忘れているが。彼の伝統的な症例で、母親不在のため、欲動の「特異的行動」（すなわち欲求を満たすために吸うこと）に没頭できなかった空腹の赤ちゃん――というのがある。その赤ちゃんにおいては、通常、口の運動感覚機能へと向けられるはずの精神的エネルギーが、心の知覚的な部分へと向け換えられ、吸ったり飲んだりしている幻覚を生み出すことに費やされていた。抑制された行動は、派生物としての心的現象へと形を変えたのである。

同様に、カウチを用いる技法と「行動化」の禁止は、精神的エネルギーを思考を通して表現する方向へと強制的に導くためにある。それは、自由連想と「言語的治療」に追従する形で行われる。精神分析は、その独自の発想により、技法的にも理論的にも行動化（特にセッション内での）に対抗してきた。すなわち、精神分析は、そうすることにより、転移／逆転移に潜在する破壊的エナクトメントを包み込み、心へと向け換えようとしてきた。――だとすれば、私たちは以下の事実をどう理解すればよいのであろうか？　すなわち、これまで見てきたように、治療というのは（精神分析でさえも）、暗黙の領域における行動に大いに基づいて成り立っている――単に話したり聞いたりしているだけでも、実は私たちは行動しているのだ。

つまり、実際に問題になるのは、行動そのものではなく、むしろ（誤）解釈をもたらす特定の種類の行動であろう。たとえば、患者が治療者に対し、愛を表現する場合、明確で否定しようのない行動で示すよりも、むしろ声のトーン、眼差し、振舞いの様式によりほのめかしたほうが、許容されやすい（二二）。なぜであろうか？　そのような行動は、否認できるからであろうか？　無意識的だから？　非意識的だから？　ほとんどリアルな行動でないから？　技法的に操作可能で有用だから？――つまり、その行動が許容できるかできないかを分ける境界線は、理論的に決められるというよりも、むしろ技法的、道徳的、法的に決められるということなのであろう。

こうして考えてみると、より精神分析的な治療と、身体・行動・ムーヴメント・表現療法とをどこで分けるのか――という長年の疑問が浮かび上がって来る。言語化に専念するという伝統的姿勢を精神分析の前提とするならば、他に身体に特権を与える治療が生まれて来ることは避けられなかったであろう。しかし、ここへ来て、「無意識への王道が存在する」と言い切ることは、もはや誰にもできなくなった。夢、自由連想、現在の瞬間、身体感覚あるいは表現、行動――は、どれも王道ではないが、皆、心の中へと通じるほど良い道筋なのであろう（無意識や暗示を含めて）。

もう一つ、重要な含蓄がある。それは、主要な動機づけシステムとしての——という考え方に関するものである。これについては、第六章ですでに詳しく述べた。結局、主要な（また主要でない）動機づけシステムは、幾つ存在するのであろうか？　この疑問は本書の視野を超えているため、ここでは簡潔にふれるに留めよう（二二、二三）。

一方の極では、精神分析が、ただ二つの最重要の動機づけシステムを提案している（生の本能と死の本能）。これらは他のすべての重要な動機づけシステムを吸収してしまう傾向を持つために、それらの境界線を曖昧にし、それらについて各々正確に吟味する妨げとなっている。一方、愛着理論は大変参考になる。何十年もの間、精神分析は、愛着理論を排除するか、その存在を無きものとして扱ってきた。にもかかわらず、この主要な動機づけシステムの一部が精神分析の視点に由来しているのも、また事実である。ごく最近になり、愛着理論は、精神力動的思想の主流において、やっと居心地の良い居場所を得た。私は、間主観性が、愛着理論が以前体験したのと同じ位置を占めているのではないかと思っている。

もう一方の極には、種と個体の生存において異なる役割を演じている多くの動機づけシステムがある。しかしながら、それらは臨床的に有用であるという確かな地位を持たないために、それらにかかわる治療者は非常に少ない。現在、私たちは、これら二つの両極端に捕まえられているようだ。しかし、臨床的にも理論的にも満足のいく動機づけシステムの数と順序づけに関する研究は、未だ進行中であると言えよう。

おそらく、主要な動機づけシステムとしての間主観性の、最も重要な臨床的結論は二つあり、それらは以下の通りである。

一、治療関係とは、本質的にツー・パーソンが共同創造する現象である（精神内的発想は、間主観的発想に従属するものとなりつつある）という発想は、妥当と言ってよいであろう。つまり、治療とは共同創造される旅であるということを意味している。

二、「理解されたい」、「間主観的接触をもちたい」という欲求を、精神療法を前進させるための主要な動機としてとらえることは、臨床的に有意義である。それはまた、私たちが、治療プロセスを、間主観的領域を調節しようとする試みとしてとらえることをも可能にする。このことは、組織するという視点を私たちに与えてくれる。（次章において、このことの根拠を示そう。）

最後に、無意識から意識へと探索の向きを変えることにより、どのような含蓄が流れ出て来たであろうか？——おそらくそれは、意識とは現実に在《あ》る神秘であり、無意識はそうではない——ということであろう。現在の瞬間は、直観的かつ暗々裏に形成されているとしても、いずれは意識に到達する——ということを思い出してほしい。学問的心理学は、意識を問題視することから始めて、力動的無意識を無視してきた。精神分析は、無意識に取り組むことから始めて、意識を自明のものとして捨ててしまった。しかし精神分析的無意識とは、最も簡単な言い方をすれば、抑圧により覆われた意識である。したがって、より重大な疑問は、以下のようになる。——意識とは何なのか？　また、あらゆるものは、一体どのようにして意識化されるのであろうか？——この神秘的な現象をどのようにして覆うのかということは、重要であるが、二次的な疑問である。意識への転向は、現在の瞬間への転向へとつながっている。それらは両方とも、同じ傾向に由来するものである。

第十章　沿っていくプロセス

沿っていくこととは、ボストンCPSGが用いている言葉で、少なくとも調子を合わせながら治療面接を前に進めていく日々の対話のことを指している。それは、治療者と患者が共にすることである。沿っていくことを特別なものにしているのは、私たちがその対話を見る際のスケールである。それは微小分析レンズを通して見た治療プロセスであり、その単位は数秒という短い持続時間から成っている。これまで私たちが見てきたように、人々の間に在《あ》る生活とは、比較的小さなスケールで、直接的に生きられているものである。すなわち、文《ぶん》、間《ま》、表情、振舞い、感情、思考である。もちろん、これらはひとつに束ねられ、すべてを支配する単位になるように集められる。この小さなスケールのことを、**局所的レベル**と呼ぶことにしよう。それこそが、現在の瞬間《プレゼントモーメント》が出現する場所である。(原注一)(一〜四)

治療セッション終了後、セッション全体をレヴューする際、逐語録をおこし、その主なテーマを理解し、そのセッションが治療過程全体のどこに位置しているのかを評価するのは簡単なことである。ところが、セッションの最中に、そのセッションを内側から見てみると、その道筋はより不明確で、単純でなく、指向性も曖昧であることに気づく。**沿っていくこと**とは、しばしば、ぶらぶらと歩きながら、行くべき道を探し、見つける——という、ゆるゆるとした方向性しか持たないプロセスである。——時には道に迷い、また正しい道に戻ったりして(あるいは新しい道を見つけたりして)、向かうべき目標を選びながら進んでいく。その目標は、進みゆく中でしか見つからないことも多い。——それが展開している局所的レベルでそのプロセスを見てみると、案外そんなようなものである。

治療の内側から局所的レベルでプロセスを見る——という視点は、このアプローチ独自のものである。(ラドヴら

の研究は、この方向性を有する先駆的な仕事である。(一)

ここで、幾つかの質問を挙げ、私がそれに答えるという形で、沿っていくことに関し、局所的レベルで探究してみよう。すなわち、①沿っていくことを構成している要素とは何か？　②沿っていくことを前進させたり、その流れを調節したりしているものは何か？　③沿っていくプロセスの持つ性質とは？　④沿っていくプロセスは、どこへ向かおうとしているのか？——の四点である。

沿っていくことを構成している要素とは何か？

二つの要素が、沿っていくプロセスを構成している。すなわち、①単に気づかれているだけの現在の瞬間と、②意識にまで入り込んでいる現在の瞬間である。後者の現在の瞬間は、言葉、身振り、沈黙などを、意味のあるグループになるようにチャンク化した単位である。それらは振舞いの流れをパッケージにする。さて、①の単に気づかれているだけの現在の瞬間を、**関係性の動き**と呼ぶことにしよう。人は、関係性の動きが生じている時、そのことに気づいてはいる。しかし、それが長期記憶に入り込むことはない。そのため、後で自叙伝的出来事として思い出され、語られることもない。しかしそれは、②の意識的な現在の瞬間と同じつかの間の構造と生《なま》の物語の構造を持っていると仮定されている。

方法論的には、意識的な現在の瞬間は、内省および共同（再）構築へとつながる一人称の現象として描写されうる。一方、関係性の動きは意識に入り込んでいかないため、客観的にしか描写されえない。つまり、それが起きている間

(原注一)　本章と次の二つの章における中心的発想の多くは、ボストン変化プロセス研究グループ（Boston CPSG）の研究より引用したものである。このグループの共同作業は、（一）（二）の継続刊行物に掲載されている。私は、私たちが共同で公式化したものに多くの変更を加えたことに一切の責任を負う。

は一人称の体験なのであるが、感覚としては三人称の体験としてしかとらえられない。したがって、関係性の動きの心的様相については、私たちは推論することしかできないのである。

意識的な現在の瞬間は、三つの異なるグループに分けることができる。第一のグループは、**通常の現在の瞬間**である。これについては、前章においてすでに詳述した。第二のグループは、**まさに今という瞬間**《ナウ・モーメント》である。これは、突然持ち上がって来る現在の瞬間であり、切迫している重大な成り行きが、その場を圧倒的に満たす瞬間《モーメント》である。それは**カイロス**の瞬間であり、現在性がずっしりと圧《の》しかかり、行動を迫られる瞬間である。第三は、**出会いの瞬間**である。これは、二人が間主観的な出会いを遂げる現在の瞬間である。この瞬間において、二人は相互に体験していることに気づくようになる。そうして彼らが十分に同じ心象風景を共有すると、「特異的適合」感覚（＝そこにしかないぴったりの感覚）を得ることができる（サンダー[六〜八]による）。出会いの瞬間は、通常、まさに今という瞬間により引き起こされるため、そのすぐ後に生じる。出会いの瞬間は、そこで、まさに今という瞬間において生まれ出た、解決を迫られている要求を解決する。

沿っていくことを前進させたり、その流れを調節したりしているものは何か？

沿っていくことの大部分は、間主観的接触を構築したいという要求により駆り立てられて前進する。私たちが、間主観的動機というごくありふれた動機を、特に臨床状況に関連のあるものとしてとらえているのは、まさにそのためである。臨床的プロセスを前進させる間主観的動機は、主に三つある。第一に、他者の考えをさぐり、その人が今、間主観的領域のどの位置にいるのかを把握したいという要求である。これは、**間主観的方向づけ**《オリエンテーション》と私が呼んでいるものである。それは、一瞬また一瞬と小刻みに試すことを含め、そのほとんどは意識の外で起きている。患者—治療者関係が、今、どの位置にあり、どこへ向かおうとしているのか——の判断は、これに当たる。これは、共に作業する前段階と言えよう。

第二の間主観的動機は、知り合うために体験を共有したいという要求である。これは、絶えず間主観的領域を拡げていきたいという欲求も含んでいる——言い換えれば、共通の心的縄張りを持ちたいという欲求である。間主観的領域が拡がりゆく時には、関係性も暗々裏に変化する。それは、患者が治療者と（願わくば他者とも）共に在《あ》る新しい方法を体験しているということを意味する。変化は暗々裏に生じる。言葉にして明白にする必要はない。それは、患者の関係性に関する暗黙の了解の一部となる。それともう一つ、重要な成り行きとして、間主観的領域が拡がる際には必ず明白な探究のための新しい道が開ける——ということがある。患者の世界のより多くの部分が意識されるようになり、言語的にも理解可能となる。

第三の間主観的動機は、他者の目から見た自己に関する照らし返しを用いて、自己の定義を繰り返し再定義したいという要求である。自己同一性は、このプロセスを通じて修正され、整理されていく。

これらの目標は、セッションにおいて構成される一連の関係性の動きと現在の瞬間により、局所的レベルにおいて認識されるものである。

これから示す事例は、間主観的領域に適合している関係性の動きと現在の瞬間との対話を描き出したものである。事例は、ボストンＣＰＳＧのあるメンバーの臨床経験から引用した。多くの臨床的逸話と比べて、それは極めて平凡であり、劇的な出来事は全く含まれていない。これが私の用いるほとんどの臨床例の真実である。私たちは内容よりもプロセスを追っているということを思い出してほしい。理論的には、私たちはそのプロセスの幾つかの特徴をちらりと見るためならば、どこからでもセッションに飛び込むことができるであろう。

関係性の動き１（セッションの始まり）

患者　**今日は、全然、ここに居《い》る気がしないんです。**（間主観的意図としては、関係性において彼女がとっているポジションの目下の状況をアナウンスしたいということである。それは、一定の距離をもたらし、少なくともその瞬間においては、多くの間主観的な作業をする気にはなれないということを示している。彼女は、そのような共同作業を求めていないか、あるいは未だ準備ができていないと言っている。）

関係性の動き2

治療者　**ほう。**（語尾にアクセントを置いて、そう言った。これにより、患者の宣言を「ちゃんと受け取りましたよ」ということを示している。患者が持ち出した間主観的状況を丸ごと受け入れたのか、それともやんわりと疑問を示したのか、その両方なのかは不明である。いずれにしても、共に作業することへと向かう小さな一歩であることに変わりはない――小さな一歩ではあるが、ただ黙っていたり、「ふむ」と語尾を下げる言い方で言ったりすることに比べれば、重要な一歩である。「ほう」は、「ふむ」よりもオープンな上に、疑問符の意味合いを含んでいるからである。それは未来の出来事を暗示している。）

関係性の動き3

両者　［**六秒間、沈黙に包まれる。**］（患者は、目下の間主観的現状を変えようとして、気が急《せ》いているということを、ためらいという合図で伝えている。沈黙が徐々に発展する中、治療者は、「この瞬間のために、何もしませんよ」という暗黙の意図を前面に押し出す。それはまた、暗黙の誘いでもあると同時に、患者が自分で沈黙を破るように、やんわりと圧力をかけているとも考えられる。あるいはその両方であろう。しかし同時に、彼らは目下の現状を、ある意味で相互に受容している――という状況を共同創造している。言い換えれば、何もしないし、何も言わないということである。どちらかと言えば流動的、あるいは不安定な受容が続いているようだ。）

関係性の動き4

患者　**ええと。**（最初の間主観的ポジションへの復旧が、患者側からもたらされる。しかし、彼女は未だ、前進したり近づいたりするほど心の準備が整っているわけではなかった。未だ、彼女は、「何か言うことで、接触を維持していたいだけですから」ということを表している。彼女は、近づくことも、引きこもることもしていない。）

関係性の動き5

両者　**［再び沈黙が入る。］**（患者は、先の関係性の動きから続いている暗黙の誘いを、未だ引き受けようとはしていない。しかし、「ええと」により接触は維持されているので、沈黙は、間主観的土台に重大な喪失を生むことなく進むことができている。治療者は、この土台を抱えているが、彼の正確なポジションが不明確なままとなっているため、関係性はそれに耐えることができている。彼らは、この幾分不安定な状況を、共にゆるゆると過ごしている。）

関係性の動き6

治療者　**今日は、どこに居《お》られるのですか？**（今、治療者が、間主観的領域を拡げるために、誘いの形で、患者に向かってはっきりとした動きを示す。）

関係性の動き7

患者　**わかりません。ただ、ここには居《い》ないという気がしているだけです。**（患者は、一歩前進し、半歩下がる。前進の一歩のほうが、おそらく大きい。なぜならば、彼女は何かを共有した――つまり、今日、彼女はどこにいるのかわからない――ということを共有したからである。［この後半の部分は真実ではないということが、後に証明される。彼女はわかっている。ただ、今は未だ、話したくないのである。間主観的条件が、未だ十分整っていないのである。」彼女の「ただ、ここには居《い》ないという気がしているだけです」は、最初の関係性の動きを単に言い直しているに過ぎない。患者はまた、間主観的領域を拡げようという治療者の誘いを、部分的には体《てい》よく断っている。）

関係性の動き8

両者　**［やや長い沈黙。］**（治療者は、沈黙することにより、「少なくとも今は、これ以上誘うつもりはないですよ」ということを表している。もちろん、彼は、彼女にもっと圧力をかけようなどとは、さらさら思っていないであろう。彼は、患者がイニシアチヴを取るのを待っているようだ。これも、ある意味では誘いであり、圧力である。圧力が強いか弱いかは、沈黙を操作する際の彼らの習慣的パターンに左右される。患者は、距離を保っている。しかし同時に接触も保たれており、彼女の決心は宙に浮いた形になっている。彼らの、互いに向き合っている間主観的ポジションが不安定な状態にあることは明らかである。しかし彼らは、「このつかの間の共に在《あ》る方法には多少限界があるけれど、十分この瞬間を耐えることはできますよ」という信号を発している。この共同忍耐の共有は、それ自体、間主観的領域にわずかの変化をもたらすものである。）

まさに今という瞬間

患者　**この前のセッションで、私を悩ませることが何か起きたのかなぁ…［わずかの間《ま》］…でも、私はそのことについて話したいのかどうかも、定《さだ》かではないんです。**（患者は、体験を分かち合い、間主観的領域を拡げるという意味での大きな一歩を、治療者に向かって踏み出す。また同時にためらいを感じ、一歩下がっている。緊張がほぐれ、新しい緊張が生まれる。この展開は、間主観的領域をさらに拡げることを約束している。これは、小さくてもまさに今という瞬間と呼ぶに相応《ふさわ》しい。なぜならば、それは現在の瞬間の新しい含蓄とその解決に、注意を集結させているからである。）

出会いの瞬間における試み

治療者　**そうですか……では、あなたが今居《い》る場所は、前回のセッションですか？**（彼は、彼女が今、間主観的共有として言ったことを確認している——つまり、彼女は今、そこに全面的に居《い》るわけではなく、未だ、前回のセッションで起きた、何か心をかき乱されることで頭が一杯のようだ——ということである。彼は、彼女に接近しつつも、圧力をかけないようにしている。）

関係性の動き9

患者　**そうなんです。……私はその時あなたの言ったことが気に入らなかったんだと思います……**（患者は、前回のセッションの何が気に入らなかったのかを説明する。今、彼女の主張と共有により、間主観的領域は、さらに拡がり始める。）

ここで一旦、臨床記録の提示を止めよう——この最初のテーマの内容について議論を始めてしまうのを避けるために、そして微小な間主観的環境の調節という二番目のテーマに足を止めるために。ここまでのところ、そのテーマは、内容レベルではごくわずかのことしか起きていないようにみえる。しかし、患者と治療者が各々自分の間主観的ポジションをさぐっているうちに、内容レベルでも何かが動き始めている。しかし、私たちの視点から見れば、より重要なことは、彼らは「どこかに到達するために、どういうふうに共に作業していこうか」という暗黙の了解の、言わば胴体《ボディ》を造ろうとしているということである。彼らは、彼ら自身の間主観的領域をどう調節するのか——という独自の複雑な暗黙のパターンを確立しようとしているのだ。

沿っていくプロセスの持つ性質とは？

予測不能性

沿っていくこと――それは、主として自然発生的で、局所的な、予測不能のプロセスである。治療者は、患者が次に何を言おうとしているのかを正確に知ることはできない。ましてや彼自身が次に何を言おうとしているのかなど、言うまで、あるいはするまでわからない。患者にとっても同じことが言えるだろう。また、あるテーマについて患者が間もなく話し始めるということを治療者があらかじめ知っている時でさえも、いつ患者の頭にそのテーマが浮かんでくるかはわからないし、それがどういう形で現れてくるのかも正確にはわからない。近い将来に現れるであろうテーマについては良くわかっているはずなのに、それでもなお、次に何が起きるのかはわからないのである。（もしも、「私にはわかるわ」と言う治療者がいるとしたら、彼女は理論を治療しているのであって、人間を治療しているわけではないのであろう。）この理由から、（内側から体験される）精神療法とは、非常に「いいかげんな」プロセスであるとも言えるであろう。

「いいかげんさ」と共同創造――精神療法プロセスにおける「いいかげんさ」の持つ創造的美徳

いいかげんさ（sloppiness）とは、二つの心が共同創造したり同じ世界を共有したりする際に、「打つ―取り損なう―修復する―工夫する」という具合にかかわり合う中で生まれ来るものである。関係性の動きと現在の瞬間を（時には非常にゆるゆると）共につないでいくプロセスは、動きから動きへと、主として自然発生的に現れては予測不能な形で進むため、多くのミスマッチ、脱線、誤解、不確定性などの要素を含んでいる。これらの「誤り」は、修復のプロセスを必要とする。**いいかげん**という言葉は、力動的システム理論のおかげで、科学論文でも正式な概念として認められるようになった。（力動的システム理論においては、そのような現象は決定的に重要な役割を果たしている。）

両親と乳児の観察のおかげで、私はこのような二者のかかわり合いにおける、絶えず脱線したり修復したりするプロセスには、すでに十分慣れ親しんでいる。最良のかかわり合いにおいてすら、毎分毎分、多くの「ミスステップ」があるものだ。しかし、それらの大部分は、どちらかあるいは両者により敏速に修復される。母親と赤ちゃんのかかわり合いを一定時間見てみると、両者の主な活動は、そのほとんどが、決裂とその修復により構成されている。このような脱線やスリップを、私は、「ダンスのミスステップ」と記述した。[九] トロニック[十]は、この現象に、私以上に強い関心を向けてきた。私たちは二人とも、ミスステップには最も大きな価値があると考えている。なぜならば、修復のための交渉の仕方やずれの修正は、暗々裏に知り合いつつある他者と共に在《あ》る方法のうちでも、かなり重要なもののひとつだからである。それらはコーピングメカニズムに等しい。したがって、一連の決裂—修復は、乳児が人間世界という不完全なものと交渉する上で、大変重要な学習体験のひとつであると言えよう。ダンスのミスステップはまた、父—母—乳児の三者関係に関しても記述されている。[十一、十二] 他に、医学的コンサルテーションの状況に関して記述されているミスステップもある。[十三]

ボストン・グループとして、沿っていくプロセスについて調査すればするほど、私たちは、精神療法での瞬間から瞬間へのプロセスにおける「いいかげんさ」に注意を払うようになった。（ボストンCPSG報告4号［印刷中］[二] は、いいかげんさについての、より広く深い討論を特集している。ここに提示されている討論は、その要約である。）私たちは、いいかげんさの起源あるいは要素を、幾つか同定した。一つには、①自身の意図を知ること、②それを伝達すること、③それを他者が正確に読み取ること——の困難さが挙げられる。私たちはこのことを、**意図の曖昧さ**と呼んでいる。二つめは、予測不能性である。三つめは、とてつもない量の余分なことである——その大多数は、徐々に発展する変化を伴っている。四つめは、沿っていくプロセスとは、本質的に、その場の間に合わせ的なものから成り立っているということである。

次第に、私たちは、**いいかげんさ**の果たしている重要な役割に感謝するようになり、また、それをシステム上の誤りや雑音としてとらえるのではなく、むしろかかわり合いの本来的な姿としてとらえるようになった。プロセスにおけるいいかげんさは、新しい、予想外の、しばしばごちゃごちゃの要素を、対話に投げ込んでくる。しかし、それは往々にして、新しい可能性の創造につながっているものである。いいかげんさは避けられないし、だからと言って後悔する必要もないものである。むしろ、沿っていくプロセスの持つ無限と言えるほどの共同創造性を理解するために必要なものである。

ただし、もしもいいかげんさが共同創造性の文脈で生じているのでなければ、それはほとんど価値のないものである。いいかげんさとその修復あるいはその予想外の利用とは、二つの心が凝集性を最大化するために共同で作業した結果、生み出される産物である。私が、**共同構築**という言葉よりもむしろ**共同創造**という言葉を用いたことに注目してほしい。前者の言葉を用いなかったのは、それは既知のモデルに従って集められた既成の断片の中に在《あ》る古いプランを示唆しているように思えたからである。

沿っていくプロセスにおける関係性の動きと現在の瞬間との役割を、より十分に理解するためには、まず共同創造あるいは共同適応から生み出されるあらゆる発想を、その基礎として理解している必要がある。これは、間主観的母体《マトリクス》の中で二人が繰り広げる非常に深いプロセスである。それらを明確にする幾つかの発想がある。第一に、動きと瞬間は、両者が追従すべき文脈を創造する。したがって、もし患者（あるいは治療者）が、関係性の動きをエナクトしたとすれば、それに続いてパートナー側がとる関係性の動きは、否《いや》が応《おう》でもそうなるように、すでに準備されているのである。この相互的な文脈創造は、先へ先へと進んでいく――ある関係性の動きから、次の動きへと。そうして、共に進む動きが向かうべき方向の大部分は、二人により決められる。第二に、各々の関係性の動きと現在の瞬間は、相手の意図を推測し、それに関係している自らの意図を表現するためにデザインされる。二人は、互いに相手の志向性を探索し、捕え、失い、見つけ、形作って、ついに完結する。この意味でも、沿っていくプロセスは共同創造されると言えよう。

この考え方をさらに先へと進めていけば、ツー・パーソン・サイコロジーにおけるいいかげんさを、ワン・パーソン・サイコロジーにおける無意識的素材の侵入（自由連想、言い間違いなど）と類似のものとしてとらえることもできよう。他にも、計画にない不意の出来事が起きれば、二人は共同で驚くべき発見を創造するであろう。そして、二人はそれにより独創性を持つようになるであろう。潜在的には、二人は多くの最も創造的な要素に囲まれていると言えよう。結局のところ、理論はそれのみではただ骨組みを与えるだけであり、いいかげんさと無意識的素材の侵入は、肉をもたらす二つの異なる道筋なのである。

したがって、いいかげんさの産物とは、二つの心が概ね等しく貢献し合うことにより産み出される新たな領地である。これらの産物は、以前には実在どころか潜在すらしていなかったものである。ゆえに、精神力動的な様式で分析するものは何もないと言えよう。なお、いいかげんさは、理解するよりも、生き抜き、成し遂げることを必要とする何かを創造する。ゆえに、防衛分析という伝統的な発想を応用することはできない。言い間違いは、いいかげんさではない。もちろん、いいかげんさのうちで、力動的に決定されるものはひとかけらもない――と言っているわけではない。むしろ、全部が力動的に決定されるわけではない――と言っているに過ぎない。それらは、精神力動的機能により産み出されることよりも、かかわり合いの生来的産物として産み出されることのほうが、はるかに多いのである。

以下に、いいかげんさとその創造的利用に関する実例を示してみよう。（原注二）あなたは、それが幾分混乱していることに気づくであろう。結局のところ、それが、いいかげんさというものなのである。

患者は、児童虐待を受けた既往がある。自己評価、受容、能動性の問題が際立っている。患者は二つの夢を見たが、そのうち一つはセッションの二、三日前に見たものであり（「金曜の夢」）、もう一つはセッションの前の晩に見たもの

（原注二）素材は、ボストン・グループのメンバーの一人により行われた症例から引用したものである。全記録とその前後の出来事については、ボストンＣＰＳＧ報告４号（印刷中）に掲載されている。ここでは、ポイントをかなり拡大し、加筆している。

である（「火曜の夢」）。なお、最初のセッションの後、治療者は、臨時のセッションを申し出た。そして、患者がそのことを、受け入れるように強いられたと感じていることに、戸惑っていた。

患　者　**それで、二つの全く異なる……夢を見たんです。昨夜見た夢では、私はあなたとの間に真のつながりを持った感じがしたんです。そしてあなたも、私がそう感じていることを知っていた……わからないけれど。でも、私のほうがあなたに近づいていていたかもしれないですね。あなたは、「私は完璧な人間ではありません」というようなことを言っていましたから。**（その二つの夢については、このセッションの初めのほうで、すでに語られていた。患者は、そのうちの最近の夢――火曜の夢――について話すことに決めた。彼女はそれを、その場で決めたのであろうか？　彼女の選択には多くの理由があるにせよ――防衛的になっているとか、時間が迫っているとか――、これは意図の曖昧さの好例である。それはまた、最初の夢――金曜の夢――を取り上げないまま放置することでもある。状況は即座に、潜在的には、より複雑になった。そして、彼女自身の選択であるにもかかわらず――つまり火曜の夢についても、彼女はかすかな不確実性を抱いているということを伝えていた。すなわち、「**わからないけれど。でも……かもしれないですね**」の部分である。これらの不明確化は、抵抗かもしれないし、いやいや話しているのかもしれないし、その瞬間に自ら言わんとしていることが本当にわかっていないのかもしれない。しかしいずれにしても、意図の曖昧さがそこに加えられた。彼らは防衛的になっているかもしれない――という事実は、曖昧さを取り去ってくれるわけではない。ただ、「それを言い逃れる」ことを可能にするだけである。）

治療者　**ふむふむ。**（これは、以下のことを「意味する」。――「一緒にいるから、どうぞ先へとお進みなさい。私は未だ十分理解できていないし、もっと聞かせてほしいのです。私には、未だ特に言いたいこともないし。私は、未だあなたがどこへ向かおうとしているのかもわかっていないし。私にはもっと時間が必要ですし。おそらく、もう一つの夢のほうが、より重要なのでしょうし。多分、すべてが途中なのでしょうし。」患者は、二人の慣習と過去の歴史に照らして、おおよそ現状を掌握するであろう。曖昧さは残るが、未だそれほど重大なことになってはいない。）

患　者　**え〜と。**（これは、「私はこのことについてもっと話したいのかどうか、わからないわ。あるいは、もしわかっていたとしても、私は話すかどうかわからない。あなたはすごく助けになってくれそうだけれど。どうなのかしら？」という意味である。［もちろん、治療者は助けになる。］）

治療者　**実際には、あなたは、土曜にもう一つの夢のことで私に電話なさったことについて考えていらっしゃいましたよね。**（私たちが最初に驚いたのは、ここである。患者が火曜の夢から話し始めているのに、治療者が突然、話を金曜の夢へとシフトさせたからである。事実、そのシフトは夢に関してのみならず、夢の後で彼に電話したことについて考えていた――という話にまで至ってしまっている。何故に？　彼は、急進的に、話の向きを変えようとしたように見える。なぜ、その瞬間にそうするのか、彼にはわかっていたのだろうか？　**実際には**という言葉は、私たちの理解を超えている。彼女は本当に彼に電話した時のことを考えていたのか、それとも、彼女のしたことに対し彼自身が驚いていたのか、どちらなのかを明確にすることが望まれる。あるいは、その前に、彼が彼女に臨時のセッションをすることを強制したことについて、彼が考えていたことに関係しているのであろうか？　それとも、彼の感覚としては、金曜の夢が空中にぶら下がっていたのであろうか？　いずれにしても、彼の意図は、おそらく多面的なものであろう。そして、未だ十分には形になっていないのであろう。シフトは結果オーライであった。しかしそのことは、彼がその時、自分が何をしているのかをわかっていたかどうかとは別問題である。私たちは、事実の後でその時曖昧であった何かを明確化したい時に、臨床的直観に頼る――という彼の傾向を、好ましいとは思っていない。また、彼が火曜の夢を置き去りにしたことについても、私たちは驚いている。なぜならば、そちらのほうが、よりホットな転移的素材を含んでいると思われたからである。）

患　者　**そうなのよ！**（彼女は、そんな不確かな一片にも関心を集中し、曖昧さを徹底操作しようとしている。――でも、彼女は本当に彼に電話したことについて考えていたのだろうか？）

治療者　**何が起きようとしていたのでしょう？　えーと、あなたがそのことについて考えていた理由――そう、それは、本当にリアルなつながりだったんですよね？**（彼はここで、進むべき道を見つけようとして、もがいている。彼は、再び突然の方向転換をした。彼は、彼自身がその意図を説明すべき脈絡を、もうすでに四つも生んでしまった。それらの各々異なる脈絡は、未完成のまま、さっさと置き去りにされてしまった。そうしていながら、彼は近づくというよりも、むしろ異なる方向へと後戻りしている。彼は、彼女が少し前のターンにおいて、最初に火曜の夢について語った際に用いた、**本当のつながり**という言葉へと進んでいく。彼はその言葉を、再度、文脈上に置いてみた。彼は今、二つの夢の間に小さな、仮の架け橋を造ろうとしている。この意図も、未だ曖昧なままである。しかし、「本当のつながり」という言葉は、共同創造される豊かな概念に成り始めている。この概念は、後でセッションを組織する助けとなるであろう。この概念を豊かにすることは、いいかげんさの共同産物であると同時に、徹底操作の試みでもある。）

患　者　**電話した時の、どのことですか？**（彼女はここで、修復作業を始めている。）

治療者　**ええ、電話しましたよね。**（彼らはお互いにやりとりしながら、いいかげんさを減らし、曖昧さの少ない意図を発見し、創造しようと試みている。また、私たちは、回想の内容を明確化し、閉じ込める作業を、ここに見ることができる。）

患　者　**ええと、私があなたと会ったのは、金……。その時、私は、脅されているような感じがしていて、それがその夢に流れ込んで来たのではないかと思います。**（彼女も、二つの夢の間にある何らかの関係性を、漠然と感じている。彼らの曖昧な意図は、互いに近づき始めた。彼らの間にあるいいかげんさ――すなわち、どの夢を取り扱うかということと、二つの夢をスイッチしてしまったということに関するいいかげんさは、二つの夢の出現の間にある関係性をテーマにし始めた。しかしながら、これは治療者が最初から意図していたことではなく、患者が最初から意図していたことでもなかった。それは、プロセスの中で新しく生まれたものである。）

治療者　**そうでしたね。**

患　者　**それは、私にとっては、ある種の混乱でした……私は、このことをどう言ったらいいのか、正確にはわかりません。それは、後戻りか何かのようです。X（以前の治療におけるグループセラピスト）についての夢を見ているような、そんなような圧力を感じていました。**（不安定な足取りで、彼女は金曜日の夢へと戻る。前進と後退の間につながりがないようだ。この文脈においては、「圧力を感じること」が浮かび上がってきている。新たに興味深い要素が生まれてきたが、これは予期されていなかったことである。）

治療者　**そうですか。**（「私は未だ、十分にあなたに沿えていません。どうぞ先にお進み下さい。」という意味。）

患　者　**私は未だ、十分には、わかっていないんでしょうか――おそらく、そうですね。**（彼女はここで、前のめりにつまずいている。）

治療者　**圧力があるのですね？　ここで、強制という問題に立ち入ってみましょう――何かありそうだから。それから、この夢では、本当は、あなたはもっと何かを話すようにと圧力をかけられているのでしょう。それはどんなだったんだろう――う～ん、私たちが金曜に臨時のセッションを持ったという事実と関連していそうですね。**（今、強制と圧力という新たな概念が出現しつつある。今、彼らは、この概念を構成している曖昧な意図を徹底操作し、明確にしなければならない。彼は、圧力とは臨時のセッションの強制に関するものである――と示唆することで、彼女の話の腰を折っている。）

患　者　**私はどう思うかと言うと……その夢は「もっと必要とされる資格のある患者にならなければならない」、「正しい連想に近づかなければならない」――と私が感じているということと、よりかかわりが深いと思います**

……（治療者は、部分的には正しかったが、部分的には間違っていた。患者にとっては、「夢は臨時のセッションに関連している」という治療者の示唆は、間違った道筋であった。彼女はそのことについて言っているわけではないのである。この瞬間で、より重要なことは、彼女が圧力の意味するものについて明確化しようとしているということである――言わば、「正しい連想に近づく」ことである。この彼女側から持ち出された重要な明確化は、①治療者がその強調点を置き間違えたこと、②彼女が、彼と彼女自身の心のために、修復と、強調点の置き直しを行ったこと――により促進されて出現したと言える。いいかげんさがもたらした、もう一つの収穫である。）

治療者　……ああ、そうですね……（彼女の道筋に置き直されたことで、彼は、この予想外の展開を見つめ、励ましている。）

患　者　……ここへ来るように強制されたことよりも、ね。何だか、「つながりを造る」ということから話がそれてしまいましたね……（彼女は、明確化を洗練し、前のめりにつまずいている。いいかげんさのレベルは、一瞬ではあるものの、再び増大している。）

治療者　……ええ、ええ、そうですよね……（彼は、彼女が彼女の道筋を――そして二人の道筋を――見つけて先に進むようにと急《せ》きたてている。）

患　者　……金曜日、ここへ来るように強制されたと感じたということについてですが、少なくとも私は、意識的にはそう感じてはいませんでした。なぜならば、私が感じていたことは、彼ら［グループの］が私に頼んだことについて、もっと何かしなければならない――ということでしたから。それは、私が実際に感じていた以上に病的なことだったのでしょうね。そしてそれは、ここへ来ている時に、私が度々《たびたび》陥る考え方の一部分なのだろうと思います。それは、私が直面しなければならない、私の心の病的な部分だと思います。

治療者と患者は、セッションの残りの時間において、多彩な相互関係的テーマへと向かうところで、前のめりにつまずいている。その要旨は以下の通りである。

・疑問―彼女は、治療者による治療を必要とするほど病んでいるのだろうか？
・今、彼女はそれほど悪い気分ではないという事実。――彼女は十分、タフである。
・彼女が、自分自身と治療者は対等であると感じていた――という火曜日の夢は、部分的には、治療者の人間性としての「誤り易さ」によるものと考えられる。
・金曜日の夢の後、彼女は、本当は、治療者に電話する必要はなかった――ということが、その事実からわかる。
・対等さと受容の感情。
・上体を起こして治療者の顔を見たいという欲求（次のセッションの最初に、彼女は実際にそうした）。
・自分の人生と治療において、彼女は能動性を持っているということを実感している――そのおかげで、彼女は再びカウチへと横たわり、作業を続けることができた。
・「もっとたくさんことつながっていたい」という気持ち。
・治療において、より自由に、より深く作業するということ。

彼らは関係性を前進させつつ、いいかげんさから、意図の適合という島を共同創造した。そしてそれらの島は、この、いいかげんさの持つ潜在的創造性を活用する――というプロセスを繰り返すことにより、さらに融合していった。いいかげんさはまた、共有された関係性における暗黙の了解という空間を、着実に拡げていった。間主観的領域が変化し、新たな道が開かれた。

いいかげんさとは、潜在的には創造的なものである。しかし、それは良く構築された枠組みの範囲内で生じる場合に限られるということを、ここで強調しておきたい。これは非常に重要なことである。その枠組みの範囲を超えてしまうならば、それは単なる混乱でしかない。それゆえ、治療者は、自分の性質に合っていて、なおかつ熟達している技法的・理論的ガイドラインを用いて治療作業をしなければならない。私は決して、「野蛮な分析」をしようと提案し、煽っているわけではないのである。そうではなくて、あらゆるアプローチにおいて、正常な枠組みの範囲内でさえも、いいかげんさが入り込む余地はたくさんあるのだ——ということを指摘しているに過ぎない。さらに言えば、特定のアプローチにおける独特の治療スタイルの範囲内でさえも、そこで共同創造されるいいかげんさの持つ自由度は、かなり幅広いのである。

確かに、いいかげんさは、私たちを驚かせる。それは、治療を理解する上での重大問題の場合から、多大なる創造性を握るカギとなる場合まで、実にさまざまである。しかし、力動的システム理論の視点なしには、このような洞察に至ることは不可能であろう。それは、現在の瞬間の局所的レベルに非常に良く適合する理論である。

沿っていくことは、どこへ向かおうとしているのか？

間主観的接触を持ちたいという欲求は、共同創造——すなわち二つの心が局所的レベルにおいて共に作業することを動員する。それは、短期的・長期的な心の中の治療目標を携えて、どこかへ到達しようとしている。——ならば、どこへ向かっていると言うのだろう？

沿っていくプロセスには、五つの異なる運命がある。それらは左記の通りである。

（1）突然の、劇的な治療的変化をもたらす。
（2）ネガティヴな成り行きの場合、変化のための好機は失敗に終わる。
（3）治療関係における暗黙の領域が進展している場合には、望ましい変化をもたらす。

（4）明白な素材のための新たな探索の道筋を準備する。
（5）解釈のための道筋を準備する。

劇的な治療的変化

沿っていくことは、突然の劇的な変化へと導く可能性がある。それは、「まさに今という瞬間」、「出会いの瞬間」という道筋で現れる。間主観的領域は、カギとなる瞬間において、劇的に再組織化されることがある。これは、関係性における暗黙の了解の現状が、疑問の渦へと鋭く投げ込まれたり、関係性に関する基底的想定が槍玉に上がったりする際に生じる。この変化は、新たな領地（emergent property）が予想外に生じることによりもたらされる――もちろん、それは沿っていくプロセスにおいて、目に見えない形で準備されていたのであるが。それは、良かれ悪しかれ、間主観的領域全体を新たな状態へと投げ込むことにより、治療状況を脅かす。

これらの瞬間は、**カイロス**の本質を捕えている。つまり、未来のための重大問題を携えて、新たな状態がやって来る――新たな状態がやって来たぞ！と、脅かす場合もある。情緒は充電されて最高潮に達するし、新奇性や「狼狽」も生じるだろう。その状況は予想外に現れ、そして必ず何かが成される（何も成されないという選択肢も含めて）。多くの要素が合流し、まさに今という瞬間と、出会いの瞬間の出現という結果をもたらす。

この辺で、現在の瞬間のこれらの型の実例を示す必要があるだろう。まず、まさに今という瞬間から始めてみよう。患者は、カウチを用いた分析的治療を、二、三年間受けてきていると仮定しよう。そして、彼女の背後で治療者が何をしているのか知らないまま、折々《おりおり》に彼女の考えを表現してきた――治療者は眠っていたかもしれないし、編み物をしていたかもしれないし、化粧をしていたかもしれないのに。そしてある朝、患者は予告なしに入ってきてカウチに横たわり、そして言った。「起き上がって、あなたの顔を見てみたいわ。」そして何のやりとりもないまま、彼女は上体を起こし、後ろを振り返った。治療者と患者は、お互いの顔をじっと見て、沈黙のまま、かたまっていた。それこそ、**まさに今という瞬間**である。患者はついさっきまで――その日のその瞬間まで、そんなことをしようとは思ってもいなかった。それは自然に噴出したのである。治療者も、今の今まで、そんなことが起きるとは予想だにしていなかった。にもかかわらず、今、彼らは新奇な、対人関係的・間主観的状況に置かれている。**カイロス**が重くぶら下がっている。（これは、ニューヨークの精神分析家、リン・ホファーの症例から引用した臨床記録である。［個人的対話にて。一九九九年二月二三日。］）

あるいは、患者は対面法の精神療法を受けていると仮定しよう。そしてある日、彼はこう言う。「あなたの顔を見ていると、吐き気がするよ。あなたがどう反応するのかばかり考えてしまうんだよ。だから、椅子を回して壁のほうを向くからね。今すぐに。」そして、彼は実際にそうした。患者は今、壁のほうを向き、治療者は患者の背中を見ている。沈黙がたち込める。これもまた、まさに今という瞬間である。

あるいは、患者が何かとても愉快なことを言い、治療者が爆笑した。そんなことは、それまでに起きたことがなかった。あるいは、治療者が映画を見に行き、券売機の前に並んだら、すぐ前に患者が並んでいた。このように、まさに今という瞬間は、治療的枠組みの内でも、外でも、枠の端っこでも、さまざまな形で数多く存在する。つまり、明確な枠組みの存在は、プロセスにとって決定的に重要である。これらの出来事が意味を成すために、明確な枠組みの必要性を、幾ら強調してもし過ぎることはない。

以上のように、新たに重要な領地が出現し、強く自己主張している時、それはすぐさま舞台の中心を占領する。まさに今という瞬間がその名で呼ばれるのは、間主観的領域の存在そのものが、直接的に脅かされているように感じられるからである。そこでは、関係性において、（良かれ悪しかれ）重大な変化が起きうる。また、具現化される前の状態で心の中に在《あ》った関係性の本質が、再交渉のためにテーブルに乗せられるのも、この時である。このような事象を、実感を伴って理解すること（その大多数は、言語化されると言うよりも、感じられる）により、二人の雰囲気は、情緒的に充電され、最高潮に達する。治療者は武器を何も持っていないと感じるので、不安のレベルも高まる。この時、治療者は、本当にどうしていいのかわからないのである。また、そのような瞬間においては、当時者は、強引に――乱暴と言ってもいいほどに、現在の瞬間に睨みつけられ、引っ張り込まれる。しばしば治療において、人は、現在の瞬間に十分には**居**《い》ないということがある。人は、過去、現在、未来の間を、均等にうろついているものだ。しかし、まさに今という瞬間がそこに降り立つやいなや、他のすべては蹴散らされ、両者は現在の瞬間に両足を下ろして立つことになる。現在性が時空間を満たす。あるのは**今**だけである。

つまり、まさに今という瞬間の本質とは、すでに構築されている関係性の性質と、他者と共に在《あ》る際のいつもの方法に、暗々裏に疑問を投げかける瞬間――ということである。そのような瞬間は、さまざまな形で「行動化」され、捨て去られてしまうこともあるだろう。しかし、それでは問題の中心が失われてしまう（それが幾分、真実を含んでいるとしても）。治療者も患者も全員が、それが治療的アプローチかどうかは別として、また普段ならば堅持しているはずの許容範囲の技法かどうかは別として、共に作業する道筋を築き上げる。このスタイルの多くは、治療者にとっても、その二者にとっても、独創的なものである。それは、作業が行われると同時に関係性をも明確にするような、二人だけの慣習的枠組みを創り上げる。治療のような力動的システムにおいては、その独特のスタイルとしての通常の枠組みは、まさに今という瞬間に体当たりされて、一時的には壊されてしまうこともある。しかしそれは避け難いことである。治療的アプローチに関する幅広い技法的ガイドラインに十分則《のっと》っていても、それは、なかなか避け難い。これは、彼らが共に作業する方法や暗黙の関係性について再確認する必要性を示す信号としてとらえることもできよう。それは、上手に取り扱えば、非常にポジティヴなものとなりうる。転移／逆転移を含む直接的な作業の多くは、このカテゴリーに属する。しかし、ここで私たちが論じているのは、伝統的な転移／逆転移の素材を超えた事柄についてである。

まさに今という瞬間が生じた時、治療者は、必ずしも準備していない困難な作業に直面させられる。まさに今という瞬間は、通常、技法的に許容範囲の応答を超えたものを要求する。すなわち、それは出会いの瞬間を要求するのである。出会いの瞬間とは、まさに今という瞬間により生み出された危機を解決する瞬間である。（これはまさしく、現在の瞬間の特別な形であるということを思い出してほしい。）両者が一つの体験を共有し、またそのことを互いに暗々裏に了解しているという空間において、間主観的「適合性」というものが探り出される。そこでは、一瞬の局所的状況に対し、微妙なニュアンスまで正確に適合している正真正銘の（authentic）応答が要求される。それは自然発生的で、言わば治療者の個人的な署名が添えられているようでなければならない。そのような道筋を辿り、中立的・技法的な応答を超えて、特殊な状況に対し、ぴったりと合う応答に到達する。

突然、上体を起こして治療者を見つめた患者を例にとってみよう。患者が上体を起こした直後、二人は互いに見つめ合い、釘づけになっていることに気づいた。沈黙がたち込めた。治療者は、これから自分がどうしようとしているのか正確にわかってはいなかったが、表情をゆっくりと柔らげ、口元に笑みをたたえるようにした。そして、少しだけ顔を上げて患者のほうを向き、「まぁ（訳注一）」と言った。患者は彼女を見つめ続けていた。彼らは数秒間、互いに見つめあったまま動かなかった。その瞬間の後、患者は再度横たわり、カウチの上で作業を続けた。患者の連想はより深まり、さらに新しいカギで新たな素材の扉を開けることもできた。彼女らの共同の治療作業において起きた変化は、劇的なものであった。

「まぁ」（表情と頭の動きを伴う）は、「出会いの瞬間」である。その時、治療者は、目の前にあった状況（まさに今という瞬間）に対し、大変美しく適合する正真正銘の個人的応答を示した。それは、治療を著しく変化させた。それは、間主観的領域において、全か無かの選択肢しかない変化が成し遂げられる結節点となった。力動的システム理論によれば、それは新たな状況へと進む、撤回できない変化を意味する。

出会いの瞬間が成功裏に終わると、治療は沿っていくプロセスへと再び戻っていく。しかし、それは異なる可能性を秘めた新たに拡がりゆく間主観的領域において行われることになるであろう。

「まぁ」は、その場にぴったりの、格別の表現であった。それは、局所的文脈のために現場で直《じか》に形作られたものである。このことが、このような状況を標準的技法戦略によって切り抜けることはまずできない——ということの理由である。治療者が、患者に対し、「まぁ」と言わずに、「はい?」とか、「何をお考えでしょうか?」とか、「何かお気づきですか?」とか、「何を期待していらっしゃいますか?」とか、「う〜ん」などと言ったり、あるいは沈黙を守っていたりしているところを想像してみてほしい。これらはすべて、精神分析の枠組みの範囲内で起きているし、技法的にも許容範囲の表現である(必ずしも最適ではないにしても)。それらは興味深い場所へと治療を導くかもしれない。しかし、その特殊な状況に、ぴったり合っているという気はしないであろう。

自然発生的な正真正銘の応答を形作り、出会いの瞬間を満たそうとする際に、障害となるもののひとつとして、まさに今という瞬間において治療者が体験する不安が挙げられる。不安を減少させるために最も手っ取り早い道筋は、あとずさりし、標準的・技法的な動きを隠れ蓑にしてしまうことである。確かに、不安と、武器を取り上げられたという感覚は除去される。しかし同時に、治療は跳躍のための好機を失ってしまうであろう。

本質的なこととして、先の例に挙げた出会いの瞬間のことが、治療においてそれ以上話し合われることはなかった——ということをつけ加えておかなければならない。しかし何年も経ってから、何かのついでに、患者は、あの時の「まぁ」は治療の結節点であった——と述べた。その時、彼女は、幾つかのレベルで、彼女の治療者は「自分の立場に立ってくれている」し、「真に心を開いてくれている」ということを悟ったとのことである。彼女にとっては、それは彼女らの関係性を変化させ、間主観的領域を不可逆的に組織し直したのである。しかしながら、この瞬間は、その時、全く言語化されなかった。それどころか、解釈すらされなかった。暗々裏に、魔法が働いたのである。

私の仲間のうち数名は、なぜ、治療者は、そのような結節点となる出来事に、全く言語的に印を付けようとしないのか——たとえば、「私たちの間に、何か重要なことが起きているようですね」などと言わないのか——と、しばし

(訳注一)　原文は "Hello" となっている。

ば私に尋ねる。その理由は、以下の通りである。すなわち、治療者と患者は、すでに、何か重要なことが起きているということを知っているから——である。彼らは、その出来事の力が働いている下で、未だリール（訳注二）を踊っている最中なのである。確かに、そのような応答は多くの興味深い事象を生むかもしれない。しかし同時に、非常に大きな不利益を被《こうむ》る。それは、暗黙を明白にすることで、現在進行中の「今ここで」のプロセスから、必然的にそれを引き離し、別の「今ここ」へと持っていく。そしてそこでは、その事象が要約されたものを、より距離のあるところから見ることになる。つまり、流れが中断されてしまうのである。それなのに、その仕事を流れに乗せて、やり遂げなければならないし、その当面の運命をみつけなければならないのだ。

日常生活から、これと同じような例を取り出して、若干誇張気味に表してみよう。ある少年が、ある少女に、「僕は君のことが、大、大、大好きだよ」と言っていると仮定しよう。もしも彼女の応答が、「あなたが私にそう言ったことは、非常に重要なことだと私は思います」というものであったなら、結果はどうなるであろうか？（もしも彼が賢い子なら、すぐさま逃げ出すであろう。）彼女は、その出来事が演じ終わるまで、成り行きに任せておくということをしなかった。彼女は、その出来事を蹴っ飛ばし、異なる、より距離のあるレベルへと追いやってしまったのである。彼女は、彼が今いるところで彼と正面から向き合うことを拒否したのだ。彼女は、彼と彼女自身との目下の関係性の本質を再確認している。これこそが、暗示に言語で印を付けることの負っているリスクなのである。——これでは、プロセスの腰は折られ、視点はシフトし、目下の関係性はどこかへ放り出されてしまうであろう。

もしも、出会いの瞬間に、出来事が演じ終わるまで成り行きに任せるのではなく、言語的に印を付けるとすれば、それもまた別の意味で興味深い素材が現れるであろう——ということも、おそらく真実である。問題は、私たちは、「今ここ」に留まり続けることにより高まり来る緊張に耐えることを、あまり好まないということである。そうして、私たちはその道筋を避けて通り、結局は暗黙の好機をすべて失ってしまうのであろう。

出会いの瞬間を描写するもう一本の道筋は、意図の「適合性」について語ることである。（時々、ボストン・グループの著作においては、「意図の適合性」、「適合性の認識」、「出会いの瞬間」の三つの言い回しを、同義語として用いている。）**適合性**という言葉は、サンダーが、両親―乳児相互作用の研究において用いたものである（六〜八、十四〜十六）。彼はその中で、「適合性の認識」、「適合性の特殊性」について述べている。最初に、彼は、生理学的状態の調節――ことに、睡眠について考察している。二人により（エナクトされた）意図が、一緒に流れ始める。彼らは、同じ意図を共有し始める――たとえば、赤ちゃんが朦朧とし、うとうとしている状態を通り越して、眠りに落ちることができるように。そしてある瞬間、彼らの意図はぴったりと適合する。その時、赤ちゃんは自らの生理学的状態を変えることができる。

美しい事例がある。私は、サンダーと一緒に、特別な映画編集機を用いて、ある父親が立ったまま乳児を腕に抱き、揺らしているところを微小分析した。赤ちゃんは朦朧とし、うとうとしていたが、なかなか眠りに落ちることができずにいた。父親は、その瞬間、他の人とかかわり合いながら、同時に、腕の中の赤ちゃんを優しく上下に弾ませていた。ある瞬間、彼が赤ちゃんを見ると、赤ちゃんも彼を見た。その直後、赤ちゃんは、ゆっくりと腕を伸展し、横や上へと動かした後、手を開いた。父親は、ほぼぴったりのタイミングで、ゆっくりと自分の手を赤ちゃんの手のほうへ持っていき、掌を向けた。（父親は、自分がそうしていることを、ほんのわずかにしか意識していなかった。）二つの手が、出会った。赤ちゃんは、父親の小指に、自分の五本指を巻きつけた。そして父親の手は、優しく閉じられ、赤ちゃんの手を覆った。赤ちゃんの手は、今、父親の掌の上で休んでいる。その一瞬に、赤ちゃんは生理学的な障壁を貫通し、眠りに落ちていった。最後の鍵が鍵穴にはまり（適合性）、眠りの扉が開かれた。サンダーにしてみれば、その瞬間は、「意図の適合性の認識」であろう（社会―生理学的システムとしての）。

以上、サンダーの基本的発想を覚えておこう。その上で、ここからは、生理学的状態から間主観的状態へと視点を移し、サンダーの発想を応用してみよう。私たちは、共有された意図、適合された意図、また「適合性の認識」のよ

（訳注二）リール（reel）。スコットランドやアイルランドに共通な、拍子の活発な踊り。カップルで踊る。（参考文献―第六版「新英和大辞典」研究社）

うなものを探している。**認識**という言葉は、「適合を意識し、気づいている」という言外の意味を示している。つまり、あまり明白でない、言わば**適合感**のようなもののことを指している。

出会いの瞬間は、変化をもたらすカギとなる出来事のひとつである。出会いの瞬間は、他者との共有の体験を創造する。共有の体験とは、ある一人の体験を二人が共有する場合もあれば、二人が共同して実際に現在を生き抜いた体験の場合もある。ここで私は、二人（あるいはそれ以上）が共同して「実際に生き抜いた」と表現した場合、それが何を意味しているのかを明らかにしたい。このプロセスを、**共有された感情の航海**と呼ぶことにしよう。この言葉は、その先頭にはつかの間の様相を、そして真ん中には感情を抱いている。それは、①数秒間で終わる、②二人の人による、③概ね同じ時空間を共にする――ある種の旅である。

共有された感情の航海（出会いの瞬間）の間、二人の人は、リアルタイムで展開する心象風景を共に横切る。――現在の瞬間は、豊かで情緒的な生《なま》の物語であるということを思い出してほしい。この数秒間の旅の間、旅の参加者は現在の一瞬の「波頭」に乗っており、その波が現在の瞬間の時間《スパン》を横切る間――つまり、それが過去の水平線から昇り、未来の水平線へと落ちていくまでの間――乗ったまま進んでいく。波頭に乗って、現在の瞬間を貫通して流れる「志向性の川」を下り、情緒的な物語り《ナラティヴ》という景観《ランドスケープ》の中を通り過ぎていく。そこには数々の、生気情動から成る丘や谷がある。そして波頭は、劇的な危機の絶頂を越えていく。――それは、現在が展開する間、ずっと続いている航海である。その間に、主観的な景観が創造され、それらが一粒の砂の世界を造り上げていく。

この航海は、誰かと共に参加するものである。情緒的間主観性が作用している間、二人は航海を共にする。この共有された航海は、たった数秒という出会いの瞬間の時間《スパン》で終わってしまうが、それで十分である。――二人はそれを、共に生き抜くのだ。参加者は、共通の私的《プライベート》な世界を創造する。また、その世界に入り、そして出て行く時には、彼らの関係性が変わっていることに気づく。飛躍は、断続的に起きている。秩序と混沌の間の境界線が、描き直される。凝集性と複雑さは、ますます拡大される。彼らは、拡がりゆく間主観的領域を創造する。そこには、互いに共に在《あ》るための新たな方法を見出す可能性が開けている。自分自身が変化すると同時に、互いに相手を変えながら、それまでとは異なるつながりを持てるようになっていく。

なぜ、共有された感情の航海は、ただ単に友人や患者の人生の物語のエピソードを聞いているだけの場合と、そんなにも異なっているのであろうか？　その場合にも、人は他者の体験を共感的に理解しつつ、それに没頭しているのに。――その違いは、こういうことである。すなわち、共有された感情の航海においては、その場のオリジナルの体験が共有されるからである。それは一度も、その時を離れていないのである。それは直接的であり、言葉で媒介されたり再構成されたりしていないのである。それは、二人が実際に生きて共同創造したオリジナルの航海なのである。

共有された感情の航海は、とても単純で自然なものなので、説明するのは非常に困難であるし、言葉にすることさえも難しい。私たちは、実在しない（詩的なものの外に在《あ》る）もう一つの言語を必要とするであろう――つかの間の力動にどっぷりと浸かった言語を。このことは大変逆説的である。なぜならば、これらの体験は、私たちの人生における結節点をもたらしているからである。共有された感情の航海は、人生において、最も驚きに満ちた出来事であるが、それでいて正常な出来事の一つである。それは、一歩一歩、あるいはひとっ跳びで、私たちの世界を変えてしまうかもしれない出来事である。

この概念を把握するのは大変困難である。その主な理由の一つは、明白な内容は、瞬間的に片付けられ、忘れ去られてしまう――ということである。もう一つは、感情のつかの間の展開に焦点を当て続けることの困難さである。結局のところ、「間主観的母体において、二人の人が、ある体験を共同創造する」ということを考えること自体が、大変困難であると言えよう。ここでもう一例、臨床例でない事例を示そう。それは、前章において記述した多くの断片を整理してくれるので、見てみるといいだろう。

ある冬の夕暮れ、若い男女が、初めて一緒に外出する。彼らは、お互いのことをほとんど知らない。彼らは、ライトアップされたアイススケート・リンクの前を通りがかった。時のはずみで、彼らはアイススケートをすることに決めた。彼らは二人とも、上手に滑れなかった。彼らは靴を借りて、よろよろと氷の上へと滑り出して行った。彼らは、ぎこちないダンスのように滑った。彼女は、もう少しで尻もちをつきそうになった。彼は、彼女に向かって手を伸ばし、彼女を安定させようとした。ところが、彼はバランスを崩し、右側へと傾いてしまった。今度は彼女が手を差し出し、彼はその手を摑《つか》んだ。（両者とも、神経学的にも体験的にも、他者中心の身体感覚で参加していることに注目してほしい。そして両者は、その瞬間、相手がどんな気持ちでいるのか、わかっていた。）何歩か進む間、彼らは、手に手を取って、一緒に進んだ。彼らは一緒に安定して進めるように、さまざまに手や腕を握り直し、とっさに力を入れて筋肉を収縮させたりしながらバランスを取って進んだ。彼らは大笑いしながら、相手を摑み、時には転びながら進んだ。話をしている暇など、本当になかった。

三十分ほど経ったところで、彼らは少々疲れたので、滑るのを止めて、リンクの脇で暖かい飲み物を飲んだ。しかし、今も、彼らの関係性は、別の場所にあった。彼らは、相手の体験を、直接体験し合っていた。彼らは、一連の共有された感情の航海を通して、他者の身体と心の内側から、まるで自分のことのように、相手を感じていた。彼らは、二人一緒にいる短い歴史の一部分と言っていいような、暗黙の間主観的領域を創造した。今、テーブルを挟んで見つめ合っている彼らは、身体的には楽で、自由である。さあ、何が起きるだろうか？――おそらく、彼らは、その時初めて、二人が今、どこへ向かおうとしているのかわからないということに気づき、困惑するであろう。彼らは、未だお互いのことを公に、明白に、よく知らない。しかし、彼らの関係は、すでに暗黙から始まってしまっている。彼らは、不確定な領域にいた。さて、彼らには何が見えているのであろうか？――おそらく、スケートをする前とは、異なる過去と異なる潜在的未来を持った、異なる人が見えていることであろう。――彼らが共に行動し、互いに触れ合ったことに付随する連想とその象徴的な意味を土台にして、彼らの関係性が変化した――ということを、言葉で説明することは、確かに可能であろう。そのことが意味を加えるであろうことは、おそらく確かだと思う。しかし、その説明では弱過ぎるし、周りくどい感じがしないだろうか？

このアイススケーターたちは、何と言うであろうか？　彼らは、テーブルを挟んで話し合い、意味を共有するであろう。話し合っている間に、彼らの関係性の明白な領域は、拡大し始めるであろう。そして、何が話し合われたとしても、先に拡大した暗黙の領域を背景として話し合われることになるであろう——氷の上で、共有された感情の航海を通して、彼らが拡大させた暗黙の領域を背景として。一度《ひとたび》話し始めると、彼らはまた、言葉に沿って行動でも表現するであろう——表情、手、姿勢の小さな動きを通して。これらは言葉に同伴したり、追従したり、先を行ったりする。そうして、明示は、瞬間的には暗示の背景となる。暗示と明示の各領域の拡大は、互いに馬跳びをしながら、共有された歴史を構築する——それが関係性である。

もしも、彼らの暗示と明示の共有された間主観的領域が十分に変化していたならば、彼らは、互いに相手のことを好きと感じるであろう。そして、もっと関係性を探究し、先へと進みたいという気持ちが十分にあるとすれば、何が起きるであろうか？　彼らは、互いの意図の動きに関心を集中し始めるであろう。ケンドン(十七)は、互いの動機にさぐりを入れるために交わされる意図の動きについて記述している。彼らは、毎秒毎秒、不完全な、非常に部分的な表現で、短縮された動きを見せる。それは、意図あるいは動機の完成へと通じている一連の動作に属するものである。（それらは、間主観的方向づけの、身体的—動作的アナログである。）

さて、私たちのスケーターたちは、互いの意図の動きに関心を集中していることであろう。少し前進しては、数センチで止まり、ほんの少し口を開けたかと思うと、相手の唇を見たり、目を見たりして、進んだり戻ったり、時にはぴょんと跳んだりしながら進んでいくのであろう。この意図の動きの演出は、意識の外を通り過ぎていく。しかし、明らかに、「感じ」として捕えられる。この「感じ」は、共有された感情の航海の短絡形であり、何が起きているのかを感覚的に伝えるものである。そこで発展するパターンは、①意図、②近接性、③彼らの意図の動きの進行がどこまで十分に表現されたか——などの一連のものを明らかにする。これらの関係性の動きは、意識の外でエナクトされ、出会いの瞬間へと導く——つまり、彼らの手と手が出会う。

ここでも、「準備が整っている」という概念が必要となる。なぜならば、突然、すべての行動が、ひとっ跳びに実行されるからである。現在の瞬間は、まるでクジラが水面に出て呼吸するかのように、敏速に表面に現れる。そして、絶え間ない産みの苦しみなど味わうことなく、あっさりと最後の行動へと進むのだ。

以上の話は、もしも私たちがつかの間の力動を理解できず、それらを生《なま》の体験組織として思い浮かべることができないとすれば、何を言っているのかほとんどわからないであろう。

要約すると、出会いの瞬間は、精神療法における変化のための結節点と呼ぶのに最もふさわしい幾つかの体験をもたらす。それらは、治療の進路を変えた瞬間として、何年経っても、最も後々まで記憶に残っていることが多い。とは言え、これは明らかに、基本的には、「何かを一緒にする」ということと同じくらい単純なことである——心理的・情動的・身体的に。出会いの瞬間とは、「何かを一緒にする」ことの特別な例と言えよう。しかし、そうは言っても、そこまで単純というわけでもないのだ。すなわち、一緒にすることの幾つかは、出会いの瞬間における特別な条件下で生じる。すなわち、①一緒に何かをしている二つの心が、部分的に浸透し合うことができ、また互いに間主観性を促進している時。②他者中心の参加の体験が、間主観性の結果として生じている時。③何かを一緒にする現在の瞬間が大量の情動で満たされ、そして現在の瞬間とそれを取り巻く動きの最中《さなか》に非常に強力な**カイロス**が現れ、絶頂に達した時。④一緒に成されることの中に、現在の瞬間の時間《スパン》を貫通する生気情動の波頭に乗って「時の航海」をすることを含んでいる時。——このような状況のすべてが出会う時、人生を変える結節点となる出来事が生じるのである。

逃された好機

沿っていくことは、失敗に終わったり、好機を失ったりすることにつながる場合もありうる。なお、その場合、治療の成り行きはネガティヴなものへと変化する。出会いの瞬間は、まさに今という瞬間に追従して起きる。治療者が、まさに今という瞬間を患者が体験しているのを単純に見過すということは、大変頻繁に生じていることである。あるいは、まさに今という瞬間が入ってきていることを治療者が認識していても、それが彼を非常に強い不安に陥れるために、彼は技法的な動きを隠れ蓑にしてしまうということも、頻繁にみられる。また、治療者は、まさに今という瞬間に入り込み、そこに留まってはみるものの、目下の状況に適合した自然かつ正真正銘の応答を返すことができないという場合もある。ほとんどの場合、これらの失敗状況の成り行きが災難に見舞われるということはない。同様のまさに今という瞬間が、おそらく再びやって来るであろう。通常、数回はチャンスが与えられる。しかしながら、治療が深刻に傷つけられるということも、時にはある。これらの失敗により、終結がもたらされることさえもありうるのだ。たとえば、以下のような事例もある。

思春期の少年が、力動精神療法を受けていた。彼は、子どもの頃、胸と腹の大部分に深刻な火傷を負った。そこには印象的な、変色した傷跡が残っていた。治療の多くの時間が、そのことについて語ることに充てられた。特に、傷跡のせいで、女の子たちに嫌悪され、避けられるということへと話は波及した。それは、夏時間《サマータイム》のことであった。社交の場は、浜辺であった。ある日の面接において、そうするつもりがあったわけではないが、彼は、「このことを聞いたら、あなたは私の傷跡がどんなものか見たいですよね？」と言った。そして彼は、すぐさま、シャツを捲り上げた。（まさに今という瞬間。）治療者はとっさに、「止めなさい」と、強い口調で、慌てて言った。「あなたはそれを私に見せる必要はありません――それがあなたにとってどのようなものなのかを語るだけで十分ですよ」と。少年は、シャツを捲くるのを止め、なぜ治療者が傷跡を見たくないと思うのか、理解できない――と表明した。彼らは、面接の残りの時間をそのことについて話し合うことに充てた。そして次の面接も、そのことに充てられた。（治療者が、その事態を避けたことに関しては、幾つもの説得力のある理由があったことであろう。多分、彼は、露出狂的で、同性愛的な、あるいはその他の型の行動化として、それをとらえたのであろう。これらの理由は真実であったと思われるが、そうであるとしても、治療者は、十分な反省を妨げるような、速過ぎるスピードで介入してしまった。そしてそのことを、患者は取り上げたものと思われる。）ついに、次のセッションで、治療者は、「私は、その時何が起きたのかということについて、ずっと考えていたよ。そして、傷跡を見たくないと思った自分自身に、酷く失望しているんだ」と言った。少年は、「僕はあなたが自分自身に失望したとしても、それはかまわないけれど、あなたは僕に失望したんだと思うよ」と言った。こうして彼らの間には、もう一つの意見の不一致がもたらされてしまった。その問題は、患者が満足するほど完全には解決しなかった。傷跡は、決して見られることはなかった。なお、治療は深刻に傷つけられたが、それでも継続はしていた。しかし、患者の世界の重要な部分は、その後の間主観的共有からは、切り捨てられてしまった。治療的な世界は、拡がると言うよりも、むしろ縮小していった。

さらに悪いことに、出会いの瞬間の失敗は、時々、まさしく突然に、治療の終結をもたらす。そのような事例においては、患者は、治療者には彼らを理解する力がない――と感じている（正しいか間違っているかは別として）。

進歩的な変化

沿っていくことは、変化を求める治療関係においては、進歩的な暗黙の変化をもたらすこともありうる。ボストンCPSG(十八、十九)の最初の著作においては、その強調点は、情動的に充電された、まさに今という瞬間と出会いの瞬間に置かれていた。――言わば、ネオンの閃光でライトアップするように。しかし、まさに今という瞬間と出会いの瞬間は、実際には稀にしか起きないということを、私たちは知っている。多くのセッションは、それらなしで過ぎていくであろう。進歩と変化は、日常的な沿っていくプロセスにおいて生み出される、より静かで、それほど充電されていない瞬間においても、起きているのだ。同様に、沿っていくことは、これらの充電された現在の瞬間のために人々を準備する目的だけのためにあるわけではなく、それ自体の資質により、変化に影響を与えているということを、私たちは認識した。その認識は、沿っていくプロセスがどのように働いているのかということへと、私たちの焦点をシフトさせた。私たちが出版する予定になっている、次の二冊の著作においては、この問題について集中的に述べている(一、二)。

本章の冒頭に提示した臨床記録は、その好例である。それは、患者が「今日は全然、ここに居《い》る気がしないんです」と言うところから始まっている。そしてその後、九つの関係性の動きを経て、患者が「そうなんです……私はその時あなたの言ったことが気に入らなかったんだと思います」と言ったところで終わっている。この例においては、患者と治療者は、共に体験に入り込んでいる。すなわち、①二人に関する、充電されている何かについて取り上げようとしても、患者が気が進まないと言う時、どのように共に在《あ》るのか。②気が進まないということをどのように受け入れ、なおかつ強い圧力をかけ過ぎないようにしつつ、優しく励ますのか。③この状況をどう取り扱い、どう沈黙に耐えるのか。そして、この作業においてはどれくらいの長さの沈黙ならば、受け入れてもかまわないのか――ということを、体験している。患者は、これらの困難な状況を成功裏に乗り越えられるであろう――という信頼感を、すでに持っている。一方、治療者は、（幾らか援助すれば）患者なりにそこに辿り着く方法を持っていると信じて待つ――ということを学んでいる。両者は、二人でこの種の状況を達成できるのだ――ということを、（暗々裏に）学んでいる。彼らは、共に在《あ》る方法を共同創造しているのである。手短に言えば、彼らは、彼らの間主観的領域を調節する方法を、暗々裏に学んでいると言えよう。――この繊細な演出は、ほとんどの場合、意識の外で進行するのであるが。

右記のような暗黙の了解は、患者と治療者の間にしばしば生じる、ごく一般的な状況であると言えよう。それはまた、治療を超えて、他の関係性においても同様に、ごく一般的に生じる状況であると言えるかもしれない。この種の交渉や調節は、患者にとっては何か新しいことであると仮定しよう。それ以前の関係性においては、彼女は、まさにこの種の状況において、悪い体験をしてきたのであろう。彼女は、何か言いたいことがあるが、それを言うためには、気が進まないのを圧して話さなければならないために、彼女は「全くそこには」居《い》ないという気持ちになっていた――と言うのだから。しかし、そうすることで、彼女は相手を苛立たせてしまい、捨て去られることにつながったのかもしれないし、相手から怒りや拒否を向けられたり、名誉を汚し軽視されたり、彼女がもう絶対に話せないと感じるような攻撃的な反応を浴びせかけられたり――などの反応を誘発したのかもしれない。それなのに、彼女は「全くそこに居《い》る気がしない時」にも、治療者と一緒にそこに居《い》るという新しい方法を体験しているのである。

　このかかわり合いを、一種の「微小修正感情体験」としてとらえる人もいるかもしれない。しかし、私は、欠陥を満たすことにより過去を修復するというのではなく、もっと新しい体験として、それをとらえている。むしろ、前向きに事《こと》を運び、未来を準備する新しい体験を創造しているととらえているのである。

　つまり、この視点は欠陥モデルを基礎にしているのではなく、新たな領地が現れることを可能にし、またそうなるように励まされている――という創造的な文脈の一つであると、私は考えている。この新たな領地の出現は、次に何か他のものが生じやすくなるような、それに続く文脈を構築する。このモデルは、力動的システム理論[二〇～二二]とその発達への応用に[二三]、概ねその基礎を置いていると言っていい。

　さまざまな状況において、患者と治療者は、どのように一緒に居《い》るのであろうか？　という疑問は、技法上の疑問と言うよりも、もっと大きな疑問である。許容範囲の技法については、大まかなガイドラインが設定されている。その範囲内で、治療者と患者が間主観的領域を調整することにより、彼ら独自の相互的スタイルをこしらえなければならないのである。そして、それに続いて、治療の進路を交渉しなければならない。そしてそのスタイルは、それぞれに特有の儀式、規準、リズム、柔軟性などを有する。

　一連の動きと動作は、どこで、どのように、幕を閉じるのであろうか？　永遠に前のめりに進んでいくというわけにもいかないであろう。ともかくも、どこかに終点があって、プロセスを終結させなければならない（たとえ仮にであったとしても）。「そこに着きましたね。さて、私たちは、どこか他の場所へ行くことができます」、あるいは「そこへは行かずに、降りて、どこか他の場所へ行きましょう」ということを示す信号となるようなことが、何か起きるに違いない。信号とは、意図の適合性の感覚、あるいは、別の言い方をすれば、間主観的な十分さである。これは、間主観性の情緒的インパクトが入ってくる場所である。そのような瞬間においては、達成という情動状態が感じられる。サンダー[二]は、それを「生気を吹き込むこと（vitalization）」と呼んだ。つまりそれは、間主観的な十分さの感覚における情緒的満足感である。にもかかわらず、そのような終点も、やはり客観的には観察できない。沿っていくことが、このような点の一つに到達する時、その進行は、間主観的閉幕へと続いていく。前述の臨床例においては、終点は、以下の通りである。

まさに今という瞬間　**この前のセッションで、私を悩ませることが何か起きたのかなぁ…［わずかの間《ま》］…でも、私はそのことについて話したいのかどうかも、定かではないんです。**

出会いの瞬間の試み　**そうですか……では、あなたが今居《い》る場所は、前回のセッションですか？**

関係性の動き9　**そうなんです。……私はその時あなたの言ったことが気に入らなかったんだと思います……**

八つの関係性の動きは、この点へと導かれて来て、その次の関係性の動きが現在の瞬間になり、間主観的環境が変化したのであろう。彼らは、彼女の「そこに」いることへの躊躇に関し、妥協点を見つけることができたために、そこで明らかに閉幕が生じた。そして、彼女はついに、心に浮かんでいることについて話し始めることができた。彼らは、根本的に方向性と目標を変えたのである。そこまでの一連の関係性の動きは、その仕事を完遂したのだ。間主観的領域の断片は共有され、その存在を主張した。今も彼らは、沿っていくことを続けることができる。しかし、それは間主観的領域の異なる区域においてである。そして次の閉幕が共同創造されるまで、新たな明白な内容についても同様に話し合われる。

私たちは、これらの閉幕を、どのように理解すればよいのであろうか？　力動的システム理論は、解説を提供してくれる。（天気や精神療法のような）多面的・独立的・相互依存的変数を有する複合的システムにおいては、変化は非直線的な様式で生じる。そこでは、変化の正確な瞬間、あるいはそれの持つ特有の形を、誰も予言することはできない。このような非連続的な跳躍は、それらの変数が、「新たな領地」が現れてくるようにかかわり合う際に生じる。それは、その自律的組織システムにより創造される新たな要素を表象している。そしてそれは、システムを新たな状態へと投げ込むという動きをすると考えられる。

さて、私たちは、そこに到達したということを、どのようにして知るのであろうか?――非常にたくさんの沿っていくプロセスが、「もっと繰り返したい」、「もっと多様な関係性の動きを持ちたい」と主張している。このような繰り返しは、作動記憶において関係性の動きを保持するのに有利である。作動記憶は、継続的にリハーサルを行うことにより再活性化される（この例の場合は、繰り返すことによって）。作動記憶において一連の関係性の動きを保持することにより、ある動きから次の動きへと進展していることに気づきやすくなる。この方法によれば、流れや方向性の感覚をつかむことができるので、その閉幕点も、より容易に同定することができるのだ。

沿っていくプロセスは、間主観的閉幕（状況の変化）へと通じている。これらは、暗々裏にわかっている治療関係を変化させるために、集積される。このプロセスは、ゆっくりと、継続的に進む。またそれは、通常、言語的には沈黙したまま進む。それは、ほとんど気づかれないまま、変化を現す作用を起こす。そのような変化が集積されると、暗々裏に患者を治療的に変化させる――という表現で、私たちが示しているものになる。――何も問題はない。これらの瞬間が閉幕する時に生じる新たに現れてくる間主観的状況は、そのほとんどが、不可逆的なものではないのだから。

私たちが**進行する暗黙の変化**と呼んでいるプロセスは、以前、私たちが**突然の劇的な変化**と名づけたプロセスとは異なるのであろうか? それらは、変化の重大さという意味において、明確に異なっている。それ以外にも相違点が二つある。第一に、不可逆性に関する違いがある。劇的な変化は不可逆的と思われるが、進行する変化は、適用し直される必要が生じる場合もあるのだ。この問題については、もう少し観察してみる必要がある。第二の質的相違は、劇的変化は出会いの瞬間の結果として起きるということである。そのような間主観的出会いは、新たな暗黙の了解を「間主観的意識」の状況へと運び込む。この意識への進入は、それが不可逆的であるということの理由の一つと考えられるかもしれない。――にもかかわらず、人は通常、「秩序と混沌の端っこで」仕事をしている[一二四]――あるいは、私たちの言葉で言えば、いいかげんさと凝集性との境界線上で仕事をしている。そのために、間主観的領域においては、劇的不可逆性も、劇的でない可逆的な変化も、両方とも適用されうるのであろう。

新たな探究

沿っていくことは、明白な素材の新たな探究への道筋を準備することを可能にしている。間主観的領域における変化は、新たな文脈を創造する働きを有するため、それは明白な素材が現れて来ることを可能にする。暗黙の議題は、明白な議題を文脈上に置く——ということを思い出してほしい。ハリソン[二五]（児童精神科医で精神分析家）の症例報告は、このことを良く表現している。（そのセッションは、録音・録画されていた。）

あるセッションの非常に短い小部分を、ここでは提示しよう。[二五]治療者は、その子どもとの前回のセッションを、キャンセルしていた。両者とも、この事実を明白に知っていたにもかかわらず、そのことについては話し合われていなかった。臨床記録は、セッションの中盤から始まる。（対話は、歌うように、またリズミカルな様式で、行われている。）

マリア　野菜スープを作ろうっかなぁ〜っと。
治療者　そう、いいわねぇ！　私も野菜スープ、だぁ〜い好きよ！
マリア　そうよね。
治療者　すごいわ……すごいわ……う〜ん、お母さんみたい。
マリア　私、あなたのお母さんじゃないわ。
治療者　じゃあ、いいコックさんね。
マリア　私、コックじゃないわ。私はレストランにいるのよ。それでね、私は……［ぶつぶつ言う］……を作るのよ。
治療者　おお！　そのほうが、ずっとおいしそうね。あなたは、いいレストランの人ね！

マリア　う～ん、コックね。
治療者　レストランのコックさんね。
マリア　私は女の子よ。
治療者　レストランの女の子ね――いいじゃな～い！　これは私たちのレストランで、……

対話は、こんな感じで続いていく。そして、子どもは突然、「木曜日、あなたはどこにいたの？」（失ったセッション）と尋ねた。

ハリソンは、「マリアが主導権を握っている間、小さなターンの一連の繰り返しを設けようとしました――それらがたくさんの交渉や妥協を可能にするようにと願って。明らかに、二人のターンが共に形作っているパターンのほうが、言葉で言っている内容よりも重要でした。リズミカルなターンの繰り返しは、子守歌か童謡のような性質を持っています」と考察している。このことは、治療者と子どもが接触を保っているというだけではなく、何かを共に体験する瞬間を確立することをも可能にしていた。明白なレベルにおいては、直線的な進展は全くみられないにもかかわらず、間主観的領域は、確実に育っていた。この暗黙の体験の集積において重要なことは、治療者が、子どもに手綱を与え、子どもが自らの能動性を自由に発揮して手綱をさばくことを受容し、報復や拒絶の恐怖を与えることもなかったということである。そうして、この沿っていくことは、マリアが突然「木曜日、あなたはどこにいたの？」（失ったセッション）と尋ねることを可能にするような間主観的領域を設置するまでに至ったのである。前置きとして間主観的領域を試すということをせずに、またそれが与えられる保証もなかったとすれば、この子が失ったセッションについて切り出すということは、ありえなかっただろう。どのようにしてそこにたどり着いたのか、また遊びにおける精神力動的な問題については、正確には、ハリソンの症例を見てほしい。

この症例が説明しているように、沿っていくことは、しばしば新たに明白なトピックが出現する道を開く。このことはまた、本章の最初の臨床例（「今日は、全然ここに居《い》る気がしないんです」）においても起きていた。一連の関係性の動きは、新たな内容的素材へと導いた――すなわち、患者を「悩ませ」た前回のセッションにおいて起きたことである。――新たなトピックへの変更は、一直線には起きなかった。患者も治療者も、論理的な道筋に沿って進んでもいなかった。むしろ、一連の関係性の動きの間に、間主観的領域が（暗々裏に）変化し、明白な素材が出現しやすい文脈を創造するのに極めてふさわしい状況を準備したのである。プロセスの議題は、文脈の議題に助けられて作用した。これが、私が、明白な議題を文脈上に置く暗黙の議題――と言っているものである。

解　釈

沿っていくことは、解釈へと向かう道筋を準備することを可能にする。解釈は、力動的精神療法における主要な道具として、きわめて頻繁に用いられている。まさに今という瞬間は、出会いの瞬間と同様に、解釈のために「準備が整っている」状態と幸先のよいタイミングを示す。状況は、暗黙よりもむしろ明白により解決される。私は次章において、このことについて非常に詳細に議論する予定である。現時点では未だ、暗黙の変化についてふれるに留めておこうと思う。現実には、状況はそれほど明快ではない。なぜならば、よく見ると、解釈には明白な知識と暗黙の了解との両方の変化が含まれているからである。

間主観的調節の中心的役割

精神療法というものが生まれてから今日に至るまで、その努力のほとんどは、二つの主体がどのように治療的に対面するか――ということに向けられてきた。歴史的には、精神分析において、その最初の図式が描かれた。すなわち、転移が体当たりしてくると、それに対して逆転移が起きる――という図式である。最近では、精神分析のみならず、他の治療においても間主観性に焦点が当てられるようになった。それはこの概念の進歩を思えば当然の成り行きと言えるであろう。今日では、「間主観性は、数ある精神分析的アプローチの中でも、かかわり合いに関する先駆的概念として出現した」と考えられている[二六]。しかしながら、この概念は、多くの異なる道筋において用いられてきた。ビーブとラックマン、ノブラッホ、ミッチェル、アロンは、精神分析における主な提案者による間主観性の概念が、非常に多様な意味で用いられている——ということについてレヴューし、比較検討している[三〇～三八]。

ここで取られているアプローチは、以下の点において、前述の間主観的アプローチのほとんどと一線を画している。第一に、私は、二者間における間主観的やりとりは、すべての時において、毎分毎分起きているものであると考えていて、時々出現するものとは考えていないのである。第二に、私はそれを、心と関係性の基本的条件としてとらえている（ストロロウとアトウッドとは、この見解を共有している[三七]）。第三に、私はそれを、基本的動機づけとしてとらえており、単なる道具とか方法とか、治療のための情報源などとしてはとらえていないのである。第四に、私は、間主観的やりとりは、その大半が暗黙の領域において生じるものであって、治療効果をもたらすために、必ずしも言語化する必要はないと考えている。第五に、私は、間主観性は、その土台となっている、小さな「局所的レベル」の微小な行動において生じるものであると考えており、より大まかな臨床的筆使いにおいて見られるものとは考えていない。第六に、私は、治療とは間主観的母体において起きるものであると考えているので、ビーブとラックマン[二六]がその輪郭を描いているような、多彩な「間主観性の形」があるということを力説するつもりは全くないのである。たとえば、ベンジャミン[三〇]は、最も重要なベクトルは、治療者の主観性を患者が認識することであると主張する。ストロロウら[三八]は、主なベクトルは、患者の主観性に関する分析家の体験であると主張する。つまり、間主観的なベクトルの臨床的力点において、非常に大きな非対称性がある。私はと言えば、プロセスは常に二人によるものであり、両方のベクトルの間で、非対称性の度合いを頻繁に変えながら進んでいくものではないかと考えている。

今ここでの重要性については広く想定されているが、これらのアプローチのほとんどにおいて、それは強調されていない。エレンバーグとノブラッホ（二七、三二）は、部分的には例外である。彼らは現在における作用に立脚しており、エレンバーグは今ここでの「熱さと強烈さ」という面からそのことにふれている。これは、私のアプローチに最も近い。と言うのは、私は、間主観的作業の現在性こそが、全く以て本質的な要素であると考えているからである。この考え方は、ボストンＣＰＳＧの立場と概ね一致している。

本章では、私は、精神療法において重要な変化をもたらす出来事を、現在の瞬間を構成しているのと同じ微小時間スケール・同じ局所的レベルで表現してみた。これは、本書全体を通して、私たちが議論していることである。本章における活き活きとした描写は、この視点から構成したものである。

第十一章　臨床状況において、暗示と明示を織り交ぜること

ほとんどの力動的精神療法および認知療法において、その本質的な技法として、（さまざまな形式での）解釈および、「人生を物語り風に語ること《ナラティヴ》」が用いられている。そうすることにより、暗示は明示へ、また無意識は意識へと、造り換えられなければならなくなる。暗示と明示との関係性は、無意識と意識との関係性ほど十分には研究されていない。それは困った問題であると同時に魅力的な疑問でもある。暗示と明示は多くの点で混ざり合っている。物語りにおいては、暗示と明示との間に二方向性の交通がある。暗黙の領域における想像、感情、直観は、話し手により言語的で明白な領域へと翻訳されざるをえない。そして反対方向においては、言葉は、聞き手により、想像、感情、直観へと翻訳されざるをえない。暗示（間主観的領域）はまた、明白な素材が現れることを可能にする「望ましい」文脈を生み出す役割を負っている。そして、語ることと聞くことは、それら自体の作用により、暗示と明示の双方の要素を結び付けている。

このような場面では、現在の瞬間《プレゼントモーメント》は、どこで適合しているのであろうか？　現象学的視点から見れば、解釈や物語りもまた、語り手と聞き手にとっての現在の瞬間を生み出していると言ってよいであろう。したがって、ここまで来ても未だ私たちは同じ主観的プロセス単位に取り組んでいると言えよう。

解釈と出会いの瞬間《モーメント》

沿っていくプロセスは、出会いの瞬間へと導くのみならず、解釈作業や言語的明確化のために幸先のよい瞬間へも導く。現在の出会いの瞬間のために用いられるのと同じ「良いタイミング」と「準備が整っている状態」が、解釈を求める現在の瞬間にも用いられる。以下の条件が共に流れている時、その瞬間は解釈あるいは出会いの瞬間にとって「機が熟している」と言える。すなわち、①転移の形をとっている治療関係が表面に現れてくる時。②出来事が進行するにつれて、絶頂あるいは危機へと導かれ、何らかの行動を要求されている時（**カイロス**の瞬間)。③この緊急事態が、患者と治療者の両方を完全に「今ここで」へと迎え入れる場合。——等である。

治療の成り行きにより、出会いの瞬間よりもむしろ解釈が選択されるという場合でも、暗黙のプロセスは未だ相変わらず舞台に乗っている。事実、暗黙のプロセスは解釈の効果を促進する。暗示と明示は、深く織り交ぜられているのである。

ある解釈が与えられていると仮定しよう。さらに言えば、その治療のそのセッションにおいて、まさに理想的な瞬間に、素晴らしい解釈が提供されたと仮定しよう。患者は、強い情緒的反応を示すであろう。解釈が良好に作用している場合、その患者に対する情緒的インパクトは期待通りの臨床的プロセスと言えるだろう。患者は、「アハ（ah-ha)」反応を示すであろう——「そう！　そうなのよ！」というように。しかし、より多くの場合、認知的反応よりも情動的反応のほうが強い。その再検討のために全身（心も身体も）が集められ、「そう。本当にそのとおりなのよね」、「本当にそうだわ。なんて治療的なんでしょう」、「一からやり直さなくっちゃ！　って感じだわ」、「いったい今まで私はどこにいたのかしら？」、「今までの私は、出来損ないだったみたい」——などと感じるであろう。そしてそれに続いて、患者がそれを取り入れるための沈黙が生じる。この沈黙は、充電された瞬間である。患者は治療者の居《い》るところで、重要な再組織化を完遂しようとしているのだ——それは、治療者の一言《ひとこと》により促進された再組織化である。したがって、患者の反応は対人関係的であると同時に間主観的な出来事でもあると言えよう。なぜならば、患者も治療者も、多かれ少なかれ、患者が何を体験しているのかを知っているからである。この解釈直後の沈黙は、ある種のまさに今という瞬間《ナウモーメント》である。通常、以下のようなことが起きる。すなわち、治療者は、解釈の情動的インパクトを理解していることを、患者に知らしめるようなことを何か言わなければ——と感じる。治療者は、「そうですね」とか、もっと曖昧に、「ふむ」とか、もっと丁寧に、「そうですね。そんなふうに感じることもあるでしょう」とか——いずれにしても、ごく控えめに何かを言うであろう。しかし、治療者は、特別な言い方で、特別な声のトーン——共感的理解が伝わるような、若干高めのトーンで言うであろう。また、「二人だけの世界」という体験にちょっと浸ると同時に、今そのような世界に浸っていますね——と表現する。——そんな感じで、通常は痛みを伴う再検討となるであろう、この過酷な瞬間において、治療者は患者の傍らに立って、そう言うのである。（しばしば、治療者の発声は、やや長めに延び、その声が終わる時のピッチはより下降気味になり、声量も若干少なめになる。）言い替えれば、治療者は、解釈に対する反応についての出会いの瞬間を創造していると言えよう。時々、これは情動調律の形をとる。

　非常に経験豊富な治療者は、それをあまり考えずに行っている。多くの私の仲間は、その指摘に対し、「もちろん、そうしているさ」、「それは解釈のプロセスの自然な流れだよね」などと言う。しかしそうだとしても、このことについて考えてみる価値は十分にある。なぜならば、もしも、この解釈により引き起こされた情動を揺さぶる出来事に、この出会いの瞬間が加えられないとしたら、解釈は、中立的・職業的な立場から発せられた技法的戦略として体験される恐れがあるからである。そうだとすれば、そんなものはどこにでもあると言えよう。そしてその後、それは痩せ細ってしまい、対人関係的にも間主観的にも最小限のものしかもたらさないであろう。それは、患者の自らについての明白な理解には変化をもたらすかもしれないが、患者と治療者の間主観的領域には、何の変化ももたらさないであろう。

一方、もしも治療者が、解釈のインパクトの周囲に出会いの瞬間を創造するならば、そのインパクトを共有することにより、患者と治療者の間主観的領域は拡がりをみせるであろう。解釈をその周囲から抱える出会いの瞬間は、解釈とそのインパクトを、共同の体験として定着させるのである。そうして患者は、患者自身と治療関係とに関する暗黙の了解と明白な知識の両面にもたらされた変化を土台にして、新たな方向へと進むことができる。

非常に経験豊富な精神分析家や精神療法家が、インパクトのある解釈の周囲に、このような出会いの瞬間を創造するというのは真実である。しかしそれは、解釈の正式な部分として考えられてはいない。それを、「解釈活動」という、より大きなカテゴリーの一部分であると言う人もいる。しかし、それでは事《こと》の本質を曖昧にしてしまうし、安易過ぎるという感じがする。また、このような間主観的瞬間について調査するにしても、事《こと》の本質から逸れることになるし、それが正しいと安易に決めてかかることにもつながるであろう。——ともあれ、それが重要な役割を演じていることに変わりはない。私は、それを解釈という単一の範疇に含めてしまうよりも、異なる記述的学術用語と説明上のモデルがあったほうがいいと考えている。

解釈のインパクトに対し、以上のように治療者が応答しているということは、しばしば見落とされてしまうことである。——言語的解釈の荒れ狂う余波に飲み込まれてしまうからである。しかし、いずれにしてもそれは生じるし、その仕事を完遂する。マルゲリータ・スパヌオロ＝ラブが、このことに最もふさわしい例を提供している（個人的対話にて、二〇〇〇年一月二二日）。彼女は、イサドール・フロムという有名なゲシュタルト治療者による治療を受けていた。彼は癌に罹っており、そう長くは生きられない身であった。このことは、治療学会の冊子に書かれていたため、周知のことであった。スパヌオロ＝ラブもまた、その会の会員だったので、知っていた。しかしながら、彼女と治療者は、そのことをお互いに知っていると知りながらも、治療では決して取り上げなかった。ある日、彼女は、彼と電話でのセッションを持った。それは、彼女が、あるかき乱される夢を見た後のことであった。彼女はその夢の中で、死を告示するポスターが、シシリーの、ある壁に貼ってあるのを見たのであった。それは、壁から剝がれ落ちて、道路の上に横たわった。そのポスターには、彼女の名前が書かれていた。車が、それを踏みつけて走っていった。彼女が夢について詳しく語った後、治療者は言った。「そこには私の名前が書かれていたはずですよね。」このようにして、差し迫った彼の死というテーマが、強い調子で、急に持ち上がってきた。――それ以前には、全く語られたことがなかったのに。彼の解釈は、彼女を深く動かした。――彼女は、このことを、解釈の力《パワー》を表す例として、私に語ってくれた。

私はそれに賛同し、彼がそう語った直後に、何が起きたのか――と尋ねた。彼女は、「――そうねぇ、その瞬間の後は、確か――私たちは、しばらくそのまま黙っていたわ」と言った。こんなにパワフルな解釈に関する出会いの瞬間なのに、そんなことってあるんだろうか？――と感じたので、私は、微小分析面接の技法の簡略版を用いて、彼女に質問してみた。私は彼女に、彼がその状況を作り出した時、正確には彼女に何が起きたのか――を尋ねた。彼女は言った。――その時、彼女は、とても大きく息を吸い、しばらくそのまま保ち、そして、それを徐々に、重々しく吐き出した。電話の上には、沈黙がたちこめていた――と。私は彼女に、その時泣いたかどうかを尋ねた。彼女は「いいえ」と言った。私は、彼女はまるで泣くように呼吸をしたのではないか――と示唆した。彼女は、「ええ、その通りよ」と言った。次に、私は、彼は沈黙を破るために何をしたのかと尋ねた。彼女は、――彼はありきたりのことか、記憶に残らないようなことを何かしら言っていた――と答えた。事実、彼女は、それが何だったのかを覚えていなかった。しかし、彼女は、その時の彼の声のトーンを覚えていた。それは、非常に柔らかい声で、それまで彼から聞いたことのない声であった。それは、ふと電話を通して漏れてしまった声――という感じであった。それは、出会いの瞬間であった。彼らは、言葉を超えて、暗黙の接触を完遂したのであろう。そして、この暗黙の接触は、彼の言語的介入と共同し、それを全体的な体験として作り上げたのである。

解釈が、出会いの瞬間の出現を促進しうるのと同様に、出会いの瞬間もまた、解釈の出現を促進しうる。しかし、いつもそうであるとは限らない。たとえば、カウチから起き上がって治療者を見ている患者に、治療者が、「まぁ」と応答した――という話を思い出してほしい。このことに続いて解釈は行われなかったが、解釈するとすれば何を言うかは容易に想像できるであろう。前の章で、私は、この出会いの瞬間を明白にしようという試みについても示唆したが、もしその直後にそのような試みを行ったとすれば、おそらくその効果は打ち消されてしまったであろう。しかし、解釈が役に立つ場面も、もちろんありうる。これは臨床的な判断の問題であるが、その両方に有利な点と不利な点があるということを、私たちは心得ておかなければならない。もしも治療者が、彼女が再びカウチに横たわった後、たった今起きたことについてどのように感じているのかを患者に尋ねたとして、それに対し、患者が、治療者は患者に対して心を開いているし、患者の立場に立っていると初めて感じた――と答えたとすれば、それは治療者側にとっては、より拡大した解釈を与えるための素晴らしい幕開けとなったであろう。――患者は、患者の両親は、彼女の立場に立ってもくれなければ、心を開いてもくれなかった――と感じているであろう、そして患者はどれほどそれを他者に期待してきたことか、そして患者は防衛的な姿勢になってしまうために人生の好機を何度失ってきたことか、またそのようなことが先週どんなにこのオフィスでも起きていたか、そしてその視点から治療者をどのように見てきたか、そしてそのためにどんなに治療的作業においても幾つもの限界が生じていたか――というようなことを、治療者は解釈することができたであろう。そのような解釈は、治療的作業を促進したかもしれない。しかし逆に、それを遅らせた可能性もある。見たところ、この例においては解釈は必要なかったであろう。

ポイントは、言語的解釈と間主観的領域の暗黙の拡張とは、互いに補完的に作用するということである。治療実践においては、それらは互いに奉仕し合う。しかしそうだとしても、それらには別々の説明モデルが必要であろう。

物語りを作ること、物語りを語ること、物語りを聞くこと

言語とは、体験を語られた物語りへと翻訳する際の表現手段である。これは、「語りを超える」治療〈一〉と呼ばれている治療においてさえも、概ね真実である。「語りを超える」とは、暗黙の体験を上手くなだめて明白へと引き出す手段のことである。しかし、そのようにして一旦は暗黙の体験をある種の形へと翻訳したとしても、問題は、物語を作るという言語の有意義な仕事が、なおも残存しているということである。しかし、そのような治療においても、暗示と明示は近しい仲間関係を保っている。

物語りを語ることとは、言語的治療にとっても、明白な体験を創造するための他の技法を用いる治療にとっても、資料を得るための主要で一般的で最終的な道筋である。しかし、物語りを作ることは、言葉のみならず、暗黙の領域における直接的体験をも含んでいる。私たちにとって興味深いのは、これらの直接的な暗黙の体験のほうである。

三つの並行する現在の瞬間が含まれている。すなわち、（1）オリジナルの体験が言語的物語り形式へと入り込む現在の瞬間、（2）誰かに語っている間に語り手の中で創造される現在の瞬間、（3）語られている間に聞き手の中で呼び起こされる現在の瞬間――である。第一に、患者は「言語化され、物語り形式へと入り込む」という体験を、（今一度）生きなければならない。これは自動的にはできない。この段階での思考の大部分は、視覚、知覚運動、内臓イメージ（visceral image）、感情などの形をとっており、未だ言語には成っていない。言語的説明を体験に適合させるのは、非常に骨の折れる仕事である。このプロセスは、それ自身の意図や生気情動などを持つ、それ自身の現在の瞬間を創造する。聞き手（治療者）は、語り手の中の心理的・身体的な置換活動を観察する。それはパフォーマンスである。容易、困難、暗中模索、躊躇、遮断、欲求不満、努力、流れの変更、速度、量、力、安心感、驚き、必然などが、そのパフォーマンスを作り上げる。これらの暗黙の体験は、それ自体が、治療的介入のための生産的焦点と

なりうる。加えて、言葉が出現すれば、たとえパラ言語学的にであっても、それは完全なパフォーマンスであり、他のあらゆるパフォーマンスに似て、語り手と聞き手の中に、暗黙の体験の絶え間ない流れを呼び起こす。そしてそこには、置換行動に関する他者中心の参加も含まれている。手短に言えば、暗黙の素材を明白な物語り形式へと置換する――という体験に関し、暗黙の間主観的共有が生じるのである。たとえ、私たちが、発せられた言葉とそれが形作る意味に対して強く心をひきつけられている時でも、私たちは、同時に暗黙の（部分的には共有されている）体験が物語りへと置換されるのをリアルタイムで感じとる鋭敏な感受性を持ち合わせているのだ。

　そしてついには、物語りは、聴衆（聞き手）のために変形されざるをえない。聴衆が、現実の聞き手であっても、想像上の聞き手であっても、同じことである。物語りを語ることとは、聞き手に向けて、間主観的に探索・試行・調節するという絶え間ない作業である。このパフォーマンスの様相においては、暗示は大変多くの所業を成している。最終的に、そのパフォーマンスが物語りを語ることに達すれば、それは特別な種類のエナクトメントとなる。そこでは、内容は明示として作り上げられているが、そのプロセスは暗示のまま残っている。これらは、幾つかの並行する現在の瞬間を構成している。

　精神療法においては、物語りというものは、語られるかエナクトされるかであって、読まれるわけではない。したがって、パフォーマンスがパフォーマンスとして行われるということ自体が、大変素晴らしいことである。精神療法において語られた物語りは、単にひとまとまりの物語というだけではなく、情緒表現の体験である。物語とその表現は、臨床素材として大変貴重なものである。

　リクール(二)は物語りを語る時について物語を語る時との対比で短評している。現在の瞬間に関する物語りを作り、そして語る――という行為について考える際、私は、内的なつかの間の力動というものを、語ること――そして聞くこと――の一部として付け加えたい。

　中心的なポイントは、治療的な物語りについて考える場合でさえも、私たちは現在の瞬間の世界を脱出することはできない――ということである。もちろん、一度《ひとたび》構成された物語りは、客観的に見ることができるし、解体することもできる。しかし、それが語られたり聞かれたりしている間は、そうすることは不可能である。そして、それが語られた後でさえも、（その全体性や中心的意味を含めて）未だそこに広げられていて客観的に見られているとすれば、それは別の現在の瞬間において把握されているのである。

物語りを語ることと聞くことに関する現象学は、人々が思っているよりも、あるいはここで私が紹介できることよりも、ずっとずっと強く注目されるべきものである――と私は考えている。

暗示と明示を織り交ぜること

明らかに明白な意味を持っている文《ぶん》もまた、その文が展開する時には、現在の瞬間を作り上げている。文が聞き手の視点から考慮されているのならば、話されるフレーズの平均は三～四秒であるということを思い出してほしい（現在の瞬間の持続時間）。また、話されるフレーズの意味は、それが聞かれている時間を超えて構成されているということを思い出してほしい。つまり、その文の全体的な意味は、最後の言葉が言われた後でないとわからないのである。この、時と共に出来上がる構成とは、単に構文を漸次理解するということに関する問題ではない。それは、構文が、その認知的・情動的な位置へと降り立つ道筋をトレースすることに関する問題でもあるのだ。実例として、「今晩、映画を見に行かない？（Would you like to go to the movies tonight?）」というような単純なフレーズについて考えてみよう。聞き手は、その文が展開する時、その波頭に乗っているので、彼は最初に「～？（Would you）」を聞く。すると即座に、――何か聞きたいんだな――ということが明らかになる。そこで、彼の興味と注意が増大する。次の下位グルーピングとして聞こえてくるのは、「行かない？（like to go）」である。物事がより限定されてきたために、彼の興味と注意は維持され、おそらく、より増大するであろう。そして、「映画を（to the movies）」が来る。その文脈や二人の歴史によっては、これは親密な気持ちに喜びを加えるであろう。あるいは、以前の苦い記憶を思い出して興味が失せてしまうならば、「それしかやりたいことがないんだもんね」というようなネガティヴな感情の波が襲ってくる可能性もあるだろう。最後に、「今晩（tonight）」が到来する。多分、文脈によりすでに暗々裏に理解されているので、それが付け加えることはほとんどないであろう。しかし、それは反応の前に来る情緒的なトーンを安定させる。したがって、その続きは次の現在の瞬間が始まらざるをえない。

その上、このフレーズは、構文の旅という性質を有している。その旅とは、明白な意味作りの旅であり、また情動的体験の輪郭を描く旅である。フレーズが終わると、人は構文の旅を気づきの外へと追いやり、忘れ去ってしまう。そして、主として意味の旅という形態《ゲシュタルト》だけを覚えている。しかし大切なのは、それがいかに情動的な旅によって彩れてきたか——ということであろう。

もう一つの例として、パテル（三）のものがある。彼は、言語においても音楽においても、一連の要素を①チャンキングするプロセスと②組織するプロセスとの間には、神経解剖学的に驚くべき一致があるということを示唆している。その二つは、それまで思われていたほど、かけ離れてはいないのである。「少女は少年にキスをし、ドアを開けた（The girl who kissed the boy opened the door.）」という文がある。今一度、情動的な旅に追従してみよう。「少女（The girl）」という最初に来る下位グループは、独自の情緒的充電を創造する。そして「少年にキスをした（who kissed the boy）」が来る。それと共に、興味と好奇心がやってきて、情動的充電は急速に増強する。次に、「ドアを開けた（opened the door）」が来る。情動的充電は減弱する。そしてそれは、潜在する認知的問題に関する注意に置き換わる。——誰がドアを開けたって？——「少年はドアを開けた（the boy opened the door）」と言っている。しかし、私たちは構文に追従してきたので、少女がドアを開けたということを知っている。これは奇妙な旅である。さて、同じ言葉を用いて、「ドアを開けた少女が、少年にキスをした（The girl who opened the door kissed the boy.）」というフレーズが読まれたとしたら、どうであろうか？　私たちは、全く異なる微小で情動的な旅に追従することになるであろう。意味が到来する順序とタイミングもまた、暗黙に感じられる情動的体験を決定しているのである。（スタイルに関する疑問に、これ以上深入りする必要はないが。）

要するに、明白な意味と暗黙の情動的体験とは、複雑な相互依存の関係にある――ということは、現在の瞬間の局所的レベルで見れば明らかであると言えよう。

現在の瞬間におけるその二つの構文解析（意味と情動）の間には、未だもう一つ重要な相違がある。その相違というのは、それぞれの持つ時間的枠組みである。情動的な旅と話された旅とは、同じ持続時間――二、三秒――を有する。しかしながら、言葉が言及している出来事は、ずっと長い持続時間を有している。そこには、タイミングや要約のレベルにおける不一致が存在する。そして必然的に、オリジナルの体験との距離の不一致も存在するであろう。①情動的輪郭を感じること、②言葉を聞くこと、③降りてくる意味をつかむこと――は、直接的でオリジナルの体験である。一方、言葉が言及しているのは、一度は移動された間接的な体験である。第十三章で、この重要な問題に、もう一度立ち戻ることにしよう。

第十二章　過去と現在の瞬間《プレゼントモーメント》

過去は、現在の体験に影響を与えうる。別の言い方をすれば、過去は、ともかくも現在に混入されざるをえない。そうでなければ、過去は現在の生活において役割を演じることができないし、精神的決定論や精神力動論などというものは存在しえないであろう。一方、現在の体験もまた、過去を変更しうるに違いない。すなわち、過去からの影響を減弱したり、現在に対し重大な影響を与えうる過去の要素を選択し直したり、あるいは単純に過去を書き換えたりすることにより、変更しうるに違いない。もしもそれができないとすれば、治療的変化というものは存在しえないであろう。ところで、私たちは主観的には現在にのみ生きているのだから、過去の現在への作用と現在の過去への作用はともに現在の瞬間《プレゼントモーメント》の中で演じ切られるに違いない。したがって、現在の瞬間とは、過去と現在が出会う場所と言えるであろう。

現在の過去への作用

現在の想起文脈（present remembering context）という概念は、現在の瞬間が過去へと作用する道筋を説明する際、その助けになると思われる。機能的過去とは、現在へと影響を与えている過去を指しているが、それは現在の瞬間という出会いの場において再整理されうる。記憶は、この概念を明確にするための好例であろう。**現在の想起文脈**という概念は、記憶について考察する際に、広く受け入れられている概念である（一、二）。手短に言えば、記憶とは、初版がオリジナルの形のまま保存されていて、それらのうちの一つが呼び起こされ、正確に再生された記憶として現在へと入り込む——というような、体験の図書館とはみなされていない。そうではなくて、記憶は、体験の断片のコレクションであるとみなされている。これらは、以下のような方法で、全体的記憶体験へと変化する。すなわち、出来事と体験は、現在の時間において進行するが、それらは文脈（現在の想起文脈）として作用する。そしてその文脈は、多くの断片の中から必要なものを選択し、集め、組織して、ひとまとまりの記憶を形作る。現在の想起文脈とは、この現在の瞬間の中に在《あ》る心の舞台に、今まさに乗っているすべてのものを指している。これは、匂い、音、メロディ、言葉、表情、光の質、内的感情状態、身体感覚、思考などを含む。それはまた、つかの間ではなく持続性のあるもの——すなわち、気分、とらわれている考えや気持ち、繰り返し見る夢、葛藤、報復欲求、痛み、喪失などをも含んでいる。なお、現在の想起文脈とはこれらの進行中の体験の一つを指しているのではなく、今進行中のものの全体像を指している。それは、知覚、感覚、認知、情動、感情、行動など、私たちに対して今、作用しているものの完全なる合成物である。——意識的であろうと無意識的であろうと、暗示であろうと明示であろうと、皆そうである。この意味では、未だに部分的に燻り続けている過去の外傷、葛藤をはじめとする伝統的精神分析の基本的要素は、現在の想起文脈の前景あるいは背景の一部であると言えよう。

　このような現在進行中の体験は、過去からの断片を選択したり集めたりする引き金として作用する。その場合の過去は、良くも悪くも、それが統合される際、今現在何が起きていて、それをどう取り扱えばよいのかを、私たちが認識するのを助けてくれる。エーデルマンが、それを「現在を想起すること」と表現したのは、こういう意味であろう。（二）——そう。私たちは固定された歴史的過去を想起しているわけではないのだ。私たちは、現在を「想起する」ことしかできないのである。この見地によれば、記憶とは過去中心と言うよりも、むしろ現在中心の性質を持っていると言えよう。そのような機能は、私たちが現在において遭遇する人生を、より親しみやすく、適応しやすいものにしていると言える。このことから自然に引き出せる結論の一つは、各々の記憶は、たとえ「同じもの」であっても異なっているということである。なぜならば、それらは各々別の現在の想起文脈下で選択され、集められているからである。つまり、完全な繰り返しというのはほとんど在《あ》りえないと言っていい。各々の想起文脈のために、若干異なる断片のセットが選ばれるか、あるいは異なる集められ方をするからである。この見地は、急進的だとか、直観的に「違う！」と感じられるかもしれないが、記憶とは、繰り返しリハーサルをされている場合のみ物語り《ナラティヴ》形式として定着するのであって、そうでなければ多様な交差的記憶となるのである。（そうすると、外傷記憶の位置づけは、やや曖昧になってしまうのであるが。[三]）

現在の瞬間は、優れて**現在の想起文脈**の一つである。現在の瞬間が展開する間――つまり過去の現在の水平線から未来の現在の水平線まで過ぎていく間――、そのコースに沿って、アナログの、あるいは概念的な変化がみられる。各々の変化は別々の想起文脈として作用しうる。過去は、全体的記憶が独立的に存在するという形ではなく、むしろ気づきの外から影響するという形式をとる。そのおかげで、過去は絶えず現在へと混入することができる。

しかし、このような遭遇は、現在の瞬間という短い時間内で、果たして起こりうるのであろうか？　意思決定に関する最近の神経科学的研究は、以下のことを示唆している。すなわち、新たな刺激がもたらされると、それに関連した過去の刺激からくる神経生理学的効果が生じる。それは、その新たな刺激の始まりから〇・二～〇・三秒以内に記録されうる――と言うのである。[四]言い替えれば、過去は、現在の瞬間が発生すると、ほぼ瞬時にその中に入り込むか、その傍らに付ける。そして現在の瞬間が持続している間中《じゅう》、何度も繰り返し、そこに現れる――と考えられる。つまり、この働きにより、現在の瞬間が過ぎゆく間に、多くの異なる過去からの影響が、何度となくその中で展開されるということになる。

現在の想起文脈は、どのようにして、非意識的に、過去のどの断片を活性化し新たな記憶へと集めるかを「選択する」のであろうか？　言い替えれば、異なる日時、所在、性質を有する体験間に、連結や連想を創造するプロセスとその本質とは、どのようなものなのであろうか？　夢、自由連想、一次過程の働き、解離などに関する議論において、心的・現象学的レベルで書かれた文献の中に、有用なヒントが幾つか見られる。フロイトは、その鋭い観察眼により、ごく初期の頃から、過去と現在の複雑な連結（あるいは非連結）を可能にするメカニズムがあることに気づいていた。ゲシュタルト理論家は、他の連結プロセス――すなわち、近接、共通運命などのような、知覚と連想を統治する連結プロセスを、そこに追加した。近年、隠喩《メタファー》もこの重要な役割のための興味深い候補として挙げられるようになった。モデル(五)は、隠喩とは無意識的自叙伝的記憶と意識的体験とを連結する主要な形であるということを示唆した。モデルの発想を支持する立場にあるラコフとジョンソン、ターナー、ギブス(六〜九)などの認知言語学者は、以下のように述べている。すなわち、隠喩とは単なるスピーチの形ではなく、認知の原初的な形式である（象徴形成や言語に先行する）。そしてそれは、過去と現在を含む体験の異なる領域を連結する――と述べている。言語は、後に、これらの連結を利用し、それらを言語的隠喩へと転換することができる。しかし、話された隠喩を聞いている最中の人の心の中での場合を除き、最初から言語が用いられることはない。ここで、隠喩に関する臨床的体験は、身体療法とサイコドラマに関するものしか報告されていないということを付け加えておかなければならない（ランディによる(十、十一)）。また、ブッチ(十二)は、すべての体験は多重コード化され（多重コード理論）、参照プロセスを通って連結されるということを示唆した。結局のところ、過去と現在の連結と解離という問題は、臨床的研究の多くのレベルにおいて、未だ手つかずの状態であると言えよう(三)。

　現在の過去への作用に関する第二の考え方は、より急進的なものである。すなわち、各々の新たな現在の瞬間が形になる時、それは過去の神経活動記録を配線し直して、いかにも在《あ》りそうな過去の記憶として書き直す――というふうにイメージできるものである。オリジナルの過去は変更されてしまうため、もはやそれらが最初に横たわっていた道筋には存在しなくなる。音楽を聴いている時の体験は、部分的にはこのようなものである。現在展開しているフレーズを聴いている時、先行するフレーズは変更される――すなわち、**一撃の後**という形である。

　そのような考え方を支持する神経解剖学的な根拠がある(十三)。フリーマンは、以下のことを示した。すなわち、仔ウサギが、最初に新たな匂い（たとえばニンジン）に曝されると、ある神経活動パターンが構築される。その後、それらのウサギが第二の匂い（たとえばカブ）に曝されると、その匂いに対しては別の活動パターンが構築される。しかし、第二のパターンの構築は、第一の匂いの活動パターンを変化させてしまう。そしてその後、もう一つの新たなパターンが第三の匂いに対して構築されれば、先の二つのパターンは、共に変化させられてしまうであろう。言い替えれば、過去は、常に、永続的に改訂され続ける――神経パターンも想起される体験も両方とも――ということになる。あるいは、より強い言い方をすれば、現在は過去を変えることができると言えよう。もちろん、歴史的視点から根こそぎ変えるということではなく、私たちが生きているところでの過去を機能的・体験的に変えるという意味ではあるが。

出会いの瞬間《モーメント》や解釈も、このような様式で過去を変えることができるのであろうか？　もちろん、変えられる。しかし、一度にほんの少しずつである。また、これは変わる前の過去の記憶を保持することができないという意味ではない。同じ体験に関して二つの記憶がある――というのは、可能であるどころか、そのほうが普通なのである。神経科学は、そのような並行して存在する過去にかかわる神経回路を解明し、人はどのようにして書き換えられた過去についても知りうるのか――ということについて、明らかにしなければならないであろう。

臨床的事実としては、新たな現在の体験により変えられることに頑固に抵抗するパターンというものが存在する。このような事実は、現在は過去を、簡単に、自然に、敏速に変えうる――という発想に相反していると思われる。この固執は「反復強迫」という発想に支持を与える。過去の体験が現在から影響を受けることを、どうにか免れうるようにする条件（葛藤、外傷、新規学習）があるのである。にもかかわらず、現在は絶えず過去を書き換えている――というのが一般原則であることに変わりはない。例外については別個に調査すべきであり、例外の存在を以て、基本概念に疑義を唱えるということにはならないであろう。

現在が機能的な過去を変える第三の方法は、現在の想起文脈の選択プロセスを変更するという方法である。したがって、その場合には、過去の異なる断片が活性化され、現在へと運び込まれるということになる。

現象学的には、現在が過去を変えるプロセスは、気づきの外で生じる。私たちは通常、その最終産物と対面した時に、初めてそのことに気づくのであるが、その時でさえも気づくとは限らない。

過去の現在への作用

さて次に、他方からの影響についても取り上げてみよう。すなわち、過去の現在への影響についてである。幾つかの異なる過去が存在する。その影響の性質も、その現在における感じられ方も、各々異なる形をとる。ここで再度、現象学的立場から、臨床的に興味深い、異なる種類の過去について探究してみよう。

フラクタルとしての「沈黙している過去」

この種の過去は、感じられている現在へと作用するが、それ自体を感じることはできない。それは沈黙していて、客観的スタンスをとることによってのみ認識可能である。それは主に、抑圧された無意識と暗黙の非意識から成っている。精神分析においては、これは抑圧された過去によるすべての影響を含んでいる（たとえば、葛藤、幻想、外傷）。そして、それらは無意識にされてしまうために、感じられている現在へと作用しているようには体験されない。それはまた、性格傾向をも含んでいると思われる。なお、性格傾向とは、自動的にそうなるので、伝統的には非意識としてとらえられている。

また、それは、記憶、表象、反応パターンなどの非意識的過去をも含んでいる。それらは暗黙の了解に属するものである。これらも、感じられることなく、現在へと作用する。このような「過去」の例を、フォーゲル(十四)は、「調節にかかわる暗黙の記憶」と呼んでいる。これは、社会的空間、対人的かかわり合い、間主観的領域などとの交渉の持ち方にかかわる記憶である。私たちはそれを乳児期から習得し始める。そしてその調節パターンは集積され、生涯を通じて練磨されていく。そしてそれは、現在へと影響を与え続ける。過去の多くは、常に進行中であり、改訂され続けている。この「改訂され続ける過去」は、沈黙している割に、非常に活動的である。沈黙しているが活動的な過去——という現象学的発想には、私はいつも興味をそそられている。

現在の体験は、沈黙している過去によりその大部分を決定されうる——ということを、どのように説明すればよいのであろうか？　私たちは、過去の出来事は、注意のプロセス、知覚、感情、認知に影響している——と、ごく普通に考えている。つまり、各々の現在の瞬間とは過去のパターンのもう一つの具体例に過ぎない——と考えている。同様の疑問は、自然界におけるプロセスに関しても、ずっと抱かれ続けてきた。なぜ、カタツムリの殻は、大きさが異なるだけで、どれも全く同じ形なのか？　その疑問は、力動的システム理論において記述されているように、現在の瞬間とフラクタルとを比較することへの注目につながるであろう。フラクタルとは、大きさや規模は異なっていても、形の上では相似形にあるという図形を指している。水晶の結晶やカタツムリの殻は、その好例であろう(十五、十六)。それらは、その形成における最初の局所的条件により幾らかは変異しうるが。これらのフラクタルは、自然界において、自動組織化という重要な様相として同定されてきた。人間の体験におけるつかの間の力動の世界においても、類似の様相は存在するのであろうか？　たとえば、第一章の、朝食に関する面接に登場した大学院生のことを思い出してみてほしい。彼は、勝手に開いてしまう冷蔵庫のドアをどこで固定するか、またオレンジジュースをグラスにどのくらいまで注ぐか——という点において、限界試行をしていた。これらの限界試行という些細な行動は、その前の晩からの彼の苦闘と、本質的には全く同じであった。すなわち、彼の研究論文の結論において、どこまで自らの考えに言及するか——ということについて彼が悩んでいたということと、それらは同じことであった。ただし、大きさは異なっている。重要性も異なっている。しかし、基本的な形は、局所的条件が異なっていることによる違い以外に、どこが違うのであろうか？　つまり、冷蔵庫のドアを開けることや、グラスに注ぐことは、一粒の砂の中の世界になっている——と言ってよいであろう。精神的決定論が、現在の瞬間のレベルにおいて、作用しているのだ。

「朝食に関する面接」からもう一つ、例を挙げてみよう。主人公は、朝食時、愛用の旧式エスプレッソ・マシーンからカップにコーヒーを注ぎながら、落ちていく最後の一滴を、どのように見つめていたかを描写した。——一滴が出来上がり、大きくなり、そして落ちていくのを見ている時、彼女は、期待と苛立ちが心の中で膨らむのを感じていた。滴《しずく》が出来始めてから落ちるまでに四秒かかった。それが最終的にカップに落ちた時、一瞬の間だけ、満足感が彼女の心を満たしたが、またすぐに次の一滴が出来始めると、彼女はそれが大きくなっていくことへの期待を膨らませ始めた。——面接を終えると、彼女は、自分は未来の方ばかりを向いて生きてしまうために、現在に留《とど》まっていることは本当にめったにないということ——つまり、彼女は生き急いでしまうために、現在が短くなり過ぎてしまうということを、しばしば感じているのだと言い、反省していた。またしても、コーヒーの滴を見つめるという心的・情動的活動は、フラクタルのようだ——と思えないだろうか？

こんなに何にでもフラクタルを用いるというパターンは、どこから来ているのであろうか？　水晶の過去から来るわけではない。表現されたり具現化されたりするのを待っている何らかの潜在的な形の中に、あらかじめ存在しているというわけでもない。自然界においては、それは力動的システムに作用する際の①内的・外的制約と、②自由度から来ている。なお、その力動的システムは、局所的条件の変化に伴い自己組織化する性質を持っている。人生経験や治療など、そのような制約が変形される可能性のある場において、私たちは、どのようにしてそれを歴史や癖などの人間的システムへと翻訳しているのであろうか？

精神力動的には、現在の瞬間とは、あらかじめ心の中に存在している、より一般的パターンの具現化である——と、私たちは想定してきた。（特に無意識あるいは非意識において具現化される際、）それは、ある特異的な設定において作用できるように、正しい表現形を見つけ出す。それは、すべての活動において、そのサイズにかかわらず、その時の表現形に影響を与えている。この視点は、フラクタルの概念に、驚くほど近いであろう。——表象、オリジナルの幻想、葛藤、外傷記憶、防衛、コーピング戦略、「調節にかかわる暗黙の記憶」などの心理学的作用と、自己組織化する自然の力動的システムにおいて定義されている固有の制約・自由度とを、私たちは置き換えて考えてみることができるのではないだろうか。

しかし、フラクタルと精神力動的具現化や暗黙のエナクトメントとの間には、未だ重要な相違が残っている。私たちにとって最も興味深いのは、フラクタルの場合は、前もって予告されているデザインや青写真を持っているとは考えられていないということである。言い替えれば、それは生きた過去を持っていないのである。過去とは人間の主観の産物であると考えられるので、その意味では、フラクタルは過去を持たないと言える。つまり、フラクタルとは、常に作用している固有の傾向に過ぎない。個々のパターンは、そのフラクタルの持つ固有の傾向と、局所的条件との力動的対話によって表現される。対照的に、精神力動的な過去や暗黙の了解には、明らかに、生きた、前もって形作られた過去のパターンが存在するということが想定されている。そしてそのような過去のパターンが、表現方法を探り、振舞い方を決定しているのである。この視点によれば、人生における現在の瞬間の連続とは、過去のパターンの現在におけるもう一つの具現化であると言えよう。そして、その変動の幅は、直接的・局所的条件からくる制約とゆとりによってのみ定められる。もしもこのことが真実でないとすれば、私たちは、精神力動的にひとまとまりになることができず、不連続なものとなってしまうであろう。そして、出来事をただ紐で括って物語りにしたようなものだけが、私たちと精神的にばらばらの断片化した時とを一緒に抱えている——という状態になってしまうだろう。一方、もしもこのことが完全に真実であるとすれば、一つの瞬間がすべてを包み込むため、私たちは決して変わることができない——ということになってしまう。

要するに、「沈黙の過去」が考慮される限りにおいては、フラクタルと精神力動的具現化との相違点とは、理屈の上だけのものであり、現象学的なものではないということであろう。実際には、ある人の過去が、沈黙したままその人にそのパターンを繰り返させようとする場合、現在においては、それは自由度を減らす固有の制約として感じられるというだけのことなのであろう。またそれは、どんな大きさでも、どんな条件でも、すべての場合において同じことである。

つまり、現象学的には、過去は存在していないと言うよりも、むしろ沈黙しているのである。しかし、望ましい条件下では、それ自体が話したり表現したりできる状態にもなりうる。そのような場合、それは「生きている過去」になる。沈黙している過去が活動している時、私たちは、背景的な感覚としての親密さや、以前そこに居《い》たことがあるような感覚や、そういうふうにできているという感覚などを、しばしば感じる。すると、新規性の持つ独自の新鮮さは取り去られてしまう。過去の現象学的沈黙は、現在の瞬間の体験の上に落ちる、かすかな影のように感じられることであろう。

実在しない過去

現在に対し、徹底的に影響を与える過去の出来事というものがある。それは、現在が前進に適した形になるように作用するどころか、最初の過去における制約や自由度を、そのままの形で現在に対して無理強いする。このような制約は、発達早期における敏感期／臨界期に伴い不可逆的に固定されてしまった神経生理学的変化や(二一)、外傷、葛藤を含んでいる(三、十七〜二〇)。孤児にみられるような、早期の広汎な社会的情緒的剝奪によりもたらされる重大な結果や、早期愛着パターンがその後の発達に与える重大な影響は、その好例である(二二)。

この過去は、もはや現在に対し、生きた影響を与えることはない。それは歴史的感覚あるいは物語り的感覚においてのみ存在している過去であり、外側から見てそれと判るものである。現象学的には、それは実在していないし、今後も実在することはないであろう。

生きている過去

第三の、過去と現在の現象学的結合とは、過去が未だ過去として認識されているにもかかわらず、今まさに活動しているところで起きているものを指す。単純記憶はその好例である。その記憶の間に、過去から来ている体験は、感じられている現在へと運び込まれるのである。過去に属しているのに今起きているという感覚は、その記憶が二度運び込まれ、二重焼付けにされたことの結果であると言える。すなわち、①想起されている過去と、②実在している現在という二つの形で運び込まれ、焼付けられていると考えられる。もしも、現在の瞬間の実存的現在性が、過去の出来事が今（再度）起きている（想起されている）と感じられている時空間において働いていないとしたら、私たちは、過去の瞬間とは記憶であって、今まさに起きている現実あるいは幻覚ではないのだ——ということを、決して知りえないであろう。（なお、現在の瞬間の実存的現在性とは、背景的な身体感覚、環境からの光、空間、その他の状況からくる影響を通して把握されるものである。）したがって、私たちは、感じられている過去が活動している場所としての感じられている現在を抱いている——と言うことができる。これは生きている過去であり、それは現在において感じられているのである。

この生きている過去とは、**多重的なつかの間の表象**（multitemporal presentation）に由来するものである。それは、再構成された過去と実在している現在という二つの事象が対話に入る場所で生じる。たとえ、それらが異なる時刻から来ているとしても、対話に入ることは可能である。私たちが「現在を想起する」ことができるのは、そのような対話を通してのみである。

生きている過去は、比較的近い過去におけるある一回のセッションのプロセスや、何回かのセッションの流れを局所的レベルで理解する上で、きわめて重要な位置にある。私たち治療者は、セッション内で、あるいはセッション間をまたいで、時を超えたパターンを識別しようとして多大な時間と労力を費やす。この過去は、たった今生じている現在の瞬間に先行して何が起きていたのか、そしてそれはどこへ向かおうとしているのか——ということから成っている。その過去は、一連の流れにおける変化のパターンを明るみに出す。ここでは、過去は、単一の出来事としてではなく、むしろ連続した出来事における各々の相違や類似として現れる。また、それらの連続した出来事は、動き《ムーヴメント》のパターンと方向性をトレースしている。それこそ、中間的なもの（in-betweens）として造り上げられている過去と呼べるであろう。この展開パターンを把握している現在の瞬間は、一連の和音《コード》進行における最後の和音のようなものである。精神療法においては、そのような過去が何種類も存在する。以下に、一般的な例を幾つか示してみよう。

「**現在の瞬間の拡張**」。拡張とは、芸術の世界においては親しみの深い概念であるが、臨床心理学においてはそうでもないかもしれない。これは、近い過去のパターンが現在に与える重要な影響（二二）について理解するための、本質的な概念である。再度、音楽の例に立ち戻れば、理解しやすいであろう。ミンスキーは、ベートーヴェンの**交響曲第五番**に関する記述を、こう尋ねることで締めくくっている。「ベートーヴェンの**交響曲第五番**のテーマは何ですか？　それは結局、最初の四つの音だけではないですか？　その双子の、移調された仲間［次の四つの音］も含まれるのでしょうか？　他の変形や、拡大や、転回は、何なんですか？　それらはすべて、単一の原型から出ている茎ではないですか？　そうでしょう。違いますか？」

最初の四つの音は、ベートーヴェンの原型であろうし、その音楽の聴き慣れた部分でもあろう。しかし、初めて聴く人にとっては、それらは単に現在の瞬間を満たすだけである。（ほとんどの人生には、芸術と違って、忠実な繰り返しというのはないけれど。）もちろん、初めて聴く人であっても、西洋音楽についての文化的ガイドラインは持っているであろう。しかし、この特殊な断片に対応する特定の表象は、未だ持っていないはずである。続いて起こる各々の現在の瞬間（フレーズ）は、何を造り上げようとしているのであろうか？　一般化？　表象？　原型？　またしても、答えは「はい」でも「いいえ」でもある。「はい」は、表象は確かに形成されるからである。「いいえ」は、他の重要なことも起きているからである。

先行するフレーズは、今演奏されているフレーズについての、より深い理解を造り上げる。そして、続いて起こるフレーズは、すでに聞いたフレーズについての、より深い理解を造り上げる――ベートーヴェンの最初の四つの音がそうであるように。両者の密接な関係と豊かさは、拡張される。全演奏を聴いた後、私たちは、何かをより豊かに、より深く鑑賞したという感覚を持って終わる。しかしまたしても、「何か」って、何なんだろう？――それは、意味ではなく、体験を深めたり豊かにしたりするということである。この区別は無視できない。なぜならば、体験を豊かにするということは、人生において最も力強く、また貴重な局面のひとつだからである。同様の豊かにすることは、芸術のみならず、人間的かかわり合いにおいても起きている。

瞬間の拡張とは、以下に示す意味で、一般化とは対照的である。一般化とは、特殊な特定の例を、一般的で、より抽象的な結論へと拡げるプロセスである。**拡張**とは、特殊な瞬間が現れる際、そこに留まり、それをより十分に取り扱い、より重要でより深い鑑賞を、それに対して賦与する――ということである。

拡張においては、過去は、現在の出来事が演じ切られて形になる際、その背景として活き活きと感じられる。拡張には現象学的アプローチが良く適合する。なぜならば、それは一人称の立場から一歩外に踏み出して客観的様式へと入り込むということを必要としないからである。それは、素晴らしいことに、主観的スタンスのプロセスである。またそれは、それが生きている層を成している世界で、そこに横たわっている新しい体験と、必然的に対面する。なお、これらのことはすべて秒単位で起きている。

関係性の進行。関係性の進行とは、近い過去において集積されたり現在において感じられたりしているパターンの、もう一つの例である。それらは、治療においてはたくさんみられる。それは、変化のパターンをトレースしている治療関係であり、その意味で「関係性の」と呼ばれている。主観的には、治療セッションの進行に応じて、治療者と患者は二人の関係性において起きていることをありのままに構成しつつ、それはどこから来たのか、そしてどこへ向かおうとしているのかを、ともかくも考えなければならない。この仕事をするためには、ある単一の現在の瞬間だけでは足りないのは明らかである。かと言って、あなたはセッションが終わるまで待っているわけにはいかない。ましてや、次の一、二セッションを費やして、これらのパターンが繰り返し、繰り返し起きるのを確認するまで待つわけにはいかない。（もちろん、皆、実際にはそうしているだろうけれども。）したがって、単一の現在の瞬間よりも長いが、まるまる一《ワン》セッションよりも短い、ちょうど良い媒介となる大きさの主観的プロセス単位が必要である。つまりそれは、一連の現在の瞬間をより大きな、凝集した主観的体験になるように一括するプロセスユニットであり、言わばセッションにおける節（訳注二）あるいは動きである。それは、一セッションにつき数個生じる。私はこのような一連の現在の瞬間を「関係性の進行」と呼んでいる。なぜならば、それらは、セッションにおいて、関係性の終点あるいは休憩所へと向かって動いている感じがするからである。（多くの治療者が、感じられている形態《ゲシュタルト》としての一セッションについて考える時にも、このとらえ方は有用であると指摘している――たとえば、スパヌオロ＝ラブ（一四）。しかしそれは、より大きな、おそらくは別の単位であろう。）

現在の瞬間は、過去の出来事がパターン化された一連のものとしての関係性の進行に、どのように、それ自身を混ぜ込むのであろうか？　そして、これは現象学的にはどのように体験されるのであろうか？　その疑問を解決するために、ある臨床例を見てみよう。以下の素材（著者により短縮されている）は、ボストンＣＰＳＧのメンバーによるものである（原注二）。患者は前夜に見た夢について語っている。

テーマ

患者　**私は「夢の中で」、私のままで受け入れられている――と感じていたようなんですが、その時、私は、何か恐怖のようなものを感じたんです。**（彼女は「受容が恐怖へと導く」というテーマを確定する。同時に彼女は、そう言いながら治療者と共に在《あ》る――という体験を創造している。また彼女は、何かそれに続くであろう文脈をも確定している。このテーマの（言及している）時の文脈は、「今ここで」からは遠く離れている。それは未だ目覚めてさえもいないので、現実性と向き合うどころではない。彼女が過去に夢の中で見た、「～のような」テーマとして、やっと挙げられたところである。治療者は、しばし沈黙していたが、彼女が続けて話しやすいようにと、相槌を打った。）

変化1

患者　**私は、自分がガードを緩めていることに気づいた時、傷つけられる恐怖を感じ始めたんです。**（同じテーマが、言い直された。しかしそれは、かすかな変化を伴っており、少しだけ異なるものになった。彼女にとっての恐怖の引き金が、より正確になってきた。最も重要なのは、彼女が夢を超えて応用可能な、より一般的な表現を用いたということである。それはもはや、現実性のすぐ外側にあった。彼女は、何かが続いて出現するように、文脈を変更した。治療者は再び沈黙し、「どうぞ先へ進んで下さい」という旨の相槌を打った。）

変化2

患者　**で、おわかりでしょうけれど、私を混乱させているものの一つは、受け入れられているという気持ちで目を覚ますだろうということなんです。**（同じテーマがまた、ほんの少しだけ変化した。しかし、二つの新たな要素が、かすかにほのめかす程度に持ち出されている。彼女が「で、おわかりでしょうけれど」と言っている時、治療者は明白の領域へと担《かつ》ぎ出された。しかし、彼女は未だ、夢から現実へと向かって動いている途中である。「……という気持ちで目を覚ますだろう」と言っているのだから。）

変化3

患者　**それで、私はそれが夢だと気づくやいなや、恐いと感じ始めるのです。**（今、オリジナルのテーマが現実性に即して位置づけられ、再文脈化されている。そして、現在に近づいてきている。まるで、テーマはもう一つのカギ――「今ここで」――へとシフトし始めているかのようである。）

（訳注一）節（stanza）。一定の韻律的構成を持ち、通例四行以上から成る詩の単位。（参考文献―第六版「新英和大辞典」研究社）
（原注一）本症例に関するより長い解説は、ボストンＣＰＳＧ報告第４号（印刷中）を見よ。

変化4

患者　**私は本当に、あなたに受け入れられたと感じたくないみたいなんですよね。**（構築されつつある要素が前面に出て来た。今、その同じテーマは、変更されたカギ――すなわち治療者との「今ここで」の文脈に、ついに乗った。彼女は「みたいなんですよね」と言うことにより、新たなカギを全部開けてしまわないように調節している。しかし明らかに、それは二人ともから見える位置まで出てきた。）

進行は、テーマそのものが発達する中で起きているわけではない。――と言うか、それはほとんど発達していない。それは明らかに、最初から定まっている。進行は、話し手のスタンスを含めた文脈において――言い替えれば、間主観的領域の方向性の再調整において起きている。この例においては、二つの進行がみられる。一つは、患者は遠く離れた過去の出来事に立っていて、現実ともかけ離れていたが、そこからより近いところへと動いてきて、「今ここで」の現実に辿り着いた――ということである。二つ目は、テーマを、治療者―患者関係に真正面から向き合うところへと戻した――ということである。

最後の変化は、二つの進行を、つかの間の閉幕と休憩所のように感じられる場所へと運び込んでいる。治療者は、明らかに何らかの到着点が遂行されようとしている――と感じている。なぜならば、彼は今から介入するからである。

治療者　**ふぅ！　何だか恐いね。**（「よし、わかったよ。今、それをテーブルに乗せて、二人で一緒に見て、よく吟味してみよう」と言っているかのようである。）

繋ぎ動作

患者は、**そうね**、と反応する。そして治療者は、直《ただ》ちに調子を合わせ、**ね**、と言う。

彼らは、関係性の進行を作り上げている、増大しつつある動き《ムーヴメント》の短い旅を共有してきた。彼らの合意は、「そうね」、「ね」により、相互的に追認されている。

今、私たちは、一連の七つの関係性の動きを見てきた（オリジナルのテーマが一つ、患者による変化が四つ、治療者の表現が一つ、二人の相互受容による共同追認が一つ）。各々の関係性の動きの体験は、気づきへと入り込まざるをえない。しかし、変化４（「私は本当に、あなたに受け入れられたと感じたくないみたいなんですよね。」）へとつながる各々の瞬間は、それほど意識されることを必要としていない。それらを言葉にすることさえできれば、それで十分である。（あなたは何かを意識する時、気づいている必要はない――ということを思い出してほしい。）患者と治療者は、何かを明らかにしようとして共に苦心している。そして明らかになったものは、一種の些細な、まさに今《ナウ》という瞬間《モーメント》である。「私はあなたに受け入れられたと感じたくない」――そこでは、治療者は「今ここで」の舞台の真ん中に居《い》続けている。治療者は「ふぅ！　何だか恐いね」と言う。するとそれは、小さな出会いの瞬間を導き出し、そしてその一部になる――「そうね」、「ね」。これは、この一連のパターンを前へと運び、全体としての進行を、相互的に確かなものにしていると言えるであろう。頭を大文字にする大きな**出会いの瞬間**（Moments of Meeting）と、小文字の出会いの瞬間（moments of meeting）があることを思い出してほしい。

進行の各々のステップ（すなわち、個々の独立した関係性の動き）が現在の瞬間になり、ある種の意識を要求し、それ自身のために記憶されるということをイメージしてみると、それは筋が通っていないと思えるであろう。――そう。進行は、一つ一つの動きに居住しているのではなく、一連の変化に居住しているのだ。

私たちは、進行の感覚を、どのように捕えることができるであろうか？――それは、すでに過去となっている多くの動きを、単一の現在の瞬間へと押し込むことになる。主観的体験は現在においてのみ起きている――と、これまでずっと主張してきている私たちとしては、一体どうすればよいのであろうか？　音楽を聴いている時にも、同じ問題が生じている。あなたは、音楽の、今演奏されている一部分だけしか聴くことができない。先行しているフレーズは、未だ演奏されている矢先から過去へと滑り込んでいく。

一連の出来事は、それらが未だ起きている最中に、どのようにして、より大きな単位としてまとめられるのであろうか？　難しいのは、「それらが未だ起きている最中」というところである。多重的なつかの間の表象という概念が、ここでは役に立つ。ひと続き（ちょうど今過ぎていく）のうちの最初の瞬間と、第二の瞬間（今、生じている）は、ひとつにまとまる時、多重的なつかの間の表象を形作る。私たちは、最初の（先の）瞬間は、その（繰り返しと変化の）類似性と第二の瞬間への隣接性のために再活性化され、作動記憶から前景へと運び出されるのではないかと憶測している。現在生じている瞬間は、ちょうど過ぎていくところの瞬間を呼び起こすために、想起文脈として作用する。これは避けられないことである。なぜならば、もしも現在がその新奇性のために評価されるとすれば、それは過去に横たわっている親しみのあるものと比較されざるをえないからである。

各々の進行中の現在の瞬間により、多重的な表象は変化する。たとえば、瞬間#1、瞬間#2により構成されている表現に、瞬間#3が付加される。そうして全三種類の瞬間（体験）を結びつけることにより、多重的なつかの間の表象を作る。――という感じで変化していく。一つ一つをひと続きの中に加えながら、多重的なつかの間の表象は発展し、まるで音楽におけるコード進行のように進んでいく。全体的な進行は、残りの部分へと運ばれていき、最後のコードに辿り着くと、それはひとまとまりのものとして感じられる。つまり、それはそれ自体の進化の歴史を含んでいると言える。また、この様式においては、一連の現在の瞬間のうちの最後のものに、進行の感覚が包含されていると言えよう。そうして、変化のパターンを作り上げている、近くにある過去は、現在の瞬間へと運び込まれるのである。

一連のプロセスを包含し、最後の出来事へと向かう、この種の助走は、シェラー（二五）が提案した情動査定のモデルと類似している。このモデルにおいては、情動を生み出す出来事は、評価や確認の敏速な進行を通して進むと考えられている。そしてそのような出来事は、毎秒毎秒（またそのパフォーマンス毎《ごと》に）決められた順序で、評価・確認される。すなわち、第一に、新奇性の確認（この出来事は、新奇のことか?）。第二に、活動の確認（それは接近してきているのか? それとも、撤退しようとしているのか?）。第三に、快楽性の確認（それは楽しめるか? 楽しめないか?）。第四に、認知的・知覚的確認（それは何だ?）。第五に、対処可能性の確認（それは対処可能か?）。第六に、道徳性の確認（その対処メカニズムは、道徳的に受け入れられるものか?）。最終的に現れ、感じられる情動の質と型は、これらの評価が総合された結果であり、それ自体に特殊な本質をもたらす。それは層を成した多重的なつかの間の表象の流れのようでもあり、最後の一つだけが気づきに入り込む場所でもある。――それはまるで、流れの最後のコードのように、また進行中のシリーズにおける最後の現在の瞬間のように、現れる。関係性の進行は、ダンスセラピー、音楽療法、ムーヴメント・セラピーにおいては非常に良く創造されている。そこでは、暗黙の議題は大変頻繁に前景に躍り出る。

さて、関係性の進行は、なぜあるいはどのように一つの単位を作り、終わるか休止するかするのであろうか? これは臨床的カギ概念である。関係性の進行の気づきは、新たな領地として、意識にぴょんと入り込む。それは、以下のように現れる。すなわち、多重的なつかの間の表象の進行においては、固有の相違や指向性が、その背景に存在している。これらの相違（進行が居住している）は、関係性の進行が意識に入り込み出現する「準備が整う」までは、作動中であり、気づきの外にある。準備が整った時点で、それは召集され、新鮮な現在の瞬間に浮上する。そして進行しているパターンが把握される。ほとんどの下準備は、その時点ではすでに終わっているのだ。

進行が十分完全な地点に到達したその瞬間に、患者と治療者の両者は、そのことに気づく。そして同時に、相手もそれに気づいているということにも気づく。その瞬間は共有されたものとなり、間主観的意識へと入り込む。このようにして、先述の例における最後の三つの瞬間（変化4、治療者の応答、そして共同の「そうね」、「ね」）は、間主観的意識へと入り込む。これは、これらの瞬間を、より治療的に役立つものにする。感じられている過去のより大きな単位は、こうして記憶に定着する。したがって、過去という時を超えて造り上げられる――という印象を考慮に入れれば、「すべての主観的体験は現在の瞬間における今においてのみ生じる」という必要条件は満たされるであろう。

作動記憶とは、この種の多重的なつかの間の表象が進化するために必要なメカニズムである。ひと続きになっている個々の瞬間は、次の瞬間が到来する毎《ごと》に、一つ、また一つと、感じられている現在から立ち去っていく。つまり、「彗星の尾っぽ」の部分は、もはや存在しない。それらは不連続な過去へと滑り込んでいく。作動記憶は、これらの過去の瞬間を活性化状態のまま抱えているのに役立つ。そのおかげで、私たちはそれらを呼び起こすことができるし、層を成した（あるいは並んでいる）現在の瞬間として体験することができる。ここでこそ、治療セッションを作り上げているおびただしい数の繰り返しと変化が、機能を獲得するのである。作動記憶は、リハーサルにより活性化状態のまま維持される。つまりそれがリハーサルされているならば、その通常の限界秒数を超えて何かを短期記憶の中に保つことが可能となる。（変化の形における）ある種のリハーサルは、まさに私たちが治療セッションを作り上げている一連の瞬間において見ている何かなのであろう。瞬間とは比較的短い持続時間であり、数秒で終わるものであり、ほとんどの場合はその合間に制止《ポーズ》があるため、それらの瞬間を活性化状態のまま保つためには、作動記憶において繰り返しや新たな変化が上手く現れることにより、作動記憶に予備知識を与え続けなければならない。そのような一連の本質的な（変化する）欠片《かけら》は、こうして記憶の中で抱えられていることが可能となる上、最終的に現在の出来事と同じ期間に作り上げられることが可能となる。その結果、多重的なつかの間の表象において、進行の感覚を感じとることが可能となるのである。

多重的なつかの間の表象の大部分が暗黙の領域において取り扱われるということは、留意しておくべき点である。それらは、非直線的で複雑なプロセスを含んでおり、認知の根本的な様式としての隠喩と、より近い関係にある。

関係性の進行には多くの異なる型《タイプ》があり、それらは各々異なる感じられている過去を描写している。以上に述べてきた型は、一般的な発想においてみられるものであるが、それらに加え、二つだけ例外的なものにも言及してみよう。

情緒的な勢いとは、過去が現在において、ひと続きのものとして感じられるパターンを有するもう一つの進行の型である。それは、他者と共に在《あ》る方法として良く知られているものであり、美辞麗句の技術、情緒的外交戦術、人に何かを納得させる方法などを含む。

　ドクター・スースは童話作家であるが、素晴らしい例を提供している。サム・アイ・アムは、**「緑の卵とハム」**[二六]の主人公である。彼は、「緑の卵とハムを食べてみない？」と、繰り返し尋ねられている。その質問とそれに対する彼のネガティヴな返答は、どんどん馬鹿馬鹿しいものになり、どんどん愉快なものにもなっていく。また、それらの繰り返しにより、その重みはどんどん削がれていき、さらに新たな言い方で繰り返される「いや！」の積み重ねにより、彼の確信がますます深まっていくのが見て取れる。サム・アイ・アムが、緑の卵とハムを好きかどうかを尋ねられて、返答する時、「僕は好きじゃない。／家に居《い》ても。／僕は好きじゃない。／ねずみと一緒でも。／僕は好きじゃない。／ここでもそこでも。／僕は好きじゃない。どこでも。／僕は緑の卵とハムが好きじゃない。／僕はそれらが好きじゃない、サム・アイ・アム」と続いていく。そして次に、彼は、それらを箱の中で食べるか、狐と一緒に食べるかと尋ねられる。彼は答える。「箱の中では食べないよ。／狐と一緒にも食べないよ。／家の中でも食べないよ。／ねずみと一緒でも食べないよ。／ここでもそこでも食べないよ。／それらをどこでも食べないよ。／サム・アイ・アム。」などなど、面白い変化と繰り返しが続いていく。ここでは、何か進行しているのであろうか？　愉快さと楽しさのほかに、サム・アイ・アムの情緒的確信が育ち、勢いを得ていく。これは、ネガティヴな一行一行の後に「サム・アイ・アム」を付加するという形による、彼の自己主張である。まるで、この「緑の卵とハム」を食べることを拒否することにより、彼の自己同一性が、がっちりと結束されていくように見える。このことは、彼が何度も何度も断固として断るために、勢いを育てていると言えよう。（最後には、彼はそれらを食べて、好きになってしまうのであるが。）

　もう一つの例は、進行中の現在の瞬間に運び込まれるある種の集積パターンである。私たちはこのパターンを、マリアと彼女の治療者との対話において、すでに見てきた（第九章）。その主な活動は、情動的なトーンの変動である。

マリアもまた、最後には「緑の卵とハムを食べる」。

爆発する見込みの感覚は、関係性の進行のもう一つの例であり、さらにもう一つ別の、現在において感じられている過去を抱えているものである。音楽の作曲は、その純粋な例である。それは通常、単一のテーマを構築している短い構成から成っている（通常は、バッハのピアノインヴェンションにおいてみられるように、主旋律と副旋律の二つの部分から成っている）。より複雑な例としては、ジェローム・ロビンスのバレエで、**集会の踊り**が挙げられるであろう。そこには特定のストーリーラインはないが、人々が動く方法には多くの変化がみられる。二人で踊ってみたかと思えば、三人、四人、八人と、組み合わせを変えていく。その限りなく変化していくように見える演出は、まさに驚きの連続である。各々の進行中の瞬間が、過去の瞬間における感情を運んでいる。しかし、そのような演出のテーマとは、一体何なのであろうか？　各々の変化により、人はびっくり仰天させられる。そしてその一つ一つが終わる毎《ごと》に、喜びと満足が残る。一連の変化は、多面的な可能性が拡がる体験を創造する。そして、その各々が始まる時には、驚きと戸惑いの感覚が生み出される。変化の流れは、その世界に在《あ》る無限の可能性で、絶えず私たちの興味を鼓舞する。それがテーマあるいは意味であろうか？　私たちは、その上演が終わり、劇場を去る時、自分自身が大きくなったように感じ、より開放的になり、より自分自身の人生の可能性に気づかされたような気持ちになっている。

このことはまた、精神療法の短いひと続き《ストレッチ》においても起こりうる。たとえば、患者が、自分自身の考えや意見を、自分にも言うことができるのだ――と確信した時などが、それに当たる。探索のためのすべての道筋が、突然、一気に開けて、追従すべき潜在的な小道となる。それこそ、情動満載の現在の瞬間と呼べるであろう。各々の道筋の持つ特定の内容物は、「未だ考えたことのない、探索の可能性としての感覚」ほど重要ではない。ある態度が取り込まれ、保存されること――それは、精神療法においてはきわめて有益なものである。患者は、治療の道程において、それを何度も何度も再発見し続けるのである。

治療を超えて、特定の人々と共に在《あ》るという場合にも、この「爆発する見込み」という印象を持つことがある。

——その人たちと何かについて話す際、話題は説明のつかない変化をみせるし、尽きることなく出てくるという感じがする。この状況は、ひとつのパワフルな共に在《あ》る在り方である——この二者の事態を相互に認識している時には、特にそうであろう。

つかの間の、未だ錨を下ろしていない過去

ある種の解離した外傷記憶の出現は、過去と現在の第四の現象的結合を表象していると言えるかもしれない。このような記憶が、ある場面に突然躍り出る時、それらは感じられている過去として体験されないどころか、過去から来ているということすら体験されない。「実存的には現在に在《あ》る自己」が居住しているところの、感じられている周辺的現在において生じている——ということすら体験されない。自己と関連する様相が、中絶しているのだ。これらの体験は、「ただ、在《あ》る」だけなのである。それらはつかの間の、未だ錨を下ろしていないものである。作動記憶から現れる正常な記憶は、現在という部屋へと歩いて入り、デザイナーズチェアに腰掛ける——という感じで現れる。対照的に、回想されたエピソード記憶や抑圧されていない記憶は、方向づけ《オリエンテーション》をすっかり見失った状態で、現在という部屋へと突入し、座る前にドタンバタンとそこらじゅうを殴ったり蹴ったりする——という感じで現れるであろう。しかし、どちらの場合も、「感じられている現在とは離れて居住している、感じられている過去」というものが、そこには在《あ》る。ところが、外傷記憶の場合は全く異なっている。それは、感じられている過去も感じられている現在も、全滅させてしまう。これは、つかの間の、未だ錨を下ろしていない状況の極端な例である。

要約すると、私は、①現在の瞬間は、小さな一握りの範囲であれば、過去を抱えていられる——ということと、②過去は、現在の瞬間の舞台の上にある時にのみ、「生きて」いる——ということを示そうとしてきた。過去は、私たちが毎秒毎秒体験しているものに影響を与える、不断の役割を演じている。そして現在の瞬間もまた、過去の記憶を

不断に再整理している。現在の瞬間と過去は、互いに相手の親であり子であると言えよう。このことは、過去が無意識でも非意識でも意識されていても、どんな場合においても真実である。過去と現在との対話において、精神力動を捨て去る必要はない。しかし、過去は現在を支配している――という伝統的束縛については、少し緩めてもよいだろう。過去と現在は、平等なパートナーである。おそらく、治療的に最も重要なことは、現在の瞬間の体験がどれほど過去を書き換えうるか――ということについての理解を、これから深めていくということであろう。

第十三章　治療的変化——要約と概括的な臨床的含蓄

さて、私たちはすべての要素を整理してきた。私たちは、主観的体験のプロセス単位を持っている——すなわち、現在の瞬間《プレゼントモーメント》である。それは、持続時間と時間的構造を持っている。また、そのような構造を持っているおかげで、それはある体験が起きている間にチャンク化され、意味あるものになることができる。そうしてこれは、その展開中、生《なま》の物語において存在しているという体験になる。生《なま》の物語は、①始まり、②終わり、③情動的に高まるポイント、④元となる筋書き、⑤暗黙の意図——を含んでいる。そして最も重要なのは、⑥その持続時間において生《なま》の体験が展開している間、その体験に沿って、つかの間の輪郭が現れるということである。これが、つかの間の力動である。要するに、現在の瞬間とは、リアルタイムにおいて直接的に生き抜かれているものである。それは、それが起きている時に、現実的に経験されるものである。それは、直接的なつかの間の体験である。それは、一度現場を離れて言語化された体験でもなければ、もちろん、二度現場を離れて要約、説明、物語り《ナラティヴ》などにされたものでもない。リアルタイムにおいて形成されているということが決定的に重要である。

治療セッション（あるいはすべての親密な対話）は、現在の瞬間のシリーズとして作り上げられる。そしてそれらの現在の瞬間は、①間主観的接触を持ちたい、②共有された間主観的領域を拡大したい——という欲求に駆り立てられて前進する。間主観性とは、この動き《ムーヴメント》における第一義的な動機である。二人は沿っていきつつ、現在の瞬間をつなげていく。その道筋に沿って、一歩、また一歩と進む度《たび》に、他者と共に在《あ》るための新たな方法が生まれる。これらの新たな体験は、気づきに入り込むが、常に意識されるとは限らない。それらは暗黙の領域へと加わっていく。この種の変化は、局所的レベルで生じる。これらの瞬間《モーメント》は各々たったの数秒間で終わるが、それらは集積されて、大抵は増大する治療的変化の大部分を占めるようになる。その治療的変化は、沈黙したままゆっくりと進行する。

より頻度は少ないが、より衝撃的でより静かでない関係性の動きが、特別な現在の瞬間の出現を土台にして準備されることがある。特別な――とは、**まさに今という瞬間**《ナウモーメント》である。これは、沿っていくプロセスの新たな領地である。沿っていくプロセスとは、予測不能で、いいかげんで、力動的で、共同創造的なプロセスなので、それは新たな領地が侵入しやすい、理想的な治療環境であると言えよう。このような特別な現在の瞬間は、突然生じる。その際、関係性の現状を脅かし、それまでは相互に受け入れていた間主観的領域に対し、異議を唱える。そして**カイロス**の瞬間が生じる。それらの瞬間は、治療者とその治療を試す。そして何らかの解決を要する危機状況をもたらす。

その解決は、また別の特別な現在の瞬間において生じる――すなわち、**出会いの瞬間**と呼ばれている瞬間である。事態が成功裏に進めば、出会いの瞬間は、まさに今という瞬間が創造した危機に対し、正真正銘の、その場にぴったりの応答となる。その瞬間は、間主観的領域を暗々裏に再組織しているため、より凝集性の高いものとなる。二人は関係性の扉が開いたように感じ、暗黙あるいは明白に、共に新たな領域を探索してみようという気持ちになる。出会いの瞬間は、変化を遂げるために、必ずしも言語化されなくてもよい。まさに今という瞬間は、すぐ後ろに出会いの瞬間を従えていれば、関係性を劇的に変化させたり、治療の道筋を変えたりする結節点となりうる。

そのような情動的変化のために、またすぐ後に続いている未来に入り込むために、まさに今という瞬間と出会いの瞬間は、今まさにその瞬間の現在性を生きている二人に、その焦点を当てている。彼らは二人とも、今まさに展開しているリアリティの断片を体験している。彼らは、相手の振舞いの中に、自分自身の体験の反映を読みとる。このことにより、相手の心に通ずる再入力ルートがもたらされるため、その体験は**間主観的意識**となる。この意識は、体験が言語化され、物語りにされるための扉を開いてくれる。そしてその体験は、治療の物語りの歴史におけるランドマークのような参照ポイントとなるのである。

さて、ここで変化のメカニズムに関する疑問が生じてくるであろう。私が体験に強調点を置き、意味に強調点を置かなかったことの理由は、以下の通りである。すなわち、私は、基底的想定として、①オリジナルの体験は、それが展開するリアルタイムの流れを保持する形で存在している。②オリジナルの体験は、記憶および神経回路に登録される――と考えている。それらはまた、つかの間の記録でもある。こうして構成される記憶は、人々が主観的に生きている時と同じくらい、つかの間の時を基礎としているに違いない――と、私は憶測している。以上が、本書全体を通して、つかの間の力動に強調点を置いてきたことの理由である。

もしも過去の体験を変えることができるとすれば、同じ時の枠組みで生じた新たなつかの間の体験をそれと置き換えるか、あるいはそれ自体を書き直すという方法で変えるに違いない。また、その書き直し自体も、それ自身のつかの間の力動を生き抜くに違いない。対照的に、言語化されたり物語りにされたりした場合の内容物は、体験を要約したものである。それは、直接の体験とそのつかの間の流れの短い回路から一度離れたものである。それは直接の体験とは異なるつかの間の力動を有する。しかし、それは明白な過去を書き直すことしかできず、暗黙の体験された過去を書き直すことはできない。

人は、機能的過去を変えることなしに変わることはできない。ちなみに、機能的過去とは、活動状態にあって、今まさに現在の振舞いに影響を与えている過去のことである。そのような現在の瞬間が、「現在の想起文脈」である。それは、過去の断片の中から幾つかを選び出し、それらを活動状態にして、現在へと運び込む。それらの断片は、現在の状況に最もぴったりと適合し、良い影響を与えるように、きわめて的確に集められる。

現在の瞬間は、二つの方法で、機能的な過去を変化させる（第三者が外側から見ている歴史的な過去を変えるわけではない）。第一に、今ここに在《あ》る現在の瞬間が、沿っていくプロセスにおいて生じている新たな体験であるならば、それは新奇の**現在の想起文脈**として作用すると考えられる。そのようにして、今までに見たことのない（あるいはほとんど使われて来なかった）過去の断片を選択して集めることにより、現在に耐えうる新たな機能的な過去を創造するのであろう。一方、古い機能的過去が再度集められることはないし、それは前方へと運ばれることもない。それは無視され、代わりに新たな機能的な過去が未来へと作用するよう準備される。このプロセスは、特定の新たな機能的過去とその神経的基礎の選択を強化するために、繰り返し、繰り返し行われる必要がある。このような変化が、静かに、ゆっくりと進行するのは、そのような理由からである。言わば、過去は、異なる召集物により置換されるのである。

現在の瞬間が機能的過去を変える第二の方法は、ある体験の道筋において、古い記録を削除して書き直すという方法である。ここで私は、現在の瞬間とはリアルタイムにおいて生きられている現実的体験であるということを、再度強調したい。新たな体験が、神経回路や、先に書かれた現象的表現や、記憶された体験を書き直しうるということの根拠（たとえば、ウサギの匂いのレパートリー）を思い出してほしい。またしても、カギ概念は、リアルタイムで起き、つかの間の力動を持っている現実の出来事――である。すなわち、古いものに上書きする形で書き直された、生《なま》の物語である。

セッション内で生じる現在の瞬間に含まれる体験は、言語への置換と並行して生じている――ということも、大変重要なことなので、覚えておく必要があるであろう。両者は、やりとりにおいて、互いに支え合い、影響し合う。私は、言語の重要性を軽んじようとしたり、明白な内容よりも暗黙の体験のほうが重要であると主張したりするつもりは毛頭ない。私は、これまで比較的無視されてきた、直接的で暗黙の体験への注意を喚起しようとしているに過ぎない。

明白な内容よりも暗黙の体験のほうに強調点を置くことにより、治療目的は、体験の意味を理解することよりも、体験そのものをもっと深め、豊かにしようという方向へと変化するであろう。

概括的な臨床的含蓄

本書の目的は、新しい臨床的アプローチを発展させることではなく、むしろ、臨床的プロセスを瞬間的・局所的レベルで見れば、異なるヴィジョンが見えてくる——ということを示唆することである。にもかかわらず、そこには理論と実践のための幾つかの含蓄がある。それらが遂には導くであろうところについて、私は未だふれていない。私とボストンＣＰＳＧの臨床家は、この視点を持つことにより、臨床的感受性の質が変わるという体験をしている。——その変化の事実を突きとめることは、非常に難しいのであるが。それでも、ここにそのうちの幾つかを挙げてみよう。

私たちが、現在の瞬間を構成している局所的レベルに焦点を当てると、特別な臨床的感受性が生じてくる。すなわち、より小さな出来事にも気づきやすくなる——非言語的で暗黙の出来事に関しては、特にそうである。これらはまた話しぶりに関しても生じる。それらは、まるで伴奏のように、話の内容を包み込んでいる。それらは内容と並行して暗黙の議題を構成している。観察者／聞き手は、明白な言語的内容と暗黙の体験とに、同時に注意を向けるように成らざるをえない。しかし、その両方が治療において同等の価値を有するということを信用していない人にとっては、その両方に平等に追従することは困難であろう。そして、多くのアプローチは、このことを信用していない。しかしながら、この二つに同等の重さがあると考えるならば、小さな暗黙の振舞いについても、言語化された内容と同じように介入するということは、まさに理にかなっているし、実り多いものであると思えるようになるであろう。そして、介入は、明白な領域と同じように、暗黙の領域においても可能となる。このことは、治療的好機のスペクトラムを、非常に広く拡大することにつながるであろう。

セッションの流れは、間主観的領域を調整・拡大したいという欲求により駆り立てられている——と考えると、幾つかの出来事は、（少なくとも一時的には）背景へと追いやられてしまう。——特に、明白な意味のための探索などは、それに当たる。代わりに、他の、これまであまり前景に出て来なかった出来事が、躍り出て来る。——間主観的領域が導かれている方向性などが、それに当たる。戦略的には、間主観的領域の動き《ムーヴメント》に追従することのほうが重要であるということも、治療初期においては、しばしばある。間主観的領域の動きが明白な議題を開示できるような空間へと向かっていくことは、その途中で明白な素材の産物に焦点づけることよりも重要なことである。強調点を、精神内的内容から間主観的調節へと、つかの間《あいだ》だけシフトしよう。マリアの症例を思い出してほしい。マリアの例では、明白な内容が現れうるようになる前に、適切な間主観的領域を施すために、途方もない、多くの時間を必要とした。沿っていく間、マリアの心に真っ先に浮かんだことについて話すための、受け入れ可能な間主観的出動場所を用意しようとして作業することよりも、むしろ彼女の陰性感情と攻撃性に焦点づけて介入することのほうが、どれほど容易であったことか。

　現在の瞬間の進行についても同じことが当てはまる。臨床的活動とは、明白な内容を発展させることと同様に、あるいはそれよりもまして、一連の間主観的領域を形作ることにあるように、私には思える。同じ視点から見れば、転移／逆転移の動きは、それを超えてすべてを従えている治療関係の調節（特に、その間主観的局面）よりも、下位に存在していると考えられる。治療関係の性質を明確にしたり変更したりするためのすべての活動が、転移や防衛に第一義的に関係しているというわけではないのである。

　このことは、より重大な問題をもたらす。ここで発展してきた視点は、治療セッションにおいて、より遠距離から（治療状況を＝訳者）抱える理論を持つほうが賢明である——ということを示唆している。そのほうが、当面の関係性を、より深く生きることができるからである。また、共同創造された二人のプロセスに留《とど》まるために、そしてより十分にコースを走り切るまで待つためには、解釈は、いつなされるべきであろうか？　あるいは、いつまで遠ざけておくべきであろうか？　これは、伝統的技法において議論されてきた、良いタイミングに関する疑問である。しかし実際の臨床においては、通常、私たちが解釈を言い表す時には、それを仮説として用い、その解釈が真実かどうか、そして発見を助ける価値を有するか——という点について、患者と共に試すという形をとるであろう。それで十分であるし、それでも解釈は、沿っていくプロセスの流れに強く影響し、方向性を与えるであろう。そしてその影響のほとんどは、直接的な二人のプロセスの外から持ち込まれるものであり、治療者の心の中だけに住む理論とメタ心理学に由来するものである。つまり、解釈は、仮説として与えられるだけでも、共同創造に敬意を払っている患者—治療者関係に強く影響し、それを非対称の関係性にしてしまう。それはまた、そのプロセスにおけるその瞬間に、不必要な方向性を生んでしまうことにもなるであろう。治療者が解釈を言い表している最中とその直後、治療者は、患者とは非常に異なる土台に立っている。治療者と患者は、仮説としての解釈の価値に関して交渉している間に、彼らの間の距離を再度交渉し直さなければならない。さらに、解釈は、適切とみなされる時に行われなければならない。——このジレンマを迂回する唯一の方法は、解釈を、道理に基づいた（可能な限り真実の）仮説として取り扱うのと並行して、潜在的にはいいかげんなものとして取り扱うことである。

ある治療学派においては、非常に早いタイミングで、頻繁に解釈が行われるという印象を、私は抱いている。このことは、二人のプロセスが理論どおりの道筋に沿うように、方向性を強いているように見える。そしてそれは、その患者独自の、本来備わっている道筋が展開されるチャンスを奪っているように見える。

セッションの暗黙の流れに注意を向けることには、治療的プロセスのいいかげんさや、その予測不能性、その自然発生性について、理解したり、取り扱ったりするための含蓄が含まれている。もしも、いいかげんさを、①必要なものであるというだけでなく、潜在的には創造的なものとして、また②必ずしも精神力動的に決定されるものではないというだけでなく、沿っていくプロセスに本来備わっているものとして、受けとるのならば、その人はそれを特別な方法で取り扱うことができるであろう。第一に、それを無意識の素材を突破するためのものとして取り扱ってはならない——少なくとも、その場で直ちに、そのように取り扱ってはならない（言い間違いや、防衛的な聞き間違いや誤解のように）。すると、そのような臨床的疑問は、なぜそのような誤解が生じたのかではなく、それは私たちをどこへ導こうとしているのかという疑問になるであろう。それは大変興味深いものである。第二に、それでもなお、治療者からみてそれらの疑問が際立って見えるのならば、後で、そこまで折り返して来て、精神力動的局面について取り上げることはいつでもできる。しかし、そこまでしなくても済むことがほとんどであろう。別の言い方をすれば、防衛分析は二番目にすることである。しかしながら、これは、視野が十分に開けていて、いいかげんさの持つ潜在的創造性と予測不能性について、十分に認識している場合にのみ言えることであろう。

もう一つの含蓄は、まさに今という瞬間に関することである。まさに今という瞬間は、二重の危険を孕んでいる。もしも治療者がそれに応答しなかったり、他の目的のために方向を変えたりした場合には、それはすぐさま、より重大な問題となり、破壊的な行動化を引き起こすであろう。加えて、それは治療者の不安を誘発するであろう。そして技法を隠れ蓑にすることにより、治療者は、多くの実を結ぶはずのまさに今という瞬間を台無しにしてしまうかもしれない。まさに今という瞬間のことを、治療においては当たり前に起きる出来事として理解するにとどまらず、めったにない創造的な好機として受けとることは、この種の不安に対する治療者の閾値を高めることにつながるであろう。そしてそれにより、治療者はそのような状況に耐えられるようになり、より正真正銘の応答を返すことができるようになるであろう。そして、①その特定の状況にぴったり合うと同時に、②治療者の個人的な署名を添える――という二つのことを満たす応答を見つけることができるようになるであろう。実際、ボストンCPSGのすべてのメンバーが、自分自身の内にこのような変化が起きていることに気づいている。

最後に、私は本書において、幾つかの点において、認知的な意味よりもむしろ体験に焦点づけるアプローチを強調してきた。この区別について、より深く探求するために、再度、音楽の体験に立ち戻ろう（どんな芸術でも構わないのであるが）。私たちは、音楽を聴く時、それがどのように構成されているかを明白な理解へと翻訳しながら聴いたり、分解したりすることができる。――そうするには幾らか訓練を要するが。しかし多くの場合、私たちはそういうことをしないで聴いている。むしろ、繰り返し聴くことにより、それをより深く体験しようとするであろう。そうすれば、実際、それは豊かになる。聴き返す毎《ごと》に、異なる様相が私たちの興味を引き、驚きや喜びをもたらす。すると、体験が豊かになるという意味で、その人はその曲のことを、より良く「知る」ことになるであろう。患者と治療者が共に作業する時にも、同じようなことが起きる。体験を認知的に理解することと、体験を豊かにすることとの区別は、きわめて重大である。

もちろん、精神力動的理解が構築され、人生の物語りが創造されるように、意味を探索することも必要不可欠である。また、そのために、患者の体験を言語的にも明白に説明するのは、きわめて重要なことである。しかし同時に、患者の体験に対し、より深く感謝したり、患者の体験を感じたり、それを患者と共有したりするプロセスも、なくてはならないものである。そうすることは、患者が誰であり、どんな感じの人なのか、また患者と共に在《あ》るとどんな感じがするのか——などを豊かにすることにつながる。この他者に関して生じている体験を豊かにするためには、①セッションにおける沿っていく流れ、②現在の瞬間を共有している間主観性、③暗黙の了解——が、きわめて重要である。

暗示と明示、非言語と言語、感謝と理解、体験と意味——を区別することは、とりもなおさず、治療的変化におけるそれらの役割を要約することにつながる。すなわち、言語的治療において、①解釈すること、②意味を理解すること、③物語りを作ることなどの作業が患者と治療者が「何かを一緒にする」という関係において行われる場合、それらは非特異的に用いることのできる便利な伝達手段と成りうるであろう。暗黙のプロセスについて議論することを通して、体験を豊かにし、他者と共に在《あ》る時の在《あ》り方に変化をもたらしているのは、まさにこの「何かを一緒にする」ことなのである。そしてそれを補足するものとして、次第に展開する①言語的な意味理解と②物語り作りも、治療的変化をもたらすものとしてとらえることができるであろう。つまり、暗々裏に何かを一緒にすることと、暗黙の了解に変化をもたらすことは、明白な理解の流れに枠を付け、それを家の中に固定する役割を果たしていると言えよう。

したがって、暗示も明示も両方とも必要なのである。また各々に対し、異なる記述的・説明的モデルが必要である。

本書全体を通じ、私は暗示と体験とに関して集中的に取り組んできたが、その理由は、それらが未だ地図の上に少ししか領土を持っていないためである。本書を通じ、多くの読者が現在の瞬間というレンズを通して治療プロセスを見るようになることを、心より願っている。

付録　微小分析面接

序文　何を研究しているのか？

まず、意識のどのような様相について研究しているのかを明確にすることが重要であろう。本章の主な焦点は生《なま》の体験に置かれているにもかかわらず、微小分析面接による探究とは、意識的には何が生きられたのかということについて事後的に語られたものに関する試験的な調査である。したがって、研究のテーマは意識的な体験に関する特別な種類の物語り《ナラティヴ》である。それは以下の点で特別である。

（1）それは、ある面接技法から引き出される。すなわちそれは、同じ素材について多面的に語ることにより、物語り報告を構成する技法である。

（2）各々の語りは、前の語りに足したり、引いたり、豊かにしたりすることにより、「修正」することができる。

（3）語られた出来事は、ほとんど一分を越えない短いものである。

（4）面接は**微小分析的**に行われる。すなわち、出来事、気持ち、考え、行動などについて、思い出せる限りの小さなことまで、また思い出せる内容が出尽くすまで探究を続ける。

（5）語りは、調査者が、主人公と共同で構築する。

（6）すべての語られた要素は、時間の次元（推定）と強度の次元（主人公が決定する）に沿って把握される。

結果として得られたものは、層を成し、微小分析的に焦点づけて共同構築された物語りであり、この世にただ一つしかない報告である。仮にそれを、**複合的な物語り**と呼ぶことにしよう。この複合的な物語りは生《なま》の体験ではないが、かと言って普通に構成された物語りでもない。普通の物語りならば、それが語られる時には大なり小なり心に浮かんだものが敏速にスケッチされ、通常、一度だけか、あるいは周期的に語られるものである。もちろん、普通の物語り報告自体もオリジナルの意識的な体験から引き出される根本的な資料である。すなわち、一般的に「マインドサイズ」と呼ばれている意味で、あるいは体験について考えたり語ったりする方法という意味で、根本的な資料である。複合的な物語りは、おそらく生《なま》の体験と普通の物語りとの間のどこかに位置づけられるものであろう。それは、より人工的で実験的な産出物である。

それでは、なぜこのレベルの分析が正当であり、おそらくは興味深いものであると言えるのであろうか？　それは、生《なま》の主観的体験をできるだけ客体化しようとする試みだからである。意識研究は、異なるレベルの記述間における対話が求められる段階に来ている。本報告は、その対話に参加するもう一つのレベルの記述を発展させようという試みである。そのような対話の必要性は、多くの研究者により十分に示唆されてきている（本書のほかのどこかでも引用されているように）。

微小分析面接の背景となる発想は、八ミリフィルムとビデオテープを用いた親―乳幼児相互作用に関する微小分析の体験から来ている。それらの機器は、親子がどのように作用し合っているかをより深く理解するための、言わば顕微鏡として用いられてきた。そこに現れてきた一秒一秒の微小レベルでの描写は、親―乳幼児関係を概念化し治療する際に、魅力的な上、大変便利であった（本書のほかのどこかに引用されているのを見よ）。しかし、彼らの現象的現実については未だ探究されていない。

複合的な物語りは、振舞いの微小分析と類似のものであるが、それは私たちを生《なま》の体験へと近づけてくれるであろうし、そうすることにより新しい洞察と発想を産むであろうと、私は推測している。このことを念頭に置きつつ、方法と結果を提示してみよう。

方法論

対象

面接は、学生、仲間、友人を対象に行われた。最初（十年前に始めた際）に、十二の面接が行われた。私はその時に、この方法を確立した。これらの面接から得た結果は、本書には含まれていない。その時は未だ、数量化の方法が標準化されていなかったからである。

ジュネーブ大学の数人の研究助手（フィリップ・サントス、ジャニン・デ・ホーラー、ピエール・シャイデッガー）の援助により、私は六名の主人公からなる第二グループに対し、[一]面接を行った。この第二グループから得た方法と数量的結果は、ここでも要約されているが、それらは他にもサントスにより詳細が記述され、考察されている。主人公の一人は、気づいていたことと、十分に意識していたこととを区別することができなかったために脱落した。三名の主人公からなる第三グループは、第二グループの実験が終了した後に、私自身が収集した。この第三グループの目的は、面接の様相を明確化し、精錬することであった。同じ方法で数量化された個々の事例報告は、全部で八例である。

主人公の洞察力や物語り能力については、評価しなかった。すべての主人公は、概ね同等の教育を受け、知的にも同じレベルであったが、それでも洞察力と物語り能力においてはかなりの幅があった——とだけ言っておこう。私は未だ、異文化間、年齢間、男女間、病理型間におけるデータのバリエーションを持っていないが、それらもとても興味深いものであろうと思われる。

面接のテーマ

ここで報告しているすべての面接は、ある一般的なテーマに限って行われた。すなわち、その日の朝食時に意識的に体験されたことに関してのみ、質問した（そのため、オリジナルの名前は「朝食に関する面接」と言う）。朝食は、面接の直前に起きた出来事であると期待できるため、そのテーマとして選ばれた。言い替えれば、必ず最近に起きているため、それは十分、自動的に語られた（心が自由にぶらぶら歩けるという意味で）。また、朝食は通常、多くの検閲を必要とするような情緒的な出来事を含んでいないことも好都合である（この最後の理由は、期待とは異なることが立証されたけれども）。主人公は、探究する朝食場面の時間的区分を選択した。何を基準に選択したのかは不明である。このことは、精神力動的な因子、物語りにする際の手軽さ、情緒的充電状態などに基づいて自由に選択できるよう、扉が開かれていたと言える。

私はまた、そのテーマが、この一週間の体験の中で、主人公にとって最も情動的に充電された体験になるようにと思いつつ、その面接を行った。若干異なる事態となることもあったが、ここではそのことには触れないでおこう。

手　順

方向性の概要

本研究について何も知らされていないボランティアの被検者が、午前十時に研究室へ招かれた。彼らには、私たちは意識体験に関する研究を行っていて、本研究の終了後に詳細を説明する——という旨のみを伝えた。そして彼らは、「今朝の朝食時、意識的に体験なさったことについてお教えください」と尋ねられた。私は、彼らが論理的にはしたに違いないとわかっていること（それらは日常的に、全く自動的・非意識的に行われている）と、明らかに意識していたこととの区別に関し、入念に調査した。また、私は彼らに、話したくない体験があればその旨を私に知らせるようにとお願いしたため、報告の中に穴が開いている部分があったとしても、私はその旨を知っていた。

何が**起きた**のか（つまり行動や出来事を数え直すこと）ではなく、何を**体験した**のかを尋ねるということが重要である――つまり、何を**考え**、何を**感じ**たのか。あるいは、彼らが好きと感じた体験の様式や型《タイプ》も重要である。このような様式特異的な質問が、後で出て来る。

区分することとその境界線の決定

最初の仕事は、探究された朝食時の体験を区分することである。徹底的な調査により時間的に制約されたため、一区分は三十秒から九十秒を超えることはまれであった。各々の区分は、意識の幾つかの断片から構成されているとしても、リアルタイムでひと続きになっていなければならない。

各々の区分は、以下のように決定された。最初に、主人公が朝食時の体験のすべてを語る。この過程は、いつも決まって、何の面白味もない短い要約である。その後、主人公は、始まりと終わりがはっきりしている部分をすべて、質問により引き出される。そして次に、主人公自身が、区分の境界線をはっきりさせられるような、明確に範囲を限定できる（心の中での）出来事を選び出す。

区分毎《ごと》の解析

主人公は、各々の区分をさらにばらして断片にする（第一章の例を見よ）。最初の解析は、**意識のエピソード**のレベルで行われる。意識のエピソードとは、非意識の時間（あるいは**非意識間隙**）に囲まれた、ひと続きの意識である。二番目の解析は、ひと続きになっている意識のエピソードをばらして、現在の瞬間《プレゼントモーメント》にすることである。（原注一）

意識のエピソードのうち、あるものは一つの現在の瞬間しか含んでいない。その場合、それらの現在の瞬間の主な

（原注一）サントス（2000）の研究においては、私が意識のエピソードと呼んでいるものは、「現在の瞬間」と書かれている。そして、私が「現在の瞬間」と呼んでいるものは、「テイク（訳注：映像撮影の際の、テイク1、テイク2という意味でのテイク）」と書かれている。

境界マーカーは、その現在の瞬間を取り囲んでいる非意識間隙ということになる。より多くの場合、各々の意識のエピソードは、つかの間、互いに隣接している幾つかの現在の瞬間から成っている。この場合、隣接している現在の瞬間の境界は、その体験において明らかにそれとわかる変化から成る。これらの変化は、通常、場所の移動、行動、性格、時、体験に関する語り手のスタンスなどから成っているか、あるいはこれらのコンビネーションから成っている。以下のような図を描いて、分析を終える。

起きたに違いないことと、明らかに意識されたこととの区別については、繰り返し注意を喚起した。繰り返し、繰り返し、主人公に対し、質問が浴びせかけられた。

最初に解析された区分を図表化する

主人公は、二つの次元に沿って、彼らの体験を把握する方法を指示される。すなわち、推定される持続時間（数秒程度の）と主観的強度（一から十）で表す。（第一章の図1．1を見よ。）図表化された体験の要素は、直線、曲線、輪郭として描かれる。図表の横軸は時間で、縦軸は体験の強度である。最初の図表は、非常に荒削りに、概算で描く。いわゆる作業スケッチである。

複合的な物語りを構成するための体験の中を通っている多くの道筋

次に、現在の瞬間に含まれる体験の要素はすべて、より深く探求するために引き出される。たとえば、情動が最初に取り上げられた要素だとすれば、主人公は、どう感じたのかを正確に尋ねられ、図表上にその時間と強度の形を描く。それが最初の道筋となる。第二の道筋として、主人公の考えが、その図表上に書き加えられる。続いて、行動、記憶、姿勢のシフト、身振り、想像、

語られるために選ばれた区分

間隙――意識性エピソード――間隙――意識性エピソード――間隙

（現在の瞬間 #1）（現在の瞬間 #2）（などなど）

幻想、気持ちなどの道筋が、別々に、ひと続きのものとして描き加えられる。

新たな道筋が作られ、新たな要素が加えられる度《たび》に、通常は前の道筋を修正しなければならなくなる。前に描かれた解析・時間・曲線の形など、図表上のすべてを変更しなければならない場合もある。各々の要素（たとえば、考えや情動）に関する質問の順序は、入れ替わってもかまわない。ちなみに、各々の要素は通常、目に見える突出部を基準として描き出される。そうして、交響曲の楽譜にも似た図表が出来上がったら、終了である。それからそれを圧縮して、ひとつの複合的な図表にする。

意識に関する最終チェック

すべての道筋が描かれ、正確を期するための修正が加えられたら、主人公は、各々の要素が意識された瞬間《モーメント》を正確にとらえ、その部分の曲線を太く描く。身体的・心理的活動は、多くの場合、長いラインを辿ってぼんやりと気づきに入り込むのであって、必ずしも、ある時点で突然意識に飛び込んできたり、逆に出て行ったりするとは限らないため、このような作業が必要となる（図1．1を見よ）。

持続時間の推定

図表化が最終段階に入ったら、主人公は、各々の要素・現在の瞬間・意識のエピソードがリアルタイムでどのぐらいの時間続いたかを推定するよう依頼される。体験の多くは、瞬時のものとして描かれる。それらは任意に四分の一秒とされる。全時間は、三つの方法で推定される。**時間の総和**は、各々の現在の瞬間の持続時間を合計することにより求められる。**包括的な全時間**は、語られた区分の全持続時間から推定した。また、主人公は、それが生じていると思われるのと同じ枠組みにおいて、体験をエナクトするように依頼される。このエナクトメントのために必要とされる時間を、**全エナクト時間**とする。

いつ面接を終えるか？

すべての道筋が描かれて（一度で済まない場合もあるが）、その体験に含まれているすべての情報を、その面接により収穫した――と主人公が感じる時点に到達する。ここで最終的な本当らしさをチェックする。主人公は、最終的な図表が実際の体験の通り、正確に描かれているかどうかを尋ねられる。もしもそうでなければ、最後の調整がなされる。

体験の様相の現象学的地位に関する質問

図表を描き終えたら、三つの質問がなされる。最初の質問では、現在の瞬間における体験の**実存的地位**について調べられる。それは、リアルな現実の**体験**を**客体化したもの**であろうか？　それとも、それは不在あるいは仮想体験を客体化したものであろうか？

二つ目の質問では、体験の**時間的な位置**について調査する。それは過去にあるのか、現在にあるのか、それとも未来にあるのか？　それとも不特定の時間に占められているものか？

三つ目の質問では、語り手が、語っている体験に対し、どのような**スタンス**でかかわっているのかということについて調査する。主人公は、その体験を距離を持って眺めているのか？　それとも、完全にその場にいるのか？　主人公は、その体験において、俳優に近いのか、それとも観客に近いのか？　主人公は、その体験にいいかげんにしか注意を払っておらず、気が散っていたのか？　それとも、非常に強い注意を払っていたのか？

面接の所要時間

全面接にはおよそ一時間半を要した。

結　果

複合的な物語りにおいて認められた意識的な体験の時間的構造

最長単位は、**語られるために選定された体験の区分**である。「時間の総和」を用いると、その幅は四・五秒から三六七秒、平均九一・七秒、中央値二八・五秒であった（表A．1を見よ）。この幅は広いが、より小さな基礎的単位の持続時間には、さほど影響を与えなかった。

次のより短い単位、**意識のエピソード**を同定するのは、主人公にとってはきわめて容易なことであった。なぜならば、それらは非意識間隙により取り囲まれていたからである。これらのエピソードは、平均二〇・二秒、中央値六・六秒であった（表A．1を見よ）。現在の瞬間の数は各々のエピソードにより色々なので、この程度の幅は、予想していた通りであった。

最短の単位、**現在の瞬間**を分離・同定するのは、しばしばより困難であった。なぜならば境界規準がより微妙だからである。一つの意識のエピソードに平均二・八個の現在の瞬間があり、その幅は一個から三・七個であった。現在の瞬間は、平均九・三秒の持続時間を有していた（8例中2例は、他の例よりも突出して長かった）。

しかし、最も印象的な所見は、中央値がほぼ一定であったということである。すなわち、平均三・四秒（一・六～四・五秒の幅）である（表A．1を見よ）。この持続時間は、第三章において、異なる領域における現在の瞬間の持続時間に関するデータを提示したが、それらから予測されていた数字そのものである。

隣接している現在の瞬間の境界の性質

隣接している現在の瞬間を分離する非意識間隙は無いため、あまりはっきりしない規準を用いざるをえなかった。隣接している現在の瞬間間には、場面の変化（場所、時、性質、行動）が一〇〇％に見られた。その行動にかかわる主人公の姿勢の変化が九八％にみられた（表A．2を見よ）。

表 A. 1. 意識のエピソードと現在の瞬間の時間的構造（持続時間を秒で示した。）

A．意識のエピソード

	主人公								
	1	2	3	4	5	A	B	C	平均
数	11	3	7	4	6	3	4	1	4.9
持続時間の平均値	2.6	8.7	52.4	52	4.5	15	20	4.5	20.2
持続時間の中央値	2	8	5	8.5	4	9	12	4.5	6.6

B．現在の瞬間

	主人公								
	1	2	3	4	5	A	B	C	平均
数	29	10	19	14	22	10	16	1	16.4
持続時間の平均値	8	2.6	19.3	15.4	1.2	7	16	4.5	9.3
持続時間の中央値	2.6	3.3	2.7	3.5	3.7	2.9	4.2	4.5	3.4

C．意識のエピソード毎の現在の瞬間

	主人公								
	1	2	3	4	5	A	B	C	平均
数	2.6	3.3	2.7	3.5	3.7	3.3	2.5	1	2.8

D．語るために選定された区分の時間の総和

	主人公								
	1	2	3	4	5	A	B	C	平均
時間の総和	25	26	367	216	27	30	38	4.5	91.7
包括的時間	35	10	720	210	600	40	50	8	209.1

表 A. 2. 隣接する現在の瞬間の間の境界の性質（全隣接をパーセントとして表現した。）

	主人公								
	1	2	3	4	5	A	B	C	平均
姿勢のシフト	100	100	95	100	91	100	94	100	98
場面のシフト	100	100	100	100	100	100	100	100	100

表 A. 3.　現在の瞬間における体験の現象学的地位

A．現在の瞬間における体験の実存的地位（%）

	主人公 1	2	3	4	5	A	B	C	平均
対象が存在	51.7	50	57.9	74.1	45.6	49.4	35	100	57.5
対象が不在	44.8	30	36.8	28.6	45.6	50.6	65	0	45.8
対象が存在と不在の両方	6.9	20	21.1	42.8	0	0	10	0	12.6

B．現在の瞬間の時間的位置（%）

（同時に位置することもありうる。）

	主人公 1	2	3	4	5	A	B	C	平均
過去	6.9	90	10.5	28.6	45.6	33	40	0	31.8
現在	79.3	10	84.2	78.5	77.3	80	60	100	71.2
未来	24.1	20	26.3	35.7	50	10	15	0	24.5
不確定	3.4	10	15.5	2.1	0	5	12.5	0	7.6

C．異なる現在の瞬間を交差するスタンスの幅（1 ～ 5 で評価した。）

	主人公 1	2	3	4	5	A	B	C
距離がある (1) 完全にその場にいる (5)	1-5	3-5	1-5	2-5	1-5	2-5	2-5	4
観客 (1) 俳優 (5)	2-5	2-5	1-5	1-5	1-5	2-5	2-5	3
気が散っている (1) 狭く焦点づけている (5)	1-5	2-5	2-5	2-5	1-5	2-5	1-5	4

現在の瞬間における体験の現象学的地位（選定された様相）

三つの様相が同定された。すなわち、①体験の対象の実存的地位、②体験の対象の時間的位置、②体験の対象にかかわる主人公のスタンス――である。結果は、表A．3に示されている。これらのデータはすべて、現在の瞬間が多音的・多時的に展開するにつれて力動的に変化するという発想を支持している。

考　察

第一の重要な疑問は、複合的な物語り（複合的なものとして、思い出し、詳しく話し、共同で収集した）における出来事の持続時間はどれくらいなのか？　ということであるが、これはオリジナルとして体験された出来事の持続時間に一致している。何人かの研究者が、思い出された、あるいは表象された出来事の持続時間は、生《なま》の出来事の実際の正確な時間にかなり近いということを示唆している。たとえば、身体的な動きに関しては、ジーナロド(二)は、心は、動いている身体を時空間において正確に表象するということを示唆した。しかし、このぴったりのマッチングという現象においても、領域特異的な相違があるかもしれない（たとえば、情動と思考との比較、思考と行為との比較――などなど）。

第二の重要な疑問は、これらの所見は、どのような種類の有効性を伴っているのだろうか？　ということである。最も有力なのは、この図表の外観の持つ有効性である。複合的な物語りは、あたかもそれが起きた時のようにリアルに感じられる。生《なま》の生活の持つ本当らしさは強烈である。それは心に浸みわたるような感覚である。しばしば、朝食に関する面接の結果について主人公に話すと、彼らは笑ってこう言う。「ええ、まさにその通りですよ。」また、私たちが発見した「現在の瞬間は、異なる体験領域から見ても、同じ平均持続時間と幅を持っている」という事実（第三章）は、それの持つ収斂性の有効性を示している。最後の分析において、脳の神経活動を記録し、それに関する研究を行えば、それは想起された出来事の持続時間と生《なま》の出来事のそれとに関する相関の有効性を形に表すという意味で、大いに役立つであろう。

　これまでに出版されている研究で、臨床的現象を探究する際に微小分析面接を用いることの有用性を問題にしているものが唯一つある。ナックマンの研究[三]――すなわち、リアルタイムにおける、母親の子どもとの同一化に関する研究は、その技法を用いている。それは、母親の我が子との同一化に関し、その強さと性質という面から探究すると、そこでは敏速で多種多様な変化が起きているということを明らかにしている。これらの変化は秒単位で計測されたが、それは文脈の変化に拠って起きていた。この視点から見れば、同一化とは、私たちが考えているような長いスパンにおける状態あるいは固定的な状態ではなく、むしろ非常につかの間の力動的プロセスであると思われる。

　微小分析面接から得た結果としての複合的な物語りは、臨床的・神経科学的研究対象の現象学的特徴について、さらに探究してゆく際に、大いに助けとなるであろうと私は予想している。複合的な物語りにおけるそれぞれの特徴の量的プロフィールは、異なる条件、設定、心理学的あるいは他の病理的状態、文化的文脈などにより、各々異なるであろうと私は予想している。最も一定している要素と思われる現在の瞬間の持続時間でさえ、異なる条件下では異なっているかもしれない。しかし、そのような相違はすべて、今のところ、私たちの理解を超えている。

　どの出来事を取ってみても、その結果は現在の瞬間の微小瞬間的世界の豊かさを立証している。そして、現在の瞬間の概念が、「一粒の砂の中の世界」のように、筋の通った仮説を提供しているということを示唆していると言えよう。

用語集

情動調律 Affect attunement（調律 attunement）

他者の情動的コミュニケーション動作に反応して行う動作の特殊な形。模倣が他者の目に見えた行動の忠実な模写であるように、情動調律は、他者の行動を見て、その人ならばそういう行動をする時きっとこう感じているであろうという情動の忠実な模写である。調律という場合、他者の動作の強度、形、リズムのつかの間の力動を模倣するのみならず、異なる様式、異なる尺度においても模倣することが求められる。この方法によれば、他者の実際の行動は、調律する直接の対象にはならない（それでは模倣になってしまうので）。むしろ、行動の背後にある感情が、模写の対象となる。つまりそれは、内面からの模倣であり、その体験においてどのように感じたかということがその対象であり、行動としてどのように表現するかではないのである。

他者中心の参加 Altero-centerd participation（Braten, 1998b）

他者が何を体験しているのかを体験する能力で、生得的なものである。それは通常、意識しないで体験される。それは体験に関する受動的な行動であり、あたかもあなたの方向づけ《オリエンテーション》や考え方の中心は他者を中心としている――というような行動である。それは他者に関する知識の形（form）ではなく、むしろ他者の体験への参加である。それは模倣、共感、同情、情緒的感化、同一化を可能にする基礎的な間主観的能力である。生得的なものであるにもかかわらず、その能力は発達に伴い拡大し、洗練されていく。

曖昧な意図化 Fuzzy intentionalizing

（1）感じられた意図を表現しようとする際の――言い換えれば、言葉にする際の、不正確さ。

（2）言語・振舞い・文脈を基礎として他者の意図を推論しようとする際の、誤解に満ちたプロセス。

（3）二人の人が、お互いの意図を共有あるいは理解しようとして見出す近似の状況。

この曖昧さは、お互いに「読みとる」プロセスにおいては本質的なものと考えられている。精神療法における局所的レベルの進行において、その典型が見られる。

暗黙の関係性における了解 Implicit relational knowing

非言語的で、象徴化されず、物語り《ナラティヴ》にもされない、非意識的な知識や表象の領域。筋肉運動、情動パターン、期待などがそれに含まれるが、それらのみならず、思考パターンまでもがそれに含まれている。本書においては、主に、他者と共に在《あ》る際の在《あ》り方についての知識――つまり対人関係的・間主観的知識の形に関するものを想定している。そのため、**暗黙の関係性における了解**という言葉を採用した。**知識 knowledge** ではなく、**了解 knowing** という、関与を示す言葉を用いたのは、知識という言葉は主に、意識的な知を表しているからである。暗黙の関係性における了解とは、非意識的なものである――これは抑圧されているという意味での無意識とは異なる。むしろ、それは未だ言葉にされることを必要とされたことがなく、今後もその必要がないと思われるものである。非意識的とは、反省的に意識されることがないという意味である。他者と共に在《あ》る際の在《あ》り方（転移も含めて）について「知る」ことの大半は、暗黙の関係性における了解に属する。

意図感情の流れ Intentional-feeling-flow

目的地へと向かって動く際の意図に関する主観的感覚。道程を進んでいく際の予期と快楽の強度における変化のみならず、目的地に向かって前のめりに進む感覚や、目的地からの「距離」が減少する感覚をも含む。

間主観的不安 Intersubjective anxiety

間主観的領域に居《い》る際に、間主観的方向づけ《オリエンテーション》のプロセスが、十分調和している——と確信できない時に湧いてくる感情。それは、心理学の理論やダーウィンの範疇では直接的に同定されない不安の形である。おそらくそれは、実存的不安に近い。

間主観的意識 Intersubjective consciousness

ある人の心が直接した体験と、その人の体験を第二の人物が体験したものを最初の人物が体験したこととの間に、再入力ループが作られた際に生じる意識の形。この間主観的・回帰的ループは、最初の人物が意識——間主観的意識へと入り込み、二重の体験をすることを可能にする。間主観的意識は社会性に根ざしており、一人の心の中に単独で生じる体験の再入力ループから生まれることはない。それは、反省的に意識される必要も言語化される必要もない。しかしそれはエピソード記憶へと入り込む。

間主観的領域 Intersubjective field

二人（あるいはそれ以上）の人が、自分たちの現在の関係性の性質に関して共有している感情、思考、知識の領域。この間主観的領域は、共有されているのみならず、（暗示・明示にかかわらず）共有されているということ自体を彼らの間で確認し合うことができる。この領域は、造り直し可能である。すなわち、入力／出力、拡大／縮小、明確化／不明確化などが可能である。

間主観的方向《オリエンテーション》づけ Intersubjective orientation

間主観的領域を試したり、試し行動をとったりすることの必要性。すなわち、二人の人が、互いに「どこに立っているのか」を知り、この瞬間、「どのような関係にあるのか」を感じとり、「二人はどこへ向かおうとしているのか」を知ること。間主観的領域において、その人を方向づけ、その瞬間の領域の性質を評価すべく機能する。それは、ほぼ絶え間ないプロセスであり、時には不可避的という感覚を有する（方向性を見失い、間主観的不安が生じている時）。それは空間的方向づけと同種のものであるが、間主観的空間においてのものである。

生《なま》の物語 Lived story（または微小な生《なま》の物語 micro-lived story）

現在の瞬間の間に展開する体験の構造を参照するもので、物語り様の筋書きと、現在の瞬間において昇降する劇的な緊張の旋律から成る。それは言語化されたり語られたりしていない、生《なま》の、感じたままの、あるいは体験したままの物語である。これらの生《なま》の物語から、後に現実の物語りが作り出されうる。

局所的レベル Local level

瞬間から瞬間へと続く微小なスケールにおいて見られる相互作用。その単位は、意図が推論されうる最小の動作の形態《ゲシュタルト》により構成されている。これらの単位は、関係性の動きと、秒単位の持続時間しか持たない現在の瞬間から成る。局所的レベルは、これらの単位の連続により構成されている。それは、かかわり（relatedness）のエナクトメントの根本的・心理学的レベルである。

出会いの瞬間 Moment of meeting

そこに関与している二人の人が、まさに今という瞬間により引き起こされる危機を解決するであろう瞬間として潜在している現在の瞬間。その際、それは間主観的領域を造り直したり、関係性を変更したりする。それは、まさに今という瞬間の微小な文脈から現れる新たな領地として喚起され、決まってこの文脈に鋭敏な感受性を付与する。それはある特定の危機の特殊性に良く適合した応答を含んでいる。それが一般的技術的応答になるようなことは、絶対にありえない。むしろそれは、その治療者特有の、正真正銘の応答であり、言わば治療者の個人的な署名が添えられているような応答である。この瞬間においては二者間の間主観的領域が変更されるため、そこでは間主観的共有が起きていることが必要である。情動で満たされた共有は、間主観的領域を拡げるため、相互的に感じられる関係性は、突然、出会いの瞬間以前のそれとは異なるものとなる。この出会いの瞬間の素晴らしさによりもたらされた間主観的領域における変化を効果的で持続的なものにするために、言語化したり語ったりすることは、不必要である。

沿っていくこと Moving along

局所的レベルにおいて、面接を通して進行するプロセス。このプロセスは、進行しながら方向性を見出していく。その道は、遠くまでは見えない。それは関係性の動きと現在の瞬間から成り、それらは互いに強化し合いながら面接を作り上げていく。それは、より素晴らしく、より凝集性のある間主観的領域を生み出そうとするという特徴を持つ。しかしながら、これは次に何が起きるかわからないという予測不能性を含んでいる。なぜならば、そのプロセスは極端に不確かで、直線的でなく、いいかげんなものだからである。そのようなプロセスの特徴ゆえに、まさに今という瞬間や出会いの瞬間のような新たな領地を数多く生み出す。

まさに今という瞬間 Now moment

沿っていくプロセスの新たな領地として、セッション中に突然現れる現在の瞬間。それは、患者―治療者関係の性質に疑問を生じさせるような、情動的に充電された瞬間である。これは通常、①習慣的な枠組み、②彼らの関係における「規則」、そして③彼らが共に在《あ》ることそのもの――を破壊すべく、ぶち当たったり脅したりすることを含む。槍玉にあげられているのは、彼らが共に在《あ》る、その在《あ》り方である。患者と治療者の不安のレベルは上昇する。彼らは二人とも、強引に現在へと引き戻される。治療者は、通常の技術的応答では不十分だと感じるであろう。このことは、治療者に不安を与える。解決を要する危機が生まれつつある。解決は、出会いの瞬間の形をとるか、あるいは解釈によりもたらされうる。

現在の瞬間 Present moment

心理学的プロセスにおいて、知覚のごく小さな単位をグルーピングして最小の包括的単位（形態）にする短い時間。それは、関係性の文脈において、感じや意味を有する。客観的には、現在の瞬間は一秒から十秒持続し、その平均は三秒から四秒である。主観的には、それらは私たちが切れ目のない**今**として体験しているものである。現在の瞬間は、①最小の筋書きを持つ微小な生《なま》の物語としての構造、②生気情動で構成される劇的な緊張の旋律――を有する。したがって、それはつかの間の力動である。それは意識的な現象であるが、反省的に意識されたり、言語化されたり、語られたりする必要はない。それは関係性の体験を構築している基礎ブロックとみなされる。一般化、説明、解釈のような要約や、物語りのようにより高い水準の現象などは、これらの基礎的で原初的な心理学的体験により構成されている。「今」起きている体験や直接的な生《なま》の体験は、ここでのみ起きる。

関係性の動き Relational moves

（話しているか沈黙しているかにかかわらず）目に見える振舞いで、かかわり合いのパートナーあるいは観察者が関係性を変化・適合させる意図を含む振舞いの最小単位。それらは意識にのぼることのない現在の瞬間である。それらは現在の瞬間と共に、沿っていくプロセスを構成している。

共有された感情の航海 Shared feeling voyage

出会いの瞬間における共同の体験。すなわち、同じ心象風景を通して、二人の人が現在の瞬間を一緒に旅する。その心象風景においては、感情の変化がランドマークとなる。その意味で、それは感情の航海と呼べるであろう。さらに、そこにはこの航海を共に作っているという相互的な承認が存在する。別の言葉で言えば、共有されているということである。それは間主観的な現象である。

いいかげんさ Sloppiness

沿っていくプロセスにおける無秩序さ。それは、①予測不能性、②曖昧な意図化、③余分なこと、④頻繁な変動など、沿っていくプロセスを、直線的なものではなく、より複雑なものにする傾向を持つものすべてを含んでいる。同時に、いいかげんさは、そのプロセスに潜在性の創造的要素を付加するものとしてもみなされている。これらの創造的要素は、新たな領地である。それは、間主観的領域の性質が新たな方向へとシフトすることを往々にして可能にする。

つかの間の輪郭 Temporal contour

内外から神経系に影響を与える刺激の、つかの間の形。つかの間の輪郭は、時をリアルタイムで一秒また一秒と刻むアナログシフトから成る。それはまた、刺激の強度、リズム、あるいは形を有する存在である。論理的には、それは客体化可能な実在である。

つかの間の力動 Temporal dynamics

それは時において、あるいは時を超えて変化する。特に、時を超えた体験において、力、強度、質、形、リズムの面で変化する。それらの変化は数秒間で生じるため、本書においては、微小なつかの間の力動と呼ぶのが最もふさわしいであろう。

生気情動 Vitality affects

主観的体験であり、時をリアルタイムで一秒また一秒と刻むアナログシフトから成る感情における変化のつかの間の力動から成っている。それはまた、情動、思考、知覚、あるいは感覚を有する。たとえば、加速する感じと、それに続く怒りの表出がそれに当たる。概して、それらは刺激のつかの間の輪郭と並行して生じる。なお、生気情動とは主観的体験である。対照的に、刺激のつかの間の輪郭とは、客体化可能な事象である。つかの間の輪郭と生気情動との間には、不完全な類質同形がみられる。生気情動は、つかの間の感情の形、感情の形、あるいはつかの間の形と同義である。

時間と空間と瞬間と——監訳者あとがき

本書はダニエル・スターンの乳幼児心理学者・精神療法家としての真摯なまなざしを借りて、精神療法、すなわち情緒的に密接な二者関係において現実に何が起こっているのかを解き明かしている。

精神療法について、従来の治療の設定・構造における考察の多くが「時間と空間」に割かれてきた傾向が否めない。そこでは、治療の場において語られることは、過去の対象との関係の想起、反復あるいは転移という時間軸から理解され、治療空間において語る、耳を傾ける、解釈を参照するという行為が創造的生き方（ワークスルー）の発露となる。ところが、臨床における現実の密接な情緒交流を十分に描き出すことは、時間と空間からの理解だけからは困難となる。そのため、「今ここで（"here and now"）」という視点が用いられているのだが、「今ここで」の視点は無意識、転移、解釈という精神分析の基本文法のために、どうしても「かつてそこで（"there and then"）」に関心が向いてしまう。

同様の傾向は、精神分析的発達論の理解、あるいは精神分析（的精神）療法家の訓練の一環としての乳児観察の方法論に見ることができる。タヴィストック・モデルと呼ばれる乳児観察は、観察者は、乳児の生活環境に赴き、そこで観察される親密な母子関係のありようを観察者の情緒的感覚を通して理解するという点できわめて精神分析的といえる。同時にこれは、観察者が「今ここで」観察している母子関係と、観察者自身が子どもとして（あるいは養育者として）経験した「かつてそこで」の養育体験を含めて観察（想起・再体験）している点において、「今ここで」の母子関係そのものの理解についてはあいまいさを残すことにもなる。

これに対し、スターンの乳幼児心理学の独創性は、序文でも触れられているように、「今ここで」の母子関係を徹底して捉えようとする情熱の産物と解される。本書の白眉たる「現在の瞬間」への接近は、この手法の、密接な対人関係、つまり精神療法の世界への応用といえよう。すなわち、主観を描写する試みの中で、主観の持つ個別の情緒性と描写に求められる客観性をどのように両立するかということである。したがって、著者の探求は精神療法における本質的な治療作用の明確化であると考えられる。時間と空間からの理解に加え、質量・動きを伴った「瞬間」という出会いの機会が詳述されたことで、精神療法の営まれている場の様相が解き明かされたのである。

加えて、本書に脈々と流れる著者の情熱は、自然科学的接近と体験的・経験論的接近との出会いの「瞬間」をも見事に描き出している。精神分析・精神療法が、医療・自然科学の視点から実証性の評価という洗礼を受けようとしている現在、本書における「瞬間」への着目が、精神療法の側から提唱されたことはきわめて重要である。これは、単に「精神療法を分析する」にとどまらず、それを次世代の臨床家にどのように伝達すべきなのかというテーマを孕んでいる。臨床の卓越性が分析されることで、優れた臨床が次世代に受け継がれてこそ精神療法がユーザーへの責任を果たすことができる（成熟する、一人前となる）のではないだろうか。

監訳者が本書のような画期的な書物と出会う時期に前後して、シュワーバー先生の講演を聞き、生の体験を持つ機会があったことは僥倖であった。* 彼女の「今ここで」への着目姿勢を実際に見聞きすることは本書を読み進む上で大きな手引きとなったことを付け加えておきたい。

最後に、情熱と勇気を持って翻訳へ取り組んでくれた訳者である津島豊美先生、日本精神分析学会において訳者との仲立ちをいただいた中久喜雅文先生への感謝を述べて締めくくりとします。

本書を手に取ることによって多くの臨床家が正真正銘の精神療法に近づく手がかりを得ることを願って。

奥寺　崇

二〇〇七年八月　蟬しぐれの武蔵野にて

＊聞くための終わりなき努力――他者の中に自己を置くこと　エヴリン・A・シュワーバー　精神分析研究 Vol. 51 (1) p. 69-77, 2007

索　引

あ

愛着 attachment　103, 152
　暗黙の了解と――　117～118
握手の例 handshake example　20～21
アスペルガー症候群 Asperger's syndrome　94
アロン Aron, L.　194
暗黙の議題 implicit agenda　123～124
暗黙の了解 implicit knowing　115～124
　――対 明白な了解　115
　――と愛着パターン　117～118
　――という言葉　119
　――と乳児　116
　――と無意識との関係性　119～124
　――の臨床的含蓄　147～149
　行動 対 言語　149～151
　抵抗と――　147～148
　暗示と明示を織り交ぜること　204～206

い

生きている過去 alive past　216～229
意識 consciousness　xiii
　――性　132
　――と暗黙の了解との関係性　119～124
　――と気づきとの比較　126～127
　――のエピソード　245
　――の図表化　10～11, 16
　――の定義　126
　――の発生　55～56
　――レベルモデル　126
　間主観的――　127～135, 232
　現象的――　126, 133
　再入力ループ　55, 129
　時間的――　26
　止まり木に止まっている鳥のイメージとしての――　46, 62
　内省的――　126, 133
　反省的――　107, 126, 131, 132
　現在の瞬間における――　35
　了解――　26
一撃 coup　32
一撃の後 après coup　32, 144, 145, 210
意図 intentions　38
　間主観的母体　89～91
　共有された――　179～180
　子どもの発達　64
　生の物語における――　63～65
意図感情の流れ intentional-feeling flow　64
意図の曖昧さ intentional fuzziness　163, 166
意図の動き intention movement　183
意図発見脳センター intention-detector brain center　82
今 now　8
　――の現象学的視点　8
　――の持続時間　27～29
　――の図表化　10～11, 16
　治療的変化と――　3～4
意味の精神作用 acts of meaning　58

う・え・お

ヴァレラ Varela, F. J.　29
ヴィゴツキー Vygotsky, L. S.　130
ヴェルテ＝ミグノン welte-mignon　71
ウルフ Woolf, V.　45
エーデルマン Edelman, G. M.　208
エナクトメント enactments　147
エポケー epoche　36
エレンバーグ Ehrenberg, D. B.　195
音楽 music
　生気情動　69
音素 phoneme　45, 47

か

ガージェリー Gergely, G.　87, 90
回帰性 recursiveness　132
解釈 interpretation　236
　――と沿っていくこと　193
　出会いの瞬間と――　197～201
　明示を暗示と織り交ぜること　196～206
改訂 revision　144, 145
　――のタイプ　145
改訂され続ける過去 updated ongoing past　213

カイロス kairos x, 7, 27, 29, 37, 43, 173
鏡ニューロン mirror neurons 80, 81, 132
拡大二者意識 expanded dyadic consciousness 128
過去 past
——から現在の瞬間を守る 30〜34
——の現在への作用 212〜230
生きている—— 216〜229
現在の——への作用 207〜212
実在しない—— 216
沈黙している—— 212〜216
つかの間の、未だ錨を下ろしていない—— 229〜230
仮想他者 virtual others 91
語られた物語 told story 58
——の要素 59
カフカ Koffka, K. 140
カルティエ＝ブレッソン Cartier-Bresson, H. 72
考えてみたこともないが知っている unthought known 119
関係性の動き relational moves 193
——の定義 155
——の例 157〜161
関係性の進行 relational progressions 41, 46, 219〜228
間主観性 intersubjectivity
——と家族 100〜102
——の先天性と普遍性 112〜114
愛着と—— 103
原初的動機づけシステムとしての—— 99〜114
自然な傾向としての—— 77〜79
集団機能と—— 105〜106
集団形成と—— 100〜105
生存するための利益と—— 100〜107
先制価値を伴う動機としての—— 108〜112
治療における焦点 193〜195
道徳の圧力を通しての凝集性 107
間主観的意識 intersubjective consciousness
——の社会的側面 129
——の神経科学的説明 129
——の定義 127〜135, 232
間主観的方向づけ intersubjective orientation
——の定義 156〜157
——への要求 108
沿っていくことにおける—— 156〜157
間主観的適合 intersubjective fittedness 176
間主観的不安 intersubjective anxiety 109
間主観的閉幕 intersubjective closure 188〜190
間主観的母体 intersubjective matrix 77〜98
——と鏡ニューロン 80
——の現象学的根拠 96〜98
——の神経科学的な根拠 80〜85
——の定義 79
——の発達的根拠 85〜94
——の臨床的根拠 94〜96
意図 89〜90
意図発見脳センター 82
偶然性を探知するための生得的な分析者 87
自閉症と—— 103
二次的間主観性 88
ガンナー Gunnar, M. 113

き

記憶 memory
生きている過去の—— 216〜218
現在の想起文脈 207〜208
作動—— 54, 224
儀式的 ritual 50
気づき awareness
——と意識との比較 126〜127
——の定義 126
現在の瞬間における—— 35
ギブス Gibbs, R. 210
逆転移 Conutertransference 143, 151
客観的心理学 objective psychology 140
現象学と—— 140
ギャレーゼ Gallese, V. 81
共同創造性 cocreativity 164
共有された意図 shared intention 179〜180
共有された感情の航海 shared feeling voyage 180〜184
局所的レベル local level 154

く

偶然性を探知するための生得的な分析者 innate contingency detection analyzers 87
空想上の仲間 imaginary companion 110

クーリー Cooley, C.　*130*
クギウムツァキス Kugiumutzakis, G.　*51*
クラーク Clarke, E. F.　*49*
クライネス Clynes, M.　*68*
グランディン Grandin, T　*94, 95*
グリーン Green, A.　*6*
繰り延べた行動 deferred action　*144*
クレッシェンド crescendo　*66*
クロノス chronos　*5, 6, 27, 29*

け

ゲシュタルト Gestalt　*31, 140, 146, 210*
　――としての現在の瞬間　*38*
ケステンバーグ Kestenberg, J.　*69*
決定的瞬間 deciisive moment　*72*
言語 language　*105*
　――における現在の瞬間の持続時間　*47〜48*
　暗黙の了解と――　*149*
　知覚単位としての――　*45*
　暗示と明示を織り交ぜること　*204〜206*
現在性 presentness　*viii*
現在の想起文脈 present remembering context　*207, 233〜234*
現在を想起する remembering the present　*208, 217*
原始の物語りの包み proto-narrative envelope　*61*
現象学 phenomenology　*ix*
　今　*8*
　間主観的母体の根拠と――　*96〜98*
　客観的心理学と――　*140*
　体験を現在へと閉じ込める　*25*
現象的意識 phenomenal consciousness　*126, 133*
ケンドン Kendon, A.　*106, 183*

こ

恋に落ちること fall in love
　――と間主観性　*111〜112*
呼吸サイクル breath cycle　*48*
心の理論 theory of mind　*92〜93*
個人的な現在 personal present　*34*
言葉 w ords
　――のつかの間の輪郭　*67*
子どもの発達 child development
　意図　*64*
　間主観的母体の根拠と――　*85*
　生の物語　*58*

さ

最小意識 minimal consciousness　*126*
再入力ループ reentry loop　*55, 129*
サックス Sacks, O.　*94, 95*
ザックス Zacks, J.　*51*
作動記憶 working memory　*54, 224*
サン＝オーガスティン Augustine, Saint　*29*
サンダー Sander, L. W.　*179*
サントス Santos, P.　*243*

し

ジーナロド Jeannerod, M.　*252*
ジェームス James, W.　*46, 140*
シェネレンバーグ Scenellenberg, E. G.　*31*
ジェフ Jaffe, J.　*87*
シェフレン Scheflen, A. E.　*106*
シェラー Scerer, K. R.　*224*
時間的意識 temporal consciousness　*26*
シグマン Sigman, M.　*103*
自己意識 self-consciousness　*126*
自己感 sense of self
　間主観的方向づけ　*108〜109*
　現在の瞬間と――　*42*
システム療法 systemic therapies　*146*
実在しない過去 nonexistent past　*216*
実際の現在 actual present　*34*
実存心理学 existential psychology　*146*
自閉症 autism　*89, 103*
　愛着と――　*103*
　間主観的母体と――　*103*
社会的鏡理論 social mirror theory　*131*
社会的参照 social referencing　*91, 101*
シャピロ Shapiro, T.　*103*
集団 groups
　――機能と間主観性　*105〜106*
　――形成と間主観性　*100〜105*
　道徳の圧力を通しての凝集性　*107*
主観性 subjectivity　*42*. 間主観性 intersubjectivity も参照
情緒的な勢い emotional momentum　*226*
情動調律 affect attunement　*87*
シルヴァースバイグ Silbersweig, D. A.　*140*
身体療法 Body therapies　*146*
心理学的現在 psychological present　*34*

心理学的所属 psychological belongingness　102

す

筋書き plot
　生の物語の――　60, 62～65
スターン Stern, D. N.　140
スターン Stern, W.　140
ストロロウ Stolorow, R. D.　119, 194
スパヌオロ＝ラブ Spanuolo-Lobb, M.　199

せ

生気情動 vitality affects　xi, 39, 65, 67, 69
　――の固有の性質　68
　――の定義　67
　ヴィジュアルアート　70
　音楽　69
　舞踊　69, 70
生気を吹き込むこと vitalization　188
精神活動 mental operations
　――における現在の瞬間の持続時間　53～55
精神的時間 psychc time　5
精神分析 psychoanalysis　30, 79, 141
　治療における現在の瞬間　142
精神力動理論 psychodynamic theory　18, 125, 141
精神療法 psychotherapy
　――における現在の瞬間　139～153
　暗黙の了解と――　146～147
ゼラゾ Zelazo, P. D.　126, 132, 133

そ

沿っていくこと moving along　172
　――からの進歩的な変化　186～191
　――のいいかげんさ　238
　　――と共同創造　162, 162～172, 164
　　意図の曖昧さ　163
　――の定義　154
　――の中で間主観的に方向づける　156～157
　――の要素　155
　――の予測不能性　162
　――を構成している要素　155～156
　――を前進へと駆り立てる　156～161
　意図の適合性　179
　解釈と――　193
　間主観的閉幕　188～190
　共有された感情の航海　180～184
　劇的な治療的変化　173～184
　多重的なつかの間の表象 multitemporal presentation　41, 217, 224, 226
　出会いの瞬間　173, 175～176
　まさに今という瞬間　173
　逃された好機　184～186
　明白な素材の新たな探究　191～193

た

ターナー Turner, M.　210
体験 experience
　時を体験へと戻す――　5
対人関係精神療法 relational psychotherapy　146
タウ理論 tau theory　83
多音的体験 polyphonic experience　41
他者中心の参加 altero-centered participation　91
タスティン Tustin, F.　69, 95
ダマシオ Damasio, A.　69, 81
多リズム的体験 polyrhythmic experience　41
ダン Dunn, J.　93
探索の可能性としての感覚 sense of exploding possibilities　228
ダンスのミスステップ missteps in the dance　163

ち

知覚された現在 perceived present　34
知覚単位 perceptual units　44
知覚的現在 perceptual present　49
チャンキング，チャンク化 chunking　45, 46
朝食に関する面接 breakfast interview　9～10, 213～214
調節にかかわる暗黙の記憶 regulatory implicit memory　118, 212, 214
直接参加する記憶 participatory memory　119
治療的変化 therapeutic change
　劇的な変化と沿っていくこと　173～184
　進歩的な変化と沿っていくこと　186～191
　現在の瞬間と――　3～4
　現在の瞬間の要約と臨床的含蓄 summary of

ま・み・む

め

も

よ

ら

り

れ・ろ

わ

参考文献

＊文献は章ごとに区分けして載せているが，繰り返し引用されているものについては略記した。また，著者がもともと題名と出版年しか載せていない文献については，そのまま載せた。

第一章

(1) Ricoeur, P. (1984–1988). *Time and narrative* (Vols. I, II, III) (K. Blamey, Trans.) Chicago: University of Chicago Press.
(2) Green, A. (2000). *Le temps eclaté* [Fragmented time]. Paris: Les Editions de Minuit.
(3) Bruner, J. S. (1990). *Acts of meaning*. New York: Basic.
(4) Bruner, J. S. (2002b, October). *Narrative and culuture*. Paper prented at the symposium "We Share Therefore We Are" in honor of Jerome Bruner, Crete, Greece.
(5) Moran, D. (2000). *Introduction to phenomenology*. London and New York: Routledge.

第二章

(1) Bergson, H. (1988). *Matter and memory* (N. M. Paul &W. S. Palmerg, Trans.) New York: Zone Books. (Original work published 1896)
(2) Husserl, E. (1964). *The phenomenology of internal time-consciousness* (J. S. Churchill, Trans.) Bloomington: Indiana University Press.
(3) James, W. (1972). *Principles of psychology* (Vols. 1 & 2). New York: Dover. (Original work published 1890)
(4) Merleau-Ponty, M. (1962). *Phénoménologie de la perception* [Phenomenology of perception]. Paris: Librarie Gallimard. (Original work published 1945)
(5) Dalla Barba, G. (2001). Beyond the memory-trace paradox and the fallacy of the homunculus: A hypothesis concerning the relationship between memory,consciousness and temporality. *Journal of Consciousness Studies*, (3), 51–78.
(6) Chalmers, D. J. (1995). Facing up to the problem of consciousness. In J. Shear (Ed.), *Explaining consciousness: The hard problem* (pp. 379–422). Cambridge, MA: MIT Press.
(7) Damasio, A. (2002). Remembering when. *Scientific American*, 287 (3), 48–55.
(8) Augustine (1991). *Confessions* (H. Chadwick, Trans.). New York: Oxford University Press.
(9) Heidegger, M. (1996). *Being and time* (J. Stambaugh, Trans.). New York: New York State University Press. (Original work published 1927)
(10) Ricoeur, P. (1984–1988). 第一章 (1) に同じ。
(11) Varela, F. J. (1999). Present-time consciousness. *Journal of Consciousness Studies*, 6 (2–3), 111–140.
(12) Husserl, E. (1960). *Cartesian meditations* (D. Cairns, Trans.). The Hague: Martinus Nijohff. (Original Work published 1931)
(13) Husserl, E. (1962). *Ideas pertaining to a pure phenomenology and to a phenomenological philosophy. First book: General introduction to pure phenomenology* (B. Gibson, Trans.) New York: Collier. (original work published 1913)
(14) Husserl, E. (1980). *Ideas pertaining to a pure phenomenology and to a phenomenological*

philosophy. Third book: Phenomenology and the foundation of the sciences (T. E. Klein & W. E. Pohl, Trans.). The Hague: Martinus Nijoff. (Originalwork published 1930)
(15) Husserl, E. (1989). *Ideas pertaining to a pure phenomenology and to a phenomenological philosophy. Second book: Studies in the phenomenology of constitution* (R. Rojcewicz & A. Schuwer, Trans.). Dordrecht, Netherlands: Kluwer Academic Publishers. (Original work published 1930)
(16) Deutsch, D. (Ed.) (1999a). *The psychology of music* (2nd ed.). London: Academic Press.
(17) Deutsch, D. (Ed.) (1999b). Grouping mechanisms in music. In D. Deutsch (Ed.), *The psychology of music* (pp. 299–348). London: Academic Press.
(18) Scenellenberg, E. G. (1996). Expectancy in melody: Tests of the implication-realization model. *Cognition*, 58, 75–125.
(19) Narmour, E. (1990) *The analysis and cognition of basic melodic structure: The implication-realization model*. Chicago: University of Chicago Press.
(20) Darbellay, E. (1996). "Measure" et démeasure du tempo dans le stile fantastico frescobaldien [Exploring tempo in the "fantastico" style of Fresco baldi]. In *Actes du Collogue de Metz: Le mouvement dans la musique autour du 1700* (pp. 198–200). Metz, France: Editions Jerpenoire.
(21) Narmour, E. (1999). Hierarchical expectation and musical style. In D. Deutsch (Ed.), *The psychology of music* (pp. 442–472). London: London Academic Press.
(22) Stern, W. (1930). William Stern. In C. Murchison (Ed.), *A history of psychology in autobiography* (Vol. 1, pp. 335–388). Worcester, MA: Clark University Press.
(23) Koffca, K. (1935). *Principals of Gestalt psychology.* New York: Harcourt.
(24) Fraisse, P. (1964). *The psychology of time* (J. Leith, Trans.). London: Eyre & Spottiswoode.
(25) Clark, A. (1997). *Being there: Putting brain, body, and world together again.*Cambridge, MA: MIT Press.
(26) Damasio, A. (1994). *Descartes'error: Emotion, reason, and the human brain*. New York: Putnam.（『生存する脳』田中三彦訳，講談社．2000 年.）
(27) Damasio, A. (1999). *The feeling of what happens. Body and emotion in the making of consciousness.* NewYork: Harcourt.（『無意識の脳　自己意識の脳』田中三彦訳，講談社．2003 年.）
(28) Sheets-Johnstone, M. (1999). *The primacy of movement.* Amsterdam/Phladelphia: John Benjamins.
(29) Varela, F. J., Thompson, E., & Rosch, E. (1993). *The embodied mind: Congitive science and human experience.* Cambridge, MA: MIT Press.
(30) Brentano, F. (1973). *Psychology from an empirical standpoint.* London: Routledge & Kegan Paul. (Originally work published 1874)
(31) Stern, D. N. (1985). *The interpersonal world of the infant: A view from psychoanalysis and developmental psychology.* New York: Basic.（『乳児の対人世界』小此木啓吾・丸田俊彦監訳，岩崎学術出版社．1989 年.）
(32) Stern, D. N., Hofer, L., Haft, W., & Dore, J. (1984). Affect attunement: The sharing of feeling states between mother and infant by means of intermodal fluency. In T. Field & N. Fox (Eds.), *Social perception in infants* (pp. 249–268). Norwood NJ: Ablex.
(33) Sheets-Johnstone, M. (1984). *The roots of thinking.* Philadelphia: Temple University

press.
(34) Zahahi, D. (2002). First person thoughts and embodied self-awareness: Some refections on the relation between recent analytical philosophy and phenomenology. *Phenomenology and the Cognitive Sciences*, 1. 7–26.
(35) Cartier-Bresson, H. (1952). *The decisive moment.* New York: Simon & Scuster.
(36) Turow, S. (1987). *Presumed innocent*. New York: Farrar, Straus, & Giroux.
(37) Stern, D. N., Sander, L. W., Nahum, J. P., Harrison, A. M., Lyons-Ruth, K., Morgan, A. C., Brushweiler-Stern, N., & Tronick, E. Z. (1998). Non-interpretive mechanisms in psychoanalytic therapy. The "something more" than interpretation (The Boston Change Process Study Group, Report No. 1). *International Journal of Psychoanalysis*, 79, 903–921.

第三章

(1) Trevarthen, C. (1999/2000). Musicality and the intrinsic motive pulse: Evidence from human psychobiology and infant communication. *Musicae Scientiae: Special Issue, Rhythm, Musical Narrative, and Origin of Human Communication*, 155–211.
(2) Varela, F. J. (1999). Present-time consciousness. *Journal of Consciousness Studies*, 6 (2–3), 1–14.
(3) Kern, I. (1988). The structure of consciousness accordting to Xuan-zang. *Journal of the British Society for Phenomenology*, 19 (3), 282–295.
(4) Lancaser, B. L. (1997). On the stages of perception: Towards a synthesis of cognitive neuroscience and the Buddhist Abhidhamma tradition. *Journal of Consciousness Studies*, 4 (2), 122–142.
(5) Shear, J., & Jevning, R. (1999). Pure consciousness: Scientific exploration of meditation techniques. *Journal of Consciousness Studies*, 6 (2–3), 189–209.
(6) Wallace, B. A. (1999). The Buddhist tradition of Samatha: Methods for refining and examining consciousness. *Journal of consciousness Studies*, 6 (2–3), 175–187.
(7) Csikszentmihalyi, M. (1990). *Flow: The psychology of optimal experience*. New York: Harper & Row.
(8) Woolf, V. (1977). *The dialy of Virginia Woolf, 1902–1924*. New York: Harcourt Brace Jovanovich.
(9) Bailey, A. R. (1999). Beyond the fringe: William James on the transitional parts of the stream of consciousness. *Journal of Consciousness Stdies*, 6 (2–3), 141–153.
(10) Jaffe, J., & Feldstein, S. (1970). *Rhythms of dialogue.* New York: Academic Press.
(11) Wingfield, A., & Nolan, K. (1980). Spontaneous segmentation in normal and in time-compressed speech. *Perception & psychophysics*, 28, 97–102.
(12) Turner, F., & Poppel, E. (1988). Metered poetry, the brain, and time. In I. Rentschler, B. Herzberger, & D. Epstein (Eds.), *Beauty and the brain: Biological aspects of aesthetics* (pp. 71–90). Basel, Switzerland: Birkhauser.
(13) Clarke, E. F. (1999). Rhythm and timing in music. In D. Deutsch (Ed.), *The psychology of music* (pp. 473–500). London: Academic Press.
(14) Michon, J. A. (1978). The making of the present: A tutorial review. In J. Requin (Ed.), *Attention and performance VII* (pp. 89–111). Hillsdale, NJ: Erlbaum.
(15) Fraisse, P. (1978). Time and rhythm perception. In E. C. Carterette & M. P. Friedman (Eds.), *Handbook of perception* (Vol. 8, pp. 203–254). New York: Academic Press.

(16) Whinttmann, M., & Poppel, E. (1999/2000). Temporal mechanisms of the brain as fundamentals of communication—with special reference to music perception and performance. *Musicae Scientiae: Special Issue: Rhuthm, Musical Narrative, and Origins of Human Communication*, 13–28.
(17) Kendon, A. (1990). *Concucting interaction: Patterns of behavior in focused encounters.* Cambridge, U. K.: Cambridge University Press.
(18) Fivaz-Depeursinge, E. (1991). Documenting a time-bound, circular view of hierarchies: A microanalysis of parent-infant dyadic interaction. *Family Process*, 30 (1), 101–120.
(19) Frey, S., Hirsbrunner, H. P., Florin, A., Daw, W., & Crawford, R. (1983). A unified approach to the investigation of nonverbal and verbal behabior in communication research. In W. Doise & S. Moscovici (Eds.), *Current issues in European social psychology* (pp. 143–199). Cambridge, U. K.: Cambridge University Press.
(20) Frey, S. Jorns, U., & Daw, W. (1980). A systemic description and analysis of nonverbal interaction between doctors and patients in a psychiatric interview. In S. Corson (Ed.), *Ethology and nonverbal communication in mental health* (pp. 231–258). New York: Pergamon.
(21) Kugiumutzakis, G. (1998). Neonatal imitation in the intersubjective companion space. In S. Braten (Ed.), *Intersubjective communication in early ontogeny* (pp. 63–88). Cambridge, U. K.: Cambrigde University Press.
(22) Kugiumutzakis, G. (1999). Genesis and development of early human mimesis to facial and vocal models. In J. Nadel & G. Butterworth (Eds.), *Imitation in infancy* (pp. 36–59). Cambrigde, U. K.: Cambridge University Press.
(23) Nadel, J. (1986). *Imitation et communication entre enfants* [Imitation and communication among young infants]. Paris: Preses Universitaires de France.
(24) Nadel, J. & Peze, A. (1993). What makes immediate imitation immediately communicative in toddlers and autistic children? In J. Nadel & L. Camaioni (Eds.), *New perspectives in early communicative development* (pp. 139–156). London and New York: Routledge.
(25) Zacks, J. M., Braver, T. S., Sheridan, M. A., Donaldson, D. I., Snyder, A. Z., Ollinger, J. M. Buckner, R. L., & Raichle, M. E. (2001). Human brain activity time-locked to perceptual event boundaries. *Nature Neuroscience*, 4(6), 651–55.
(26) Beebe, B., Jaffe, J., Feldstein, S., Mays, K., & Alson, D. (1985). Interpersonal timing: The application of an adult dialogue model to mother-infant vocal and kinetic interactions. In F. M. Field & N. Fox (Eds.), *Social perception in infants* (pp. 217–247). Norwood, NJ: Ablex.
(27) Jaffe, J., Beebe, B., Feldstein, S., Crown, S., & Jasnow, M. (2001). Rhythms of dialogue in early infancy. *Monographs of the Society for Research in Child Development*, 66 (2), Serial No. 264.
(28) Malloch, S. N. (1999/2000). Mothers and infants and communicative musicality. *Musicae Scientiae: Special Issue, Rhythm, Musical Narrative, and Origin of Human Communication*, 29–58.
(29) Stern, D. N. (1977). *The first relationship: Infant and mother.* Cmbridge, MA: Harvard university Press.
(30) Beebe, B. Stern, D., & Jaffe ,J. (1979). The kinetics rhythm of mother-infant interactions.

In A. W. Siegman & S. Feldstein (Eds.), *Of speech and time: Temporal speech patterns in interpersonal contexts* (pp. 23–34). Hillsdale, NJ: Analytic Press.
(31) Stern, D. N. (1974). The goal and structure of mother-infant play. *Journal of American Academy of Child Psychatry*, 13, 402–421.
(32) Weinberg, K. M., & Tronick, E. Z. (1994). Beyond the face:An empirical study of infant affective configurations of facial, vocal, gestural an regulatory behaviors. *Child Development*, 65, 1503–1515.
(33) Stern, D. N., Beebe, B., Jaffe J., & Benett, S. L. (1987). The infant's stimulus world during social interaction: A study of caregivers behaviour with particular reference to repetition and timing. In H. R. Schaffer (Ed.), *Studies in mother-infant interaction* (pp. 177–202). London: Academic Press.
(34) Watson, J. S. (1979). Perception of contingency as a determinant of social responsiveness. In E. Thoman (Ed.), *The origin of social responsiveness* (pp. 33–64). Hillsdate, NJ: Erlbaum.
(35) Baddeley, A. D. (1986). *Working memory.* Oxford: Clarendon Press.
(36) Baddeley, A. D. (1989). The use of working memory. In P. R. Solomon, G. R. Goethals, C. M. Kelley, & B. R. Stephens (Eds.), *Memory: Interdisciplinary approaches* (pp. 107–123). New York: Springer Verlag.
(37) Cowan, N. (1988). Evolving conceptions of memory storage, selective attention, and their mutual constraints within the human information processing system. *Psychological Bulletin*, 104, 163–191.
(38) Baddeley, A. D. (1984). *Working memory.* London: Oxford University Press.
(39) Cowan, N. (1984). On short and long auditory stores. *Psychological Bulletin*, 96, 341–370.
(40) Kelso, J. A. S., Holroyd, T., Hovarth, E., Raczaszek, E., Tuller, E., & Ding, M. (1994). Multistability and metastability in perceptual and brain dynamics. In M. Staedler & P. Kruse (Eds.), *Ambiguity in mind and nature: Multistable cognitive phenomena* (p. 159–184). Berlin: Springer.
(41) Rubin, N. (2001). Figure and ground in the brain. *Nature neuroscience*, 4 (9), 857–858.
(42) Edelman, G. M. (1990). *The rememberd present: A biological theory of consciousness*: New York: Basic Books.

第四章

(1) Bruner, J. S. (1990). *Acts of meaning.* New York: Basic.
(2) Favez, N. (2003). Patterns of maternal affect regulation during the co-construction of preschoolers' autobiographical narratives. In R. Emde, D. Wolf, & D. Oppenheim (Eds.), *Affective meaning making with narratives: Studies with young children.* Oxford, U. K.: Oxford University Press.
(3) Nelson, K., (Ed.) (1989). *Narratives from the clib.* Cambridge, MA: Harvard University Press.
(4) Peterson, C., & McCabe, A. (1983). *Developmental psycholinguistics: Three ways of looking at a child's narrative.* New York: Plenum.
(5) Bruner, J. S. (2002a). *Making stories: Law, literature, life.* New York: Farrar, Strauss, & Giroux.
(6) Bruner, J. S. (2002b, October). Narrative and culuture. Paper prented at the sympo-

sium "We Share Therefore We Are" in honor of Jerome Bruner, Crete, Greece.
(7) Burke, K. (1945). *A grammar of motives.* New York: Prentice-Hall.
(8) Schafer, R. (1981). Narration in the psychoanalytic dialogue. In W. J. T. Mitchell (Ed.), *On narrative* (pp. 25–49). Chicago: University of Chicago Press.
(9) Spense, D. P. (1976). Clinical interpretation: Some comments on the nature of the evidence. *Psychoanalysis and Contempory Science*, 5, 367–388.
(10) Ladov, W. (1972). *Language in the inner city. Philadelphia*: University of Pennsylvania Press.
(11) Stern, D. N. (1994). One way to build a clinically relevant baby. *Infant Mental Health Journal*, 15 (1), 9–25.
(12) Damasio, A. (1999). 第二章 (27) に同じ。
(13) Clark, A. (1997). 第二章 (25) に同じ。
(14) Score, A. N. (1994). *Affect regulation and the origin of the self: The neurobiology of emotional development.* Hillsdate, NJ: Erlbaum.
(15) Sheets-Johnstone, M. (1999). 第二章 (28) に同じ。
(16) Varela, F. J., Thompson, E., & Rosch, E. (1993). 第二章 (29) に同じ。
(17) Stern, D. N. (1985). 第二章 (31) に同じ。
(18) Zelazo, P. D. (1999). Language, levels of consciousness, and the development of intentional action. In P. D. Zelazo, J. W. Astington, & D. R. Olson (Eds.), *Developing theories of intention: Social understanding and self-control* (pp. 95–117). Mahwah, NJ: Erlbaum.
(19) Stern, D. N., Hofer, L., Haft, W., & Dore, J. (1984). Affect attunement: The sharing of feeling states between mother and infant by means of intermodal fluency. In T. Field & N. Fox (Eds.), *Social perception in infants* (pp. 249–268). Norwood NJ: Ablex.
(20) Crystal, D. (1975). *The English tone of voice.* Londin: Edward Arnold Publisher.
(21) Knoblauch, S. (2000). *The musical edge of therapeutic dialogue.* Hillsdale, NJ: The Analytic Press.
(22) Tomkins, S. S. (1962). *Affect, imagery and consciousness. Vol. 1, The positive affects.* New York: Springer.
(23) Clynes, M. (1978). *Sentics: The touch of the emotions.* Garden City, New York: Anchor Books.
(24) Langer, S. K. (1967). *Mind: An essay on human feeling* (Vol. 1). Baltimore: Johns Hopkins University Press.
(25) Lamb, W. (1979). *Body code: The meaning in movement.* London: Routledge and Kegan Paul.
(26) Bachmann, M. (1994). *Dalcroze today: An education through and into music.* London: Oxford University Press.
(27) Boepple (1910).
(28) Kestenberg, J. (1965a). The role of movement patterns in development: I Rhythms of movement. *Psychoanalytic Quarterly*, 34, 1–36.
(29) Kestenberg, J. (1965b). The role of movement patterns in development: II Flow of tension and effort. *Psychoanalytic Quarterly*, 34, 517–563.
(30) Kestenberg, J. (1967). The role of movement patterns in development: III The control of shape. *Psychoanalytic Quarterly*, 36, 356–409.
(31) Laban, R. von (1967). *The mastery of movement.* London: Macdonald and Evans.

(32) Jowitt, D. (1988). *Time and the dancing image.* Berkeley and Los Angeles: University of California Press.
(33) Tustin, F. (1990). *The protective shell in children and adults.* London: Karnac Books.
(34) Benhôte, H. (1972). Welte-mignon. L'Auberson, Switzerland: Musée Band.
(35) Sheets-Johnstone, M. (1984). *The roots of thinking.* Philadelphia: Temple University press.
(36) Melikian, S. (2002). Auction. *International Herald Tribune.* November 2–3, p. 9.
(37) Hockney, D. (1986). *Photographs.* Washington, DC: International Exibitions Foundation.
(38) Cartier-Bresson, H. (1952). *The decisive moment.* New York: Simon & Scuster.

第五章

(1) Whiten, A. (1991). *Natural theories of mind: Evolution, development, and simulation of everyday mindreading.* Oxford, U. K.: Blackwell.
(2) Rochat, P. & Morgan, R. (1995). The function and determinants of early self-exploration. In P. Rochat (Ed.). *The self in infancy: Theory and research, advances in psychology* (vol. 112, pp. 395–415). Amsterdam: North Holland/Elsevier Science Publishers.
(3) Stern, D. N. (1985). 第二章 (31) に同じ。
(4) Renik, O. (1993). Analytic interaction: Conceptualizing technique in the light of the analysts irreducible subjectivity. *Psychoanalytic Quarterly*, 62, 553–571.
(5) Gallese, V., & Goldman, A. (1988). Mirror neurons and the simulation theory of mind reading. *Trends in cognitive Science*, 2, 493–501.
(6) Rizolatti, G., & Arbib, M. A. (1988). Language within our grasp. *Trends in Neuroscience*, 21, 188–194.
(7) Rizolatti, G., Fadiga, L., Fogassi, L., & Gallese, V. (1996). Premotor cortex and the recognition of motor actions. *Brain Reserch Cognitive Brain Research*, 3, 131–141.
(8) Rizzolatti, G., Fogassi, L., & Gallese, V. (2001). Nerophysiological mechanisms underlying the understanding and imitation of action. *Nature Reviews. Neuroscience,* 2 (9), 661–670.
(9) Damasio, A. (1999). 第二章 (27) に同じ。
(10) Gallese, V. (2001) The "shared manifold" hypothesis: From mirror neurons to empathy. *Journal of Consciousness Studies*, 8 (5–7), 33–50.
(11) Blakemore, S. J. & Decety, J. (2001). From the perception of action to the understanding of intention. *Nature Reviews. Neuroscience,* 2, 561–576.
(12) Port, R. & van Gelder, T. (Eds.) (1995). *Mind as motion: Explorations in the dynamics of cognition.* Cambridge, MA: MIT press.
(13) Torras, C. (1985). *Temporal-pattern learning in neural models.* Amsterdam: Springer Verlag.
(14) Lee, D. N. (1998). Guiding movements by coupling taus. In *Ecological Psychology*, 10 (3–4), 221–250.
(15) Varela, F., Lachaux, J. P., Rodriguez, E., & Martinerie, J. (2001). The brainweb: Phase synchronization and large scale integration. *Nature Reviews. Neuroscience*, 2 (4), 229–239.
(16) Beebe, B., Knobauch, S., Rustin, J., & Sorter, D. (2002). Forms of intersubjectivity in infant reserch and their implication for adult treatment. *Psychoanalytic Dialogues.*

(17) Trevarthen, C. (1974). Conversations with a two-month-old. *New cientist*, 2, 230–235.
(18) Trevarthen, C. (1979). Communication and cooperation in early infancy: A description of primary intersubjectivity. In M. M. Bullowa (Ed.), *Before speech: The beginning of interpersonal communication* (pp. 231–347). New York: Cambridge University Press.
(19) Trevarthen, C. (1980). The foundation of intersubjectivity: Development of interpersonal and cooperative understanding in infants. In D. Olson (Ed.), *The social foundation of language and thought* (pp. 316–342). New York: Norton.
(20) Trevarthen, C. (1988). Universal cooperative motives: How infants begin to know the language and skills of the cultureof their parents. In C. Jahoda & I. M. Lewis (Eds.), *Aquiring culture* (pp. 37–90). London: Croom Helm.
(21) Trevarthen, C. (1993). The self born in intersubjectivity: An infant communicating. In. U. Neisser (Ed.), *The perceived self* (pp. 121–173). New York: Cambridge University Press.
(22) Trevarthen, C. (1999/2000). Musicality and the intrinsic motive pulse: Evidence from human psychobiology and infant communication. *Musicae Scientiae: Special Issue, Rhythm, Musical Narrative, and Origin of Human Communication*, 155–211.
(23) Trevarthen, C., & Hubley, P. (1978). Secondary intersubjectivity: Confidence, confiders and acts of meaning in the first year. In A. Lock (Ed.), *Action, gesture, and symbol* (pp. 183–229). New York: Academic Press.
(24) Kugiumutzakis, G. (1998). Neonatal imitation in the intersubjective companion space. In S. Braten (Ed.), *Intersubjective communication in early ontogeny* (pp. 63–88). Cambridge, U. K.: Cambrigde University Press.
(25) Kugiumutzakis, G. (1999). Genesis and development of early human mimesis to facial and vocal models. In J. Nadel & G. Butterworth (Eds.), *Imitation in infancy* (pp. 36–59). Cambrigde, U. K.: Cambridge University Press.
(26) Kugiumtzakis, G. (2002, October). *On human development, education and culture.* Paper Prenseted at the symposium "We share, Therefore We Are" in honor of Jerome Bruner. Crete, Greece.
(27) Maratos, O. (1973). *The origin and development of imitation in the first six month of life.* Unpublished doctoral dissertation, University of Geneva.
(28) Meltzoff, A. N. (1981). Imitation, intermodal coordination and representation in early infancy. In G. Butterworth (Ed.), *Infancy and epistemology* (pp. 85–114). Bringhton, U. K.: Harvester Press.
(29) Meltzoff, A. N. (1995). Understanding the intentions of others: Re-enactment of intended acts by eighteen month-old children. *Developmental Psychology*, 3, 838–850.
(30) Meltzoff, A. N., & Gopnik, A. (1993). The role of imitation in understanding persons and developing a theory of mind. In S. Baron-Cohen, H. Tager-Flusberg, & D. J. Cohen, (Eds.). *Understanding other minds: Persoectives from autism* (pp. 335–366). New York: Oxford University Press.
(31) Meltzoff, A. N. & Moore, M. K. (1977). Imitation of facial and manual gestures by human neonates. *Science*, 198, 75–78.
(32) Meltzoff, A. N. & Moore, M. K. (1999). Persons and representations: Why infant imitation is important for theories of human development. In J. Nadel & G. Butterworth (Eds.), *Imitation in infancy* (pp. 9–35). Cambrigde, U. K.: Cambridge University Press.

(33) Stern, D. N. (1977). *The first relationship: Infant and mother.* Cambridge, MA: Harvard university Press.

(34) Stern, D. N. (2000). *The interpersonal world of the infant: A view from psychoanalysis and developmental psychology.* New York: Basic.

(35) Stern, D. N., Hofer, L., Haft, W., & Dore, J. (1984). Affect attunement: The sharing of feeling states between mother and infant by means of intermodal fluency. In T. Field & N. Fox (Eds.), *Social perception in infants* (pp. 249–268). Norwood NJ: Ablex.

(36) Jaffe, J., Beebe, B., Feldstein, S., Crown, S., & Jasnow, M. (2001). Rhythms of dialogue in early infancy. Monographs of the Society for Research in *Child Development,* 66 (2), Serial No. 264.

(37) Watson, J. S. (1994). Detection of self: The perfect algorithm. In S. Parker, R. Mitchell, & M. Boccia (Eds.), *Self-awareness in animals and humans: Developmental perspectives* (pp. 131–149). Cambridge U. K.: Cambridge Uminersity Press.

(38) Gergely, G., & Watson, J. S. (1999). Early social emotional development: Contingency, perception, and the social biofeecback model. In P. Rochat (Ed.), *Early social cognition* (pp. 101–136). Hillsdate, NJ: Erlbaum.

(39) Emde, R. N., & Sorce, J. E. (1983). The rewards of infancy: Emotional availability and maternal referencing. In J. D. Call, E. Galenson, & R. Tyson (Eds.), *Frontiers of infant psychiatry* (Vol. 2, pp. 17–30). New York: Basic.

(40) Klinnert, M. D., Campos, J. J., Sorce, J. F., Emde, R. N., & Svejda, M. (1983). Emotions as behaviour regulators: Social referencing in infancy. In R. Plutchik & H. Kellerman (Eds.), *Emotion, theory, research, and experience* (pp. 57–86). New York: Academic Press.

(41) Sander, L. W. (1975). Infant and caretaking environment: Investigation and conceptualization of adaptive behavior in a system of increasing complexity. In E. J. Anthony (Ed.), *Explotrations in child psychiatry* (pp. 29–166). New York: Plenum.

(42) Sander, L. W. (1977). The reguration of exchande in the infant-caretaker system and some aspects of the context-content relationship. In M. Lewis & L. A. Rosenblum (Eds.), *Interction, conversation and the development of language* (pp. 133–155),. New York: Wiley.

(43) Sander, L. (1995b). Identity and the experience of specificity in a process of recognition. *Psychoanalytic Diarogues,* 5, 579–593.

(44) Stern, D. N. (1971). A micro-analysis of mother-infant interaction: Behaviors regulating social contact between a mother and her three-and-a-half month-old twins. *Journal of American Academy of Child Psychiatry,* 10, 501–517.

(45) Stern, D. N. & Gibbon, J. (1978). Temporal expectancies of social behavior in mother-infant play. In E. B. Thoman (Ed.), *Origins of the infant's social responsiveness.* Hillsdale, NJ: Erlbaum.

(46) Tronick, E. Z. (1989). Emotions and emotional communication in infants. *American Psychologist,* 44, 112–119.

(47) Tronick, E. Z., Als, H., & Adamson, L. (1979). Structure of early face-to-face communicative interactions. In M. Bullowa (Ed.), *Before speech: The beginning of interpersonal communication* (pp. 349–370). New York: Cambridge University Press.

(48) Tronick, E. Z., Als, H., & Brazelton, T. B. (1977). The infant's capacity to regulate mutuality in face-to-face interactions. *Journal of communication,* 27, 74–80.

(49) Hobson, R. P. (2002). *The cradle of thought.* London: Pan Macmillan.
(50) Parnas, J. Bovet, P. & Zahavi, D. (2002). Schizophrenic autism: Clinical phenomenology and pathogenic implications. *World Psychiatry,* 1 (3), 131–136.
(51) Gergely, G., Nadsasdy, Z., Csibra, G., & Biro, S. (1995). Taking the intentional stance at 12 months of age. *Congition,* 56, 165–193. Gergery, Csibra (1997).
(52) Rochat, P. (1995). Early objectification of the self. In P. Rochat (Ed.) *The self in early infancy: Theory and research* (pp. 53–72). Amsterdam, Netherlands: Elsevier Science.
(53) Rochat, P. (Ed.) (1999). *Early social cognition.* Mahwah, NJ: Erlbaum.
(54) Braten, S. (Ed.) (1998a). *Intersubjective communication and emotion in early ontogeny.* Cambridge, U. K.: Cambridge University Press.
(55) Braten, S. (1998b). Infant learning by altero-centric participation: The reverse of egocentric observation in autism. In S. Braten (Ed.), *Intersubjective communication and emotion in early ontogeny* (pp. 105–124). Cambridge, U. K.: Cambridge University Press.
(56) Astington, J. W. (1993). *The child's discovery of the mind.* Cambridge, MA: Harvard University Press.
(57) Baron-Cohen, S. (1995). *Mindblindness: An essay on autism and theory of of mind.* Cambridge, MA: MIT Press.
(58) Fodor, J. (1992). A theory of the child's theory of mind. *Cognition,* 44, 283–296.
(59) Goldman, A. (1992). In defence of the simulation theory. *Mind and Language,* 7, 104–119.
(60) Gopnik & Meltzoff, 1998.
(61) Harris, P. (1989). *Children and emotion.* Oxford, U. K. Blackwell Pubkishers.
(62) Hobson & lee, 1999
(63) Leslie, 1987.
(64) Wildocher, D. (1996). *Les Nouvelles de la Psychanalyse* [New psychoanalytic cards]. Paris: Odile Jacob.
(65) Dunn, J. (1999). Making dence of the social world: Mind reading, emotion and relationships. In P. D. Zelazo. J. W. Astington, & D. R. Olson (Eds.), *Developing theories of intention.* Marwah, NJ: Erlbaum.
(66) Reddy, V. (1991). Playing with other's expectations: Teasing and mucking about in the first year. In A. Whiten (Ed.), *Natural theories of mind: Evolution, development, ana simulation of everyday mindreading* (pp. 143–158). Oxford, U. K: Blackwell.
(67) Reddy, V., Williams, F., & Vaughn, A. (2002). Sharing humour and laughter in autism and Down's syndrome. *British Journal of Psychology,* 93, 219–242.
(68) Hofer, M. A. (1994). Hidden regulators in attachment, separation and loss. In N. A. Fox (Ed.), The development of emotion regulation: Biological and behavioral considerations. *Monographs of the Society for Research in Child Development,* 59 (2–3, Serial No. 240), 192–207.
(69) Temple Grandin (1995).
(70) Happe, F. (1998). *Autism: An introduction to psychological theory.* Cambridge, MA: Harvard University Press.
(71) Hobson, P. (1993). *Autism and the development of mind.* Hove/Hillside, NJ: Erlbaum.
(72) Maestro, S., Muratori, F., Cavallaro, M. C., Pei, F. Stern, D. N., Golse, B., & Palacio-Espasa, F. (2002). Attentional skills during the first six months of age in autism

spectrum disorder. *Journal of American Academy of child and Adorescent Psychiatry*, 41, 1239–1245.
(73) Nadel, J. & Butterworth, G. (Eds.) (1999). *Imitation in infancy.* Camnbridge, U. K.: Cambridge University Press.
(74) Nadel, J. & Peze, A. (1993). What makes immediate imitation immediately communicative in toddlers and autistic children? In J. Nadel & L. Camaioni (Eds.), *New perspectives in early communicative development* (pp. 139–156). London and New York: Routledge.
(75) Sigman, M. & Capps, L. (1997). *Children with autism.* Cambridge, MA: Harvard University Press.
(76) Tustin, F. (1990). *The protective shell in children and adults.* London: Karnac Books.
(77) Husserl, E. (1960). 第二章 (12)に同じ。
(78) Husserl, E. (1962). 第二章 (13)に同じ。
(79) Husserl, E. (1980). 第二章 (14)に同じ。
(80) Husserl, E. (1989). 第二章 (15)に同じ。
(81) Beer, R. (1995). A dynamical systems perspective on agent-emvironment interaction. *Artificial Intelligence*, 72, 173–215.
(82) Clark, A. (1997). 第二章 (25) に同じ。
(83) Clark, A. (1999). An embodied cognitive science. *Trends in Cognitive Sciences*, 3, 345–51.
(84) Damasio, A. (1994). 第二章 (26) に同じ。
(85) Damasio, A. (1999). 第二章 (27) に同じ。
(86) Freeman, W. J. (1999a). *How brains make up their minds.* London: Weidenfeld & Nicholson.
(87) Freeman, W. J. (1999b). Consciousness, intentionality, and causality. *Journal of Consciousness Studies*, 6 (11–12), 143–172.
(88) Gallagher, S. (1997). Mutual enlightment: Recent phenomenology and cognitive science. *Journal of Consciousness Studies*, 4(3), 195–214.
(89) Malbach, E. (1999). Building materials for the explanatory bridge. *Journal of Consciousness Studies*, 6 (2–3), 252–257.
(90) Sheets-Johnstone, M. (1999). *The primacy of movement.* Amsterdam/Philadelphia: John Benjamins.
(91) Thompson, E. (2001). Empathy and consciousness. *Journal of Consciousness Studies*, 8 (5–7), 1–32.
(92) Valera, F. J. (1996). Neurophenomenology. *Journal of Consciousness Studies*, 3 (4), 230–349.
(93) Varela, F. J. (1999). Present-time consciousness. *Journal of Consciousness Studies*, 6 (2–3), 111–140.
(94) Zahavi, D. (1996). Husserl's intersubjective transformation of transcendental philosophy. *Journal of the British Society for Phenomenology*, 27, 228–245.
(95) Zahavi, D. (1999). *Self-awareness and alterity: A phenomenological investigation.* Evanston, IL: Northwestern University Press.
(96) Zahavi, D. (2002). First person thoughts and embodied self-awareness: Some reflections on the reation between recent analytical philosophy and phenomenology. *Phenomenology and the Cognitive Scienses*, 1, 7–26.

第六章

(1) Fivaz-Depeuginge, E. (2001). Corps et intersubjectivitié [Body and intersubjectivity]. Psychothérapies, 21 (2), 63–69.
(2) Fivaz-Depeusinge, E. & Corboz-Warnery, A. (1998). *The primary triangle.* New York: Basic.
(3) Dornes, M. (2002). *Psychoanalyse et psychologie du premier âge* [The first stage of psychoanalysis and psychology]. Paris: Presses Universitaires de France.
(4) Lichtenberg, J. D. (1989). *Psychoanalysis and motivation.* Hillsdale, NJ: The Analytic Press.
(5) McDonald, K. (1992). Warmth as a developmental construct: An evolutionary analysis. *Child Development*, 63, 753–773.
(6) Shapiro, T., Sherman, M. Calamari, G., & Koch, D. (1987). Attachment in autism and other developmental disorders. *Journal of the American Academy of Child and Adolescent Psychiatry*, 26 (4), 480–484.
(7) Sigman, M. & Capps, L. (1997). *Children with autism.* Cambridge, MA: Harvard University Press.
(8) Fonagy, P. (2001). *Attachment theory and psychoanalysis.* New York: Other Press.
(9) Nadel, J. (1986). *Imitation et communication entre jeune enfants* [Imitation and communication among young infants]. Paris: Presses Universitaires de France.
(10) Dunn, J. (1999). Making dence of the social world: Mind reading, emotion and relationships. In P. D. Zelazo, J. W. Astington, & D. R. Olson (Eds.), *Developing theories of intention.* Mahwah, NJ: Erlbaum.
(11) Reddy, V. (1991). Playing with other's expectations: Teasing and mucking about in the first year. In A. Whiten (Ed.), *Natural theories of mind: Evolution, development, ana simulation of everyday mindreading* (pp. 143–158). Oxford, U. K: Blackwell.
(12) Nadel, J. & Butterworth, G. (Eds.) (1999). *Imitation in infancy.* Camnbridge, U. K.: Cambridge University Press.
(13) Imber-Black, E. & Robert, J. (1992). *Rituals for our times.* Northvale, NJ: Jason Aronson.
(14) Sceflen, A. E. (1973). *Communicational structure: Analysis of a psychotherapy transaction.* Bloomington: Indiana University Press.
(15) Kendon, A. (1990). *Conducting interaction: Patterns of behavior in focused encounters.* Cambridge, U. K.: Cambridge University Press.
(16) Reiss, D. (1981). *The family's construction of reality.* Cambridge, MA: Harvard University Press.
(17) de Roten, Y., Fivaz-Depeursinge, E. Stern, D., Darwish, J., & Corboz-Warnery, A. (2000). Body and gaze formations and the communication a alliance in couple-therapist triads. *Psychotherapy Reserch*, 10 (1), 30–46.
(18) Pearson, D., Rouse, H. Doswell, S. Ainsworth, C., Dawson, O., Simms, K. Edwards,L., & Faulconbridge, J. (2001). Prevalence of imaginary companions in a normal child population. *Child Health Care and Develpoment*, 27 (1), 13–22.
(19) Person, E. S. (1988). *Dreams of love and fateful encounters: The power of romantic passions.* New York: Norton.
(20) Gunnar, M. (2001). Effects of early deprivation: Findings from orphanage-reared infants and children. In C. A. Nelson & M. Luciana (Eds.) *Handbook of developmental*

cognitive neuroscience (pp. 617–629). Cambridge, MA: MIT Press.

第七章

(1) Bucci, W. (1997). From subsymbolic to symbolic—and back: Therapeutic impact of the referential process. In R. Lasky (Ed,). *Symbolization and desymbolization: Essays in honor of Norbert Freedoman.* (pp. 50–74) New York: Other Press, Karnap.
(2) French, R. M. & Cleeremans, A. (2002). *Implicit learning and consciousness.* New York: Psychology Press.
(3) Lyons-Ruth, K. (1998). Implicit relational knowing: Its role in development and psychoanalytic treatment. *Infant Mental Health Journal*, 19 (3), 282–289.
(4) Lyons-Ruth, K. (1999). The two-person preconscious: Intersubjective dialogue, implicit relational knowing, and the articulation of meaning. *Psychoanalytic Inquiry*, 19, 567–617.
(5) Lyons-Ruth, K. Bruschweier-Stern, N., Harrison, A. M. Morgan, A. C. Nahum, J. P. Sander, L. Stern, D. N., Tronick, E. Z. (1998). Implicit relational knowing: Its role in development and psychoanalytic treatment. *Infant Mental Health Journal*, 19 (3), 282–289.
(6) Schacter, D. L. (1994). Priming and multiple memory systems: Perpetual mechanisms of implicit memory. In D. L. Schacter & E. Tulving (Eds.), *Memory systems.* Cambridge, MA: Bradford Books/MIT Press.
(7) Schacter, D. L. (1996). *Searching for memory: The brain, the mind, and the past.* New York: Basic.
(8) Banninger-Huber, E. (1992). Prototypical affective microsequences in psychotherapeutic interaction. *Psychotherapy Reserch*, 2 (4), 291–306.
(9) de Roten, Y., Fivaz-Depeursinge, E. Stern, D., Darwish, J., & Corboz-Warnery, A. (2000). Body and gaze formations and the communication a alliance in couple-therapist triads. *Psychotherapy Reserch*, 10 (1), 30–46.
(10) Frey, S., Hirsbrunner, H. P., Florin, A., Daw, W., & Crawford, R. (1983). A unified approach to the investigation of nonverbal and verbal behabior in communication research. In W. Doise & S. Moscovici (Eds.), *Current issues in European social psychology* (pp. 143–199). Cambridge, U. K.: Cambridge University Press.
(11) Frey, S. Jorns, U., & Daw, W. (1980). A systemic description and analysis of nonverbal interaction between doctors and patients in a psychiatric interview. In S. Corson (Ed.), *Ethology and nonverbal communication in mental health* (pp. 231–258). New York: Pergamon.
(12) Gendlin, E. T. (1981). *Focusing.* New York: Bantum.
(13) Gendlin, E. T. (1991). Thinking beyond patterns: Body, language and situations. In B. den Ouden & M. Moen (Eds.), *The presence of feeling in thought* (pp. 21–151). New York: Peter Lange.
(14) Kendon, A. (1990). *Conducting interaction: Patterns of behavior in focused encounters.* Cambridge, U. K.: Cambridge University Press.
(15) Krause & Lutolf, 1988.
(16) Krause, R., Steimer-Krause, E., & Ullrich, B. (1992). The use of affect research in dynamic psychotherapy. In M. Leuzinger-Bohleber, H. Schneider, & R. Pfeifer (Eds.), *Two butterflies over my head: Psychoanalysis in the interdisciplinary scientific dialogue* (pp.

277–291). Heidelberg, Germany: Springer.
(17) Sceflen, A. E. (1973). *Communicational structure: Analysis of a psychotherapy transaction.* Bloomington: Indiana University Press.
(18) Scherer, K. R. (1992). Vocal affect expression as symptom, symbol, and appeal. In H. Papousek, U. Jurgens, & M. Papousek (Eds.), *Nonverbal vocal communication: Comparative and developmental approaches* (pp. 43–60). Cambridge, U. K. & Paris: Cambridge University Press.
(19) Steimer-Krause, E., Krause, R., & Wagner, G. (1990). Interaction regulations used by schizophrenic and psychosomatic patients: Studies on facial behavior in dyadic interactions. *Psychiatry*, 52, 209–228.
(20) Stern, 1977, 1985. 第二章 (31), (29) に同じ。
(21) Fischer, K., & Granott, N. (1995). Beyond one-dimensional change: Parallel, concurrent, socially distributed processes in learning and development. *Human Development*, 38, 302–314.
(22) Marcell, A. (1983). Conscious and unconscious perception: Experiments on visual mashling and word recognition. *Cognitive Psychology*, 15, 197–237.
(23) Ainsworth, M. D. S., Blehar, M. C. Waters, E. & Wall ,S. (1978). *Patterns of attachment.* Hillsdale, NJ: Erlbaum.
(24) Bowlby, J. (1969). *Attachment and loss. Vol 1: Attachment.* NewYork; Basic Books.
(25) Bucci, W. (2001). Pathways of emotional communication. *Psychoanalytic Inquiry*, 21 (1), 40–70.
(26) Fogel, A. (2001). *Infancy: Infant, family, and society* (4th ed.). Belmont, CA: Wadsworth.
(27) Fogel, A. (2003). Remembering infancy: Accessing our earliest experiences. In G. Bremner & A. Slater (Eds.), *Theories of infant development.* Cambridge, U. K.: Blackwell.
(28) Siegel, D. J. (1999). *The developing mind: Toward a neurobiology of interpersonal experience.* New York: Gillford Press.
(29) Stern, 1985. 第二章 (31) に同じ。
(30) Damasio, 1999. 第二章 (27) に同じ。
(31) Fogel, De Koeyer, Bellagamba, & Bell, 2002.
(32) Score, 1994. 第四章 (14) に同じ。
(33) Rochat, 1995. 第五章 (52) に同じ。
(34) Siegel, D. J. (1995). Memory, trauma, and psychopathology: A cognitive science view. *Journal of Psychotherapy Practice and Research*, 4, 93–122.
(35) Siegel, D. J. (1996). Cognition, memories and dissociation. *Child and Adolescent Psychiatry Clinics of North America*, 5, 509–536.
(36) Bollas, C. (1987). *The shadow of the object: Psychoanalysis of the unthought known.* London: Free Association Books.
(37) Stolorow, R. D., & Atwood, G. E. (1992). *Contexts of being: The intersubjective foundation of psychological life.* Hillsdale, NJ: The Analytic Press.
(38) Byng-Hall, J. (1996). *Family scripts.* New York: Guilford.
(39) Reiss, D. (1989). The represented and practicing family: Contrasting visions of family continuity. In A, Sameroff & R. N. Emde (Eds.), *Relationship disturbances* (pp. 191–214). NewYork: Basic.

(40) Baricco, A. (2002). *Lands of glass* (A. Goldstein, Trans.) London: Penguin.
(41) Stern, D. N. (1995). *The motherhood constellation.* New York: Basic.

第八章

(1) Freud, S. (1959). Inhibitions, symptoms, and anxiety. In J. Strachey (Ed. & Trans.), *The standard edition of the complete psychological works of Sigmund Freud* (Vol. 20, pp. 77–172). London: Hogarth Press. (Original work published 1926).（井村恒郎訳：制止，症状，不安．フロイト著作集６．人文書院，1970.）
(2) Zelazo, P. D. (1996). Towards a characterization of minimal consciousness. *New Ideas in Psychology,* 14, 63–80.
(3) Zelazo, P. D. (1999). Language, levels of consciousness, and the development of intentional action. In P. D. Zelazo, J. W. Astington, & D. R. Olson (Eds.), *Developing theories of intention: Social understanding and self-control* (pp. 95–117). Mahwah, NJ: Erlbaum.
(4) Rorty, R. (1982). Comments on Dennett. *Synthese*, 59, 181–187.
(5) Nagel, T. (1998). What is it like to be a bat? In N. Block, O. Flanagen, & G. Guzzeldere (Eds.), *The nature of consciousness* (pp. 514–528). Cambridge, MA: MIT Press.
(6) Block, N. (1995). On a confusion about a function of consciousness. In N. Block, O. Flanagen, & G. Guzzeldere (Eds.), *The nature of consciousness* (pp. 375–415). Cambridge, MA: MIT Press.
(7) Block, N. Flanagan, O., & Guzeldere, G. (Eds.) (1997). *The nature of consciousness.* Cambridge, MA: MIT Press.
(8) Dreske, F. (1998). Conscious experience. In N. Block, O. Flanagen, & G. Guzzeldere (Eds.), *The nature of consciousness* (pp. 773–788). Cambridge, MA: MIT Press.
(9) Tronick, E. Z. (1998). Dyadically expanded states of consciousness and the process of therapeutic change. *Infant Mental Health Journal*, 19 (3), 290–299.
(10) Chalmers, D. J. (1996).*The conscious mind: In search of a fundamental theory.* New York: Oxford University Press.
(11) Damasio, A. (1994). 第二章 (26) に同じ。
(12) Denett, D. C. (1998). The Cartesian theater and "filling in " the stream of consciousness. In N. Block, O. Flanagan, & G. Guzzeldere (Eds.). *The nature of consciousness* (pp. 83–88). Cambrigde, MA: MIT Press.
(13) Cotterill, R. M. J. (2001). Evolution, cognition, and consciousness. *Journal of Consciousness Studies*, 8 (2), 3–17.
(14) Freeman, 1999b. 第五章 (87) に同じ。
(15) LeDoux, J. (1996). *The emotional brain.* New York: Simon & Shuster.
(16) Sheets-Johnstone, 1999. 第四章 (15) に同じ。
(17) Whitehead, C. (2001). Social mirrors and shared experiential worlds. *Journal of Consciousness Studies*, 8 (4), 3–36.
(18) Dilthey, W. (1976). *Selected writings* (H. P. Riolmen, Ed.). London: Academic Press.
(19) Baldwin, J. M. (1895). *Mental development in the child and the race.* New York Macmillan.
(20) Cooley, C. (1902). *Human nature and the social order.* New York: Scribner.
(21) Mead, G. H. (1988). *Mind, self and society.* Chicago: University of Chicago Press. (Original work published 1934)

(22) Vygotsky, L. S. (1962). *Thought and language* (E. Hanfmann & G. Vakar, Trans.). Cambridge, MA: MIT Press. (Original work published in 1934)
(23) Bruner, J. S., Oriver, R. R., & Greenfield, P. M. (1966). *Studies in cognitive growth.* New York: Wiley.
(24) Feldman, C. F. & Kalmar, D. (1996). Autobiography and fiction as modes of thought. In D. Olson & N. Torrence (Eds.), *Modes of thought Explorations in culture and cognition* (pp. 106–122). Cambridge, U. K.: Cambridge University Press.
(25) Stern, 1985. 第二章 (31) に同じ。
(26) Trevarthen & Hubley, 1978. 第五章 (23) に同じ。

第九章

(1) Marbach, E. (1988). How to study consciousness phenomenologically or quite a lot comes to mind. *Journal of the British Society for Phenomenological theory of representation and reference.* Dordrecht, Netherlands: Kluwer Academic.
(2) Marbach, E. (1993). *Mental representation and consciousness: Towards a phenomenological theory of representation and reference.* Dordrecht, Netherlands: Kluwer Academic.
(3) Malbach, E. (1999). Building materials for the explanatory bridge. *Journal of Consciousness Studies*, 6 (2–3), 252–257.
(4) Naudin, J., Gros Azorin, C. Mishara, A., Wiggins, O. P., Schwartz, M. A., & Azorin, J. M. (1999). The use of Husserlian reduction as a method of investigation in psychiatry. *Journal of Consciousness Studies*, 6 (2–3), 155–171. Gross-Azorin, Mishara et al, 1999.
(5) Varela, F. J. & Shear, J. (1999). First person methodologies: What, why, how? *Journal of Consciousness Studies*, 6 (2–3), 1–14.
(6) Zahavi, D. (2001). Beyond empathy: Phenomenological approrches to intersubjectivity. *Journal of Consciousness Studies*, 8, 151–167.
(7) Cabeza, R. (1999). Functional neuroimaging of episodic memory retrieval. In E. Tulving (Ed.), *Memory consciousness and the brain: The Tallinn Coference* (pp. 76–90). Phladelphia: Psychology Press.
(8) Gardiner, J. M. (2000). On the objectivity of subjective experience and autonoetic and noetic consciousness. In E. Tulving (Ed.), *Memory consciousness and the brain: The Tallinn conference* (pp. 159–172). Philadelphia: Psychology Press.
(9) Silbersweig, D. A., & Stern, E. (1998). Towards a functional neuroanatomy of conscious perception and its modulation by volition:Implications of human auditory neuroimaging studies. *Philosophscal Transactions of the Royal Society of London B.*, 353, 1883–1888.
(10) Green, A. (2000). 第一章 (2) に同じ。
(11) Ehrenberg, D. B. (1992). *The intimate edge.* New York: Norton.
(12) Knoblauch, S. (2000). 第四章 (21) に同じ。
(13) Merleau-Ponty, 1945/1962. 第二章 (4) に同じ。
(14) Laplanche, J., & Pontalis, J. B. (1988) *The language of psychoanalysis* (D. Nicholson-Smith, Trans.). London: The Institute of Psychoanalysis and Karnac Books. (Original work published 1967)
(15) Stern, 1985. 第二章 (31) に同じ。
(16) Stern, D. N. (1990). *The diary of a baby.* New York: Basic.（『もし，赤ちゃんが日記を書いたら』亀井よし子訳，草思社．1992年．）

(17) Clark, 1997. 第二章 (25) に同じ。
(18) Damasio, 1999. 第二章 (27) に同じ。
(19) Sheets Johnstone, 1999. 第二章 (28) に同じ。
(20) Varela, Thompson, & Rosch, 1993. 第二章 (29) に同じ。
(21) Stern, D. N. (1992). Acting versus remembering: In transference-love and in infantile love. In J. Sandler, E. Spector Person, & P. Fonagy (Eds.), *Freud's observations onatransference-love* (pp. 172–185). New Haven, CT: Yale University Press.
(22) Dornes, 2002. 第六章 (3) に同じ。
(23) Lichtenberg, 1989. 第六章 (4)に同じ。

第十章

(1) Boston Change Process Study Group (2003). Explicating the implicit: The interactive microprocess in the analytic situation (Report No. 3). *International Journal of Psychoanalysis*, 83, 1051–1062.
(2) Boston Change Process Study Group (in press). The "something more than interpretation" : Sloppiness and co-construction in the psychoanalytic encounter (Report No. 4). *Journal of the American Psychoanalytic Association.*
(3) Stern, D. N., Sander, L. W. Nahum, J. P., Harrison, A. M., Lyons-Ruth, K., Morgan, A. C., Bruschweier-Stern, N., & Tronick, E. Z. (1998). Non-interpretive mechanisms in psychoanalytic therapy. The "something more" than interpretation (The Boston Change Process Study Group, Report No. 1). *International Journal of Psychoanalysis*, 79, 903–921.
(4) Tronick, E. Z., Bruschweier-Stern, N., Harrison, A. M., Lyons-Ruth, K. Morgan, A. C., Nahum, J. P., Sander, L. W., & Stern, D. N. (1998). Dyadically expanded states of consciousness and the process of therapeutic change. *Infant Mental Health Journal*, 19 (3), 290–299.
(5) Ladov, W., & Fanshel, D. (1977). *Therapeutic discourse.* New York: Academic Press.
(6) Sander, L. (1995a). *Thinking about developmental process: Wholeness, specificity, and the organization of conscious experiencing.* Invited address, annual meeting of the Division of Psychoanalysis, American Psychological Association, Santa Monica, CA.
(7) Sander, L. (1995b). Identity and the experience of specificity in a process of recognition. *Psyghoanalytic Dialogues*, 5, 579–593.
(8) Sander, L. W. (2002). Thinking differently: Principles of process in living systems and the specificity of being known. *Psychoanalytic Dialogues*, 12 (1), 11–42.
(9) Stern, 1977. 第三章 (29) に同じ。
(10) Tronick, E. Z. (1986). Interactive mismatch and repair challenges to the coping infant. *Zero To Three*, 6, 1–6.
(11) Fivaz-Depeursinge, E. & Corboz-Warney, A. (1998). 第六章 (2) に同じ。
(12) Fivaz-Depeursinge, E. & Corboz-Warney, A., & Frascarolo, F. (1998). *The triadic alliance between father, mother and infant: Its relations to the infant's handling of triangular relationships.* Paner presented at the International Society for the Study of Behavioral Development, Berne, Switzerland.
(13) Health, C. (1988). Embarrassment and interactional organization. In P. Drew & A. Wooton (Eds.), *Erving Goffman: Exploring the interaction order* (pp. 136–160). Cambridge, MA: Polity Press.

(14) Sander, L. W. (1997). Paradox and resolution: From the beginning. In J. D. Noshpitz, *Handbook of chlld and adorescent psychiatry* (pp. 153–160). New York: Wiley.

(15) Lyons-Ruth, K. (2000). "I sense that you sense that I sense" :Sander's recognition process and the specificity of relational moves in the psychotherapeutic setting. *Infant Mental Health Journal*, 21 (1), 85–99.

(16) Seligman, S. (Ed.) (2002). Symposium on Louis Sander's Integration of early development, biological systems, and therapeutic process [Special issue]. *Psychoanalytic Dialogues*, 12 (1).

(17) Kendon, 1990. 第三章 (17) に同じ。

(18) Stern et al, 1998. 第三章 (36) に同じ。

(19) Tronick, 1998. 第八章 (9) に同じ。

(20) Freeman 1999a, 1999b. 第五章 (86), (87) に同じ。

(21) Pringogine, I. (1997). *The end of certainty.* NewYork: Plenum.

(22) Pringogine, I. & Stengers, I. (1984). *Order out of chaos: Man's new cialogue with nature.* New York: Bantum.

(23) Thelen, E., & Smith, L. (1994). *A dynamic systems approach to the development of cognition and action.* Cambridge, MA: MIT Press.

(24) Waldorp, M. M. (1992). *Complexity: The emerging science at the edge of order and chaos.* New York: Simon & Schuster.

(25) Harrison, A. (2003). Change in psychoanalysis: Getting from A to B. *Journal of the American Psychoanalytic Association*, 51 (1): 221–257.

(26) Beebe, B. & Lachman, F. (2002). *Infant research and adult treatment: Co-constructing interactions.* Hillsdale, NJ: Analytic Press.

(27) Knoblauch (2000). 第四章 (21) に同じ。

(28) Mitchell, S. (2000). *Relationality: From attachment to intersubjectivity.* New York: Analytic Press.

(29) Aron, L. (1996). *A meeting of minds: Mutuality in psychoanalysis.* Hillsdale, NJ: The Analytic Press.

(30) Benjamin, J. (1995). *Like subjects, love objects: Essays on recognition and sexual difference.* New Haven, CT: Yale Univesity Press.

(31) Ehrenberg, D. B. (1982). Psychoanalytic engagement: The transaction as primary data. *Contemporary Psychoanalysis*, 10, 535–555.

(32) Ehrenberg, D. B. (1992). The intimate edge. New York: Norton.

(33) Jacobs, T. J. (1991). *The use of the self: Countertransference and communication on the analytic situation.* Madison, CT: International Universities Press.

(34) Lichtenberg, J. D. (1989). *Psychoanalysis and motivation.* Hillsdale, NJ: The Analytic Press.

(35) Michell, S. (1997). *Influence and autonomy in psychoanalysis.* Hillsdate, NJ: The Analytic Press.

(36) Ogden, T. (1994). *Subjects of analysis.* Northvate, NJ: Aronson.

(37) Stlorow, R. D., Atwood, G. E., & Bandschaft, B. (1992). *Contexts of being: The intersubjective foundations of psychological life.* Hillsdale, NJ: The Analytic Press.

(38) Stlorow, R. D., Atwood, G. E., & Brandscaft, B. (1994). *The intersubjective perspective.* Northvale, NJ: Jason Aronson.

第十一章

(1) Wiener, D. J. (Ed.) (1999). *Beyond talk therapy: Using movement and expressive techniques in clinical practice.* Washington, DC: American Psychological Association.

(2) Ricoeur, 1984–88. 第一章 (1) に同じ。

(3) Patel, A. D. (2003). Language, music, syntax, and the grain. *Nature Neuroscience*, 6 (7), 674–681.

第十二章

(1) Damasio, 1999, 2002. 第二章 (7), (27) に同じ。

(2) Edelman, 1990. 第三章 (42) に同じ。

(3) Siegel, 1995, 1996, 1999. 第七章 (28), (34), (35) に同じ。

(4) Romo, R. Hernandez, A. Zainos, A. Lemus, L. & Brody, C. D. (2002). Neuronal correlates of a decision-making process in the secondary somatosensory cortex. *Nature Neuroscience*, 5 (11), 1217–1225.

(5) Modell, A. H. (2003). *Imagination and the meaningful mind.* Cambridge, MA: MIT Press.

(6) Lakoff, G., & Johnson, M. (1980). *Metaphors we live by.* Chicago: University of Chicago Press.

(7) Lakoff, G., & Johnson, M. (1999). *Philosophy in the flesh.* New York: Basic.

(8) Turner, M. (1991). *Reading minds.* Princeton, NJ: Princeton University Press.

(9) Gibbs, R. (1994). *The poetics of mind.* Cambridge, U. K.: Cambridge University Press.

(10) Landy, R. (1990). The concept of role in psychotherapy. *The Arts in Psychotherapy,* 17, 223–230.

(11) Landy, R. (1993). *Persona and performance: The meaning of role in drama, therapy, and everyday life.* New York: Guilford Press.

(12) Bucci, 1997. 第七章 (1) に同じ。

(13) Freeman, 1999a. 第五章 (87) に同じ。

(14) Fogel, 2003. 第七章 (27) に同じ。

(15) Fivaz, R. (1989). *L'ordre et la volupté* [Order and beauty]. Lausanne, Switzerland: Presses Polytechniques Romandes.

(16) Gleick, J. (1987). *Chaos: Making a new science.* New York: Viking.

(17) Schore, A. N. (1996). The experience-dependent maturation of a regulatory system in the orbital prefrontal cortex and the origin of developmental psychopathology. *Development and Psychopathology*, 8, 59–87.

(18) Schore, A. N. (1997). Early organization of the nonlinear right brain and development of a predisposition to psychiatric disorder. *Development and Psychopathorogy*, 9, 595–631.

(19) Schore, A. N. (1998). The experience-dependent maturation of an evaluative system in the cortex. In K. H. Pribram & J. King (Eds.), *Brain and values: Is a biological science of values possible?* (pp. 337–358). Mahwah, NJ: Erlbaum

(20) Solomon, M. F., & Siegel, D. J. (Eds.) (2003). *Healing trauma: Atachment, mind, body, brain.* New York: Norton.

(21) Gunnar, 2001. 第六章 (20) に同じ。

(22) Sroufe, A. (1999). Imprications of attachment theory for developmental psychipathology. *Development and Psychopathology*, 11, 1–13.

(23) Minsky, M. (1981). Music, mind, and meaning. *Computer Music Journal*, 5 (3), 1–18.
(24) Spanuolo-Lobb, M. (Ed.) (2001). *Psicotherapia della Gestalt* [Gestalt psychotherapy]. Milan, Itary: Franco Angeli.
(25) Scherer, K. R. (2001). Appraisal considered as a process of multilevel sequential checking. In K. R. Scherer, A. Schorr, & T. Johnstone (Eds.), *Appraisal prosesses in emotion: Theory, methods, research* (pp. 92–120). New York & Oxfird: Oxford University Press.
(26) Seuss, Dr. (1960). *Green eggs and ham.* New York: Random House.

付　録

(1) Santos, P. (2000). *Approache phenomenologique de la conscience* [A phenomenological approach to conscience]. Master's thesis, Faculty of psychology and Educational Sciences, University of Geneva.
(2) Jeannerod, M. (1999). To act or not to act: Perspectives on the repsesentation of actions (The 25th Bartlet Lecture). *The Quarterly Journal of Experimental Psychology*, Section A. Human Experimental Psychology 52A, 1, 1–29.
(3) Nachman, P. (2001). Maternal identification: A description of the process in real time. *Journal of the American Psychoanalytic Association*, 46 (1), 208–228.

監訳者略歴
奥寺　崇（おくでら　たかし）
1958年　山口県に生まれる
1985年　群馬大学医学部卒業，同神経精神医学講座入局
1994-96年　メニンガー・クリニックに留学
1999-2002年　精神分析研究所ならびにタヴィストック・
　　　　クリニックに留学
専　攻　精神医学　精神分析学
現　職　国立精神・神経センター武蔵病院 精神科医長
　　　　群馬大学大学院 医学系研究科 非常勤講師
著　書　精神分析入門　(共著　放送大学教育振興会)

訳者略歴
津島　豊美（つしま　とよみ）
1963年　愛知県に生まれる
1987年　名古屋市立大学医学部卒業
　　　　愛知民医連にて１年間ローテート研修
　　　　（内科，小児科，産婦人科，外科，整形外科）
1988-1996年　みさと協立病院精神科勤務
1996年　開業
現　職　つしまメンタルクリニック院長
訳　書　慢性疾患と家族（分担訳　金剛出版）

プレゼントモーメント
—精神療法と日常生活における現在の瞬間—
ISBN978-4-7533-0712-8

監訳者
奥寺　崇

2007年10月25日　第１刷発行

印刷　広研印刷(株)　／　製本　河上製本(株)

発行所　(株)岩崎学術出版社　〒112-0005　東京都文京区水道１－９－２
発行者　村上　学
電話　03(5805)6623　FAX　03(3816)5123